인류 역사상 밝혀져 본 일이 없는
COSMIC ENERGY & POWER

弘益人間　理化世界

홍익인간 이화세계

하늘 뜻을 펴, 온 세상 사람에게 크게 유익하게 한다

인류 역사상
밝혀져 본 일이 없는
우주에너지
Cosmic Energy & Power의
존재를 밝히신
뼈의술의 창시자

중국 태산의과대
석좌교수
서성호 교수

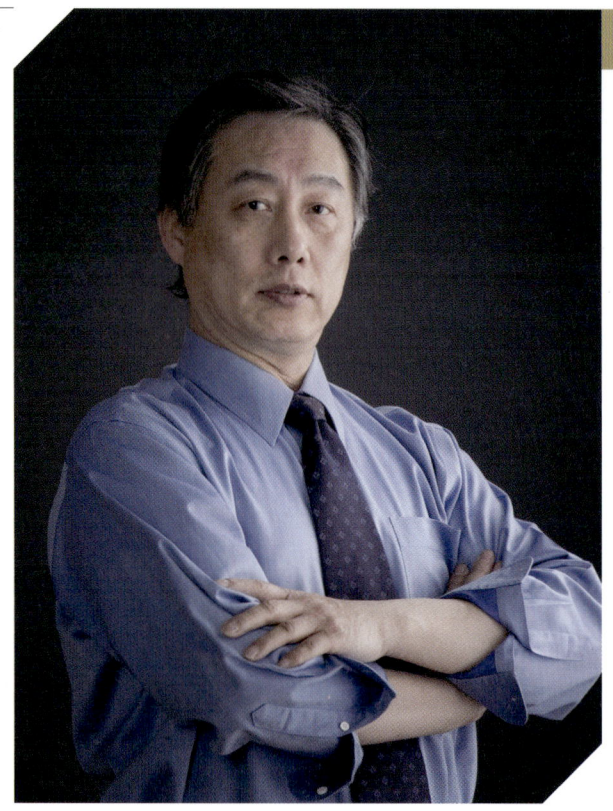

오늘날 우리는 대재앙을 맞이하고 있습니다.

신종플루, 돼지독감, 조류독감으로 사망하는 인류 생존의 위기에 직면하고 있습니다. 무엇이 이러한 일들을 재촉한 것일까요?

바로 20세기의 기계과학인 것입니다.

인간은 지난 100년 동안 기계과학에 몰입하고 심취한 나머지 인간의 자연적인 생명에너지에 대하여 연구를 제대로 하지 못하였습니다.

20세기 과학의 본질은 눈에 보이는 또 눈으로 증명할 수 있는 이런 기계과학만을 과학으로 인정하고 사람의 눈에 보이지 않는 기계과학보다 고차원적인 과학에 대해서는 눈길을 돌리지 않아 진정한 생명에너지를 찾아내지 못했기 때문입니다.

이러한 점을 예견하고 '생명에너지가 무엇이냐? 생명이라는 것이 인간의 눈에 보이지는 않는 존재이나 분명히 그 생명을 만들어내는 원천적인 동력에너지도 또 눈에 보이지 않는 것이다.' 이러한 점을 착안하여 **생명에너지**를 찾아냈습니다. 그것이 바로 우주에 있는 Cosmic Energy & Power가 미라클터치 기기의 원리인 것입니다.

이 Cosmic Energy & Power를 어떠한 근거에서 찾아냈느냐!

눈을 감으면서 시작되는 것이 잠입니다.

즉, 눈으로 볼 수 없는 어떤 초과학적인 현상은 눈을 감고 잠으로서 시작이 되는 것입니다. 노인이 건강하고 또 갓 태어난 어린아이가 성장 발육을 잘하는 것은 바로 잠하고 직접적인 연관이 있다는 것을 착안하게 되었습니다. 즉, 갓 태어난 아기들 중 우유만 먹여 놓으면 잠을 잘자는 아이는 성장 발육이 아주 좋습니다. 그러나 잠을 자지 않는 어린아이는 성장 발육이 잘 되지 않습니다. 또 노인 역시 건강한 노인은 아침까지 잠을 푹 잘 잡니다. 그러나 건강하지 못한 노인은 새벽잠을 설칩니다. 그 이유는 잠을 잘 자지 못하는 요인이 있는 것입니다.

그렇다면, 잠은 인체의 기능에 어떠한 중요한 역할을 하는 것일까요.

COSMIC ENERGY & POWER

사람은 잠을 자면서 의식이 차단되고 무의식 세계가 열립니다. 그 무의식 세계가 열렸을 때에 바로 우주와 연결이 된다는 사실을 알게 되었습니다. 그래서 어린 아이든지 또는 노인이든지 잠을 푹 잘 자면 무의식 세계가 열려서 뼈가 우주 천체에 있는 Cosmic Energy를 흡수하여 인체 전기를 발전시킴으로써 저항력을 만들어 낸다는 사실을 포착하게 되었습니다.

오늘날 많은 사람들이 신종플루, 돼지독감, 조류독감으로 죽고 있는 이유는 바로 면역체계가 파괴되어서 발생되는 것입니다.
이런 면역체계를 어떻게 하면 다시 복원할 수 있을까요?
그것은 지난 100년 동안에 여러분들이 알고 있는 기계과학에 의존해서는 절대로 그 답을 찾을 수 없습니다. 눈에 보이지 않는 에너지 바로 우주 에너지인 Cosmic Energy & Power를 몸 안으로 흡수했을 때 가능한 일입니다.

Cosmic Energy & Power를 흡수하는 방법으로 기본 뼈 호흡에는 파초나무 호흡법, 야자나무 호흡법, 버드나무 호흡법, 소나무 호흡법, 단풍나무 호흡법 5가지의 뼈 호흡법을 개발 완성하였고, 그에 따르는 도구도 개발 완성하였습니다.

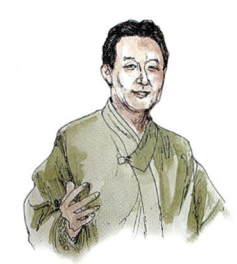

사명선언서

만물의 영장인 인간은 세상에서 가장 위대한 존재이다.

위대한 생명체라고 하지만 인간의 삶은 병 앞에서 무기력하기만 하다.

인간이 추구하는 최고의 선(善)은 행복이다.

행복한 삶을 위해 질병과의 싸움은 불가피한 것이다.

나는 50여 년간 사람들이 병마에 시달리는 것을 보아오면서
인간이 질병과의 싸움에서 이기려면 반드시
스스로 싸울 능력을 길러야 된다고 생각하게 되었다.

많은 연구와 임상경험을 통해 질병이 발생되는
자기 자신의 뼈를 스스로 관리하여 질병을 고치는
'뼈 관리(Bone Care)'라는 의술의 새로운 장르를
개척하기에 이르렀다.

인류를 만병의 그늘에서 구하여 삶의 질을 높이고
누구나 건강한 삶을 살아가도록 하는 사명감으로
의술혁명을 통하여 그 꿈을 실현하고자 한다.

2008. 08.
서성호

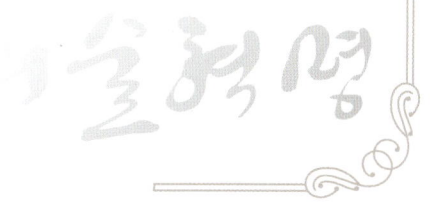

◆ 임명장(중국 산둥성 타이산 의과대학 교수)

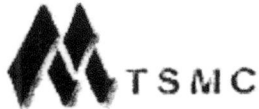
TSMC

Taishan Medical University
Taian, Shandong China

Certificate of Appointment

Chairman. Chrisjin Suh
is hereby officially appointed as
Professor of CEO cource only
(Bone Clinic) affiliated
Taishan Medical University
in testimony whereof, on behalf of this
institution, I have affixed my signature
on this 21th day of June, 2005 AD.

The Board of Trustees of
Taishan Medical University

2005. 6. 24

Dr. Jiafu Wang
President
Taishan Medical University

● ─ **서문**

서성호 교수님의
人間 사랑을 기리며…

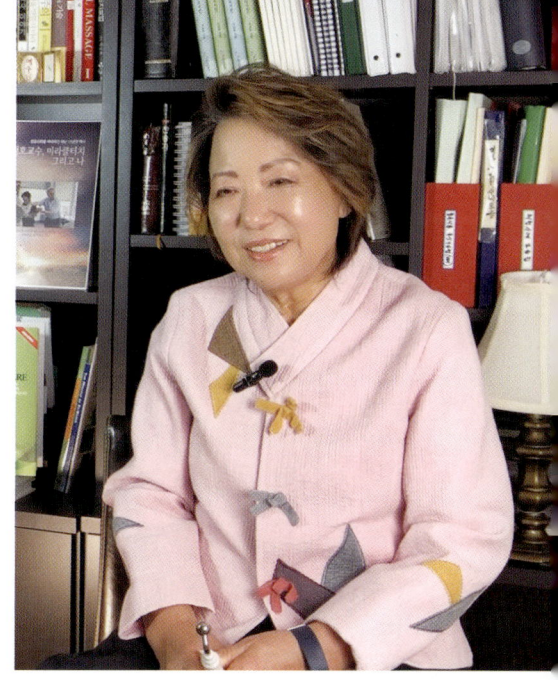

미국현지 법인
이미정 대표

뼈를 알면 건강이 보인다

　뼈의학 창시자 서성호 교수님은 BC4세기 의학의 아버지 히포크라테스의 "질병은 뼈에 있다."라는 명제로부터 영감을 받아 "뼈를 알면 건강이 보인다."라고 외치며 뼈를 건강케 만드는 뼈의학을 스스로 연구하고 체험하였다고 한다. 그는 그가 연구하고 개발하고 창시한 '뼈를 건강케 만드는 방법론'을 산업화하고자 수십 년간 부단히 노력하였다. 나는 2005년도에 미국에서 서교수님을 우연히 만나게 되었으며 그분의 뼈의학 강의와 적용을 실제로 듣고 보고 체험함으로써 '뼈의학의 산업화'가 가능하다는 비전을 갖게 되었다. 그 후 용기를 내어 자본을 투자하고 **'미라클터치'**라는 뼈의학

의료보조기기를 디자인하고 제작하고 보급하는 산업에 본격적으로 뛰어들게 되었다.

뼈의술의 창시자 서성호 교수와의 운명적 만남

나는 2005년도에 모 방송국의 친구로부터 서성호 교수님을 소개받았다. 그 친구는 어려서부터 소아마비로 인해 팔을 정상적으로 쓸 수가 없었다. 그러던 중 서교수님의 뼈의학 강의를 통해 기적같이 팔도 자유자재로 사용하고 운전도 하고 가사도 거뜬히 할 수 있게 되었다며 나에게 그분을 소개해 주었다. 우리가 알다시피 소아마비는 평생을 두고도 못 고치는 불치의 병인데도 그렇게 멀쩡히 낳아있는 친구의 모습에 고무되어 나는 중풍으로 고생하는 나의 남편과 함께 서교수님으로부터 일주일에 두 번씩 뼈의학 강의를 받게 되었다. 휠체어 생활을 해야만 했던 남편은 서교수님의 강의를 통해 수개월 후 스스로 걸어서 횡단보도를 건너는 등 기적 같은 건강회복을 보여주었다. 나 또한 50대 중반의 나이에 배가 얼음장같이 냉했으며 냄새도 제대로 못 맡았고 심한 앨러지로 인해 봄에는 얼굴이 퉁퉁 부으면서 숨쉬기도 힘들어 했는데, 유명 대학병원에서는 남은 삶은 코로 냄새를 맡지 못할 것이라고도 했다. 그래서 하루를 시작하는 것이 두려웠고 말 그대로 죽는 것이 더 낫지 않나 싶은 심경이었다. 그러나 서교수님의 강의를 받은 지 약 10개월 정도가 지나서 내 몸에서 병이 떠나가는 **'명현현상'**이 나타나기 시작했다. 등에서 고름 꽃이 피면서 진물이 흘렀고, 숨쉬기도 힘들 정도로 뼛속 깊은 통증을 느꼈다. 이렇게 보름간을 제대로 먹지도 마시지도 못하면서 지내는데 어느 날 황달색의 소변에서 코를 찌르는 듯한 암모니아 냄새가 나면서 뼛속의 독이 빠져나가는 듯한 느낌을 갖게 되었다. 그리고 소나무 향을 맡을 수 있게 되었다. 몸은 나비처럼 가벼워졌고, 술에

취한 사람처럼 비틀거리며 걷던 나는 척추를 따라 강력한 에너지가 들어오는 느낌을 받은 후, 정상인처럼 걸을 수 있게 되었다. 그때 맡은 소나무 향의 기억은 지금도 뇌리에 생생하다. 이렇게 나는 서교수님과의 만남으로 인해 건강을 되찾게 되었고, 이로 인해 서교수님의 비전인 뼈의학을 산업화하는 사업에 전심전력으로 뛰어들어 '미라클터치'를 디자인하고 제작하여 보급한 지 어언 20년의 세월이 흘렀으며, 많은 불치병, 고질병, 희귀병, 난치병 환자들이 새 삶을 살아가고 있음을 가슴 뿌듯하게 생각하며 살아가고 있다.

뼈의학 산업화를 위한 학문적 기반을 개척하다

뼈의학 창시자 서성호 교수님의 뼈의학 관련 지식과 체험을 집대성하면서 이를 보다 발전시켜 후대를 위한 학문적 토대를 만들어야겠다는 비전이 생겨나기 시작했다. 먼저 서교수님의 강의내용을 중심으로 뼈의학 이론서를 제작하였으니 그것이 바로 '제1편 육체의 편'이다. 이 의술책을 발간하면서 서교수님과 나는 뼈의학 산업화 사업의 동업자 관계를 공식적으로 구축하게 되었다. 우리는 함께 발명특허 등록, 디자인특허 등록, 저서 〈의술혁명〉 공동집필 및 발간, 계약서 작성 등의 과제들을 수행하였다.

제품 디자인명을 '미라클터치'로 명명하다

뼈의학 창시자 서성호 교수님이 TV를 통해 뼈의학 건강강의를 방송하던 초창기에는 변변한 치료도구나 제품이 없어 손으로 직접 만든 수제품을 사용하였다. 이러한 열악했던 사정을 서교수님이 그의 저서에서 '숟가락이나 골프공을 이용한 치료법' 등으로 소개한 것을 보면 익히 알 수 있다. 그러나 나는 사람을 살리는 새로운 학설인 뼈의학을 미국과 전 세계에 보급하기 위해서 그리고 뼈의학을 전파할 제자들을 육성하기 위해서는 무엇보다도 표준화된 치유도구와 치유방법의 필요성을 인식하고 개발하기 시작하였고, 대학에서 상업미술을 전공한 것이 제품설계와 디자인에 많은 도움이 되었다. 이때부터 개발한 '**미라클터치**' 전문제품은 발명특허와 디자인특허를 획득하였고, 현재 특허 출원 중인 것들도 있다.

삶의 의미를 되찾고 방향을 바꾸는 체험담들

나는 미국에 와서 여러 사업을 하면서 돈을 벌어 보았지만 무엇보다도 건강을 회복시키고 향상시키는 뼈의학 사업에 여생을 모두 바쳐도 결코 아깝지 않을 가치 있는 사업이라 자부하며 이렇게 서성호 교수님의 뼈의학 산업화에 동업자로 참여하게 되었다. 시애틀 벨뷰 타코마를 거쳐 뉴욕, 뉴저지, 버지니아, 텍사스, 하와이, 스페인, 일본, 남미, 우즈베키스탄 등에서 초청받는 데로 뼈의학을 강의하고 체험을 시현함에 따라 기적 같은 체험사례들이 쏟아지기 시작했고, LA 한인타운에 있는 지사에서도 기적 같은 체험사례들이 오늘도 만들어지고 있다.

사이비 제자들과 유사제품의 출현

서성호 교수님의 '홍익인간정신' 곧 모든 사람들에게 뼈의학을 알게 하자는 정신을 따라 서성호 교수님의 뼈의학 강의와 체험사례를 SNS에 모두 올려 공개하고 있다. 그러나 이것들을 도용하여 가짜제품을 만들고 강의하고 선전하는 자들이 생겨났다. '**미라클터치**'의 신비한 효과가 알려지자, 창시자 서성호 교수의 강의내용과 체험업적을 마냥 자기들이 창시자인 것처럼 호도하며 행동하는, 그리고 한의학의 침술 지압 등을 접목하여 새로운 의술로 포장하고 유사제품을 만들어 판매하는 몰염치한 일들이 여기저기서 벌어지고 있는 실정이다. 당시 서성호 교수님과 나는 이런 사이비 제품들의 출현을 예상하며 이는 오히려 '미라클터치의 효용성'을 입증해 주는 현상이라 여겨 묵묵히 '미라클터치 사업'을 진행해 왔다.

뼈의학에 전심전력할 동역자 두 여인과의 만남

나는 '하늘은 스스로 돕는 자를 돕는다'는 말을 신뢰한다. 그래서 나는 사심 없이 마음을 다하여 기도하며 사업을 지속해 왔다. 그러면서 더도 말고 덜도 말고 나와 똑같은 마음으로 뼈의학 산업을 지속할 동역자를 보내주십사고 기도했다. 그런데 정말 똑같은 마음으로 동역할 분들이 나타났다. 이렇게 똑같은 마음일 수가 없다. 아니 나보다 더 유능하고 열정적인 분들이 나타난 것이다. 어찌 이런 응답이 있을 수 있단 말인가? 하나님께 감사드릴 뿐이다. 가짜상품의 등장과 특허침해 등으로 극심한 피해를 입으면서도 묵묵히 한국지사를 이끌고 계신 김민서 대표님과 협조하고 계신 오드리 차 대표님의 불굴의 투지와 열정에 감동하며 하늘도 그들을 도우실 것이라 믿으며 기도한다.

내일의 도약을 위한 착실한 준비

현재 뼈의학을 학문적/임상적으로 체계화하여 제도권 의학으로 편입하려는 노력이 진행 중이다. 그중에 한의학과 마사지 등과 융합하여 시너지효과를 극대화하는 방안도 연구하고 있다. 이를 위해 한국지사와 LA지사에 '**뼈의학 체험**

센터'를 운영하고 있으며, 장차 이를 확장하여 임상 및 휴양센터로 발전시킴으로써 병약하신 분들이 장기체류하며 건강한 몸을 회복하는 역사를 일으키려는 비전도 준비되고 있다. 그러나 이 모든 일을 적은 인력으로 추진하다 보니 경영이 소홀해진 점이 없지 않았음을 고백한다. 그리고, 제품의 연구개발을 위해 외부 전문기관과 협력을 강화해야 하고 급변하는 소비자의 트렌드를 따라 마케팅전략도 발전시켜야 하는 과제를 안고 있다. **'미라클터치'**의 제품에 대한 효과는 약 20년 간의 시장유통을 통해 이미 검증된 것으로 평가한다. 그러나 이 훌륭한 미라클터치의 모든 제품을 전 인류에게 보다 저렴하게 공급할 수 있는 날까지 부단히 연구하고 노력할 것임을 약속하며 이 글을 마친다.

● **머리말**

생명의 근원, 뼈의학의 새 지평

서성호 교수님의
50년 연구와 치유의 유산

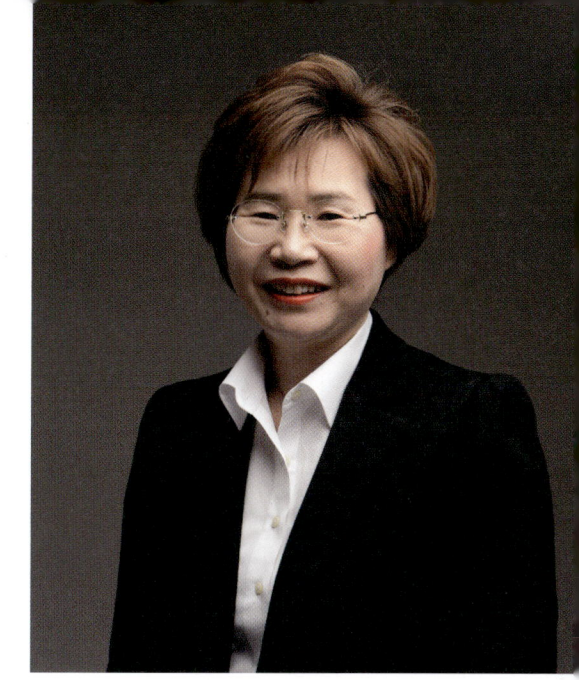

CNBIO 대표
미라클터치 한국지사장
김민서

병과 가난을 이겨낸 아홉째의 이야기

나는 11남매 중 아홉째로 태어났다. 그 시절, 우리 집은 너무 가난해서 내가 아플 때마다 병치레가 잦다고 혼나기 일쑤였다. 아픈 나에게 따뜻한 손길 대신 엄마는 나를 쥐어박으며 "디져버려라, 디져버려라"라며 거친 책망을 쏟아냈다. 그 기억은 내 어린 마음에 깊은 상처로 남았다. 고등학교 시절에는 폐결핵으로 고생했고, 서른일곱살 즈음에는 갑상선 암 수술을 받았다. 그러한 시간동안 삶의 무게를 뼈저리게 느꼈다. 마음과 몸의 병은 내게 뗄레야 뗄 수 없는 일생의 과제였다. 그러나 이 가난과 병마는 결코 나를 좌절하게 할 수 없었다. 오히려 더 단단하게 만들었다.

"쫓기는 바퀴벌레의 IQ는 180이다." 이 말은 내 삶의 여정을 생생하게 담아낸 표현이다. 절망이 나를 벼랑 끝으로 내몰았을 때마다, 나는 깨어있는 지혜와 강인한 의지로 길을 찾아 헤쳐왔다. 그리고 더 나은 삶을 위해 필사적으로 움직였다.

> "아파 본 사람이 아픈 사람의 마음을 안다"
> 사람들의 고통을 해결하는 것이 나의 사명이 되었다.

건강에 대한 갈증과 깨달음의 길

나는 아파본 사람만이 건강의 소중함을 진정으로 안다고 믿는다. 건강을 제대로 이해하기 위해 끊임없이 배우고 연구해왔다. 식물, 물, 열, 영양, 유산균, 비타민, 미네랄, 효소, 소금, 건강식품, 웃음치료, 심리상담, 체질상담 등 마음과 몸의 건강을 위한 다양한 분야를 탐구했다. 뛰어난 학력도, 훌륭한 배경도 없었지만, 결핍을 극복하며 스스로를 갈고 닦았다. 한영대학교에서 해독관리사로 200여 명의 제자를 양성하며, '우리가 무엇을 먹는가'보다 '무엇을 빼는가'라는 해독의 중요성을 교육했다. 씨엔바이오를 운영하며, 올바른 해독을 바탕으로 건강한 유산균과 효소를 통해 장내 환경을 자연스럽게 개선하고 면역력을 강화하며, 몸이 스스로 회복할 수 있도록 돕는 자연치유력의 방법을 연구해왔다. 이처럼 나름대로 '건강'이라는 문제에 대한 해법을 쌓아왔다고 자부했지만, 그 길은 여기서 멈추지 않았다.

뼈의학이 일깨워준 소명: 서성호 교수와의 특별한 인연

그러던 중 서성호 교수님의 뼈의학을 만나면서 새로운 충격과 함께 진정한 건강이란 무엇인지 새로이 눈을 뜨는 경험을 했다. 기존의 일반적인 건강 관리법을 넘어, 정신과 영혼 차원의 접근까지 함께 이뤄져야 온전한 치유가 가능하다는 사실을 깨달았기 때문이다. 서성호 교수님은 인체의 뼈를 연구했다. 현대의학이 다루지 못했던 새로운 치유의 길을 열었다. 인체의 뼈에 쌓인 산화철이 건강을 위협하는 최대의 적임을 밝혀냈다. 이를 제거하기 위해 '**미라클터치**'라는 획기적인 건강기구를 발명했다. 나는 서성호 교수님의 뼈의학을 접하며 단순히 육체의 병이 아니라 정신과 영혼의 문제까지 치유할 수 있는 자연의 이치를 깨달았다.

"병(病)은 육체에서, 질(疾)은 정신에서, 환(患)은 영혼에서 비롯된다"는 그의 통찰은 내게 깊은 영감을 주었다. 내 일생의 과제였던 '몸과 마음의 병'을 넘어 더 큰 차원까지 살피게 했다. 서 교수님을 존경하는 이유는 그의 업적 때문만이 아니었다. 서 교수님은 평생을 아픈 이들을 위해 헌신했다. 누구도 알아주지 않는 선구자의 길을 묵묵히 걸어왔다. 뼈의학을 배우는 과정에서 그 길에 대한 존경심과 더불어 나 역시 나의 고통과 사명이 '**아픈 사람의 고통을 끝까지 낫게 하라**'는 운명과 맞닿아 있음을 마침내 깨우쳤다. 서 교수님의 유작을 편집하는 것이 내 삶의 또 다른 소명임을 알게 되었다.

뼈를 연구한 한 인간의 위대한 유산

서성호 교수님은 어린시절은 물론, 20대에 식물인간 상태에 이를 정도로 생사의 고비를 수차례 넘었다. 또한, 6·25전쟁의 처참함 속에서 삶과 죽음의 경계를 온몸으로 체험했다. 그런 그가 무술 35단을 달성할 정도로 몸을 단련하며 뼈의 생명력을 발견한 것은 결코 우연이 아니었다. 서 교수님은 이를 토대로 '뼈의학'을 체계화하며, 불치·난치·재발성 질환까지 치유할 수 있는 혁신적인 길을 열었다. 어려운 환경 속에서도 결코 좌절하지 않고, 인류의 건강을 위해 끊임없이 연구를 이어갔다.

대한민국 의료제도의 제약을 넘기 위해 미국으로 건너가고, 시애틀 KBS 방송 등을 통해 뼈의학을 전파하는 길은 결코 쉽지 않았을 것이다. 교수의 강의 자료와 저서를 살피면서, '이 험난한 길을 얼마나 외롭게 걸어왔을까' 하는 생각에 존경과 감사의 마음이 깊어졌다.

서성호 교수의 뼈 이론을 지키기 위한 노력

그런데 어느 날, 서성호 교수님의 이론을 90% 이상 베낀 책이 시중에 나와 있는 것을 보았다. 뼈에 대한 이론은 분명 그가 직접 개발하고 발견하고 창작한 것이다. 그럼에도 '누군가가 훔쳐 가도록 내버려두어야 하는가?' 이런 고민 끝에, 교수의 뼈 이론을 총망라하여 편집하기로 결심했다. 그리고 이제 그 결과물을 세상에 내놓게 되어 무한한 기쁨을 느낀다.

이 책에는, 50년을 고생하며 뼈의학을 집대성한 서성호 교수님의 수고와 노고가 고스란히 담겨 있다. 서 교수님은 어려운 여건 속에서도 미국 전역을 누비며 뼈과학의 가치를 알리는 데 온 힘을 쏟았다. 단순한 연구에 그치지 않고, 직접 현장에서 많은 사람들을 치유하고 회복시키며, 뼈의학을 보급하고 발전시키는

데 평생을 바쳤다. 서성호교수의 노력은 수많은 사람에게 건강과 희망을 전하는 밑거름이 되었다. 이를 옆에서 물심양면 도운 분이 미라클터치 미국 본사 이미정 대표님이다. 이미정 대표는 서 교수님의 뼈의학을 직접 체험하며 병을 치유하는 놀라운 효능을 경험했다. 이 가치를 더 많은 사람들에게 알리고자 빌딩 14채를 팔아 미라클터치 개발에 온힘을 쏟았다. 미라클터치를 개발하고 세상에 알리기까지 수많은 우여곡절이 있었다고 하신다. 이미정 대표님의 헌신과 신념에 감사함을 전한다.

그 어려운 상황에서도 결코 이 일을 멈추지 않았던 것은, '**홍익인간 이화세계**(弘益人間 理化世界, 인간을 널리 이롭게 하는 정신, 이치에 맞게 세상을 변화하고 발전시킨다)'라는 큰 사명을 가슴에 품었기 때문이다. 이제 우리도 그 뜻을 이어받아, 교수의 뼈 이론과 뼈의학을 널리 알리고, 아픈 사람이 없는 세상을 만들어 가고 싶다. 나아가 홍익인간의 정신을 세계로 퍼뜨리고자 한다.

당신의 삶에 심는 한 그루 사과나무
– 온전한 치유를 향한 희망의 이정표

나는 아픈 사람을 보면 그냥 지나칠 수 없었다. 내가 걸어온 길과 배움을 사람들과 나누고자 하는 마음은, 결국 나 자신이 건강해지고 싶었던 간절함에서 비롯된 사명이기도 하다. 오늘날 스트레스가 만연한 사회에서는 단순 약물치료를 넘어 회복탄력성을 기르고 몸·정신·영혼의 균형을 잡아주는 통합적 건강관리가 더욱 절실하다.

특히 현대인은 육체적 건강뿐 아니라 우울증과 같은 정신적, 영혼적 문제로도 고통받고 있다. 서성호 교수님의 뼈의학은 건강한 사람에게는 병을 예방해주고, 이미 아픈 사람들에게는 치유의 가능성을 열어주며, 잃어버렸던 일상의 균형과 행복을 찾을 수 있도록 도와준다. "내일 지구의 종말이 온다 하더라도 오늘 한 그루의 사과나무를 심겠다"는 스피노자의 말처럼, 나는 순간순간 최선을 다해 삶을 살아왔다. 어느 누구나 생존만이 아닌 삶, 즉, 죽지 않기 위한 싸움이 아닌 영위하는 삶을 추구할 수 있는 세상에 기여하고 싶다. 책, 〈의술혁명 하편(정신·영혼)〉은 서성호 교수님의 유작이다. 독자들에게 건강한 몸과 마음, 영혼을 위한 새로운 시각을 선사할 것이다. 그의 업적을 기리며, 나는 이 책이 여러분의 삶에 작은 사과나무가 되기를 바란다.

> "건강은 육체에서 끝나는 것이 아니다.
> 정신과 영혼의 조화가 있어야 진정한 치유가 시작된다.
> 서성호 교수님의 뼈의학은 그 길을 열어준 등불이다."

이 책을 펼치는 분들에게

서성호 교수님의 뼈의학을 통해 단순히 육체적 건강만이 아니라 정신적 평화와 영혼의 자유까지 함께 누릴 수 있기를 바란다. 뼈의학에서 축적된 수많은 실제 치료 사례는 서양 중심의 현대의학이 가진 한계를 돌아보게 한다. 예로부터 이어져 온 한국의학의 강점과 지혜를 계승·발전시키고 현대화한 뼈의학을 통해, 모두가 건강한 삶을 살아가기를 기대한다.

기존의 권력과 지식이 "정해진 것만이 진리"라고 선을 그어도, 시대의 물결은 결국 넘치고 흘러 바다를 만난다. 시간이 흐를수록 기술은 발전하고, 지혜는 융합과 통합 과정을 거쳐 새로운 가능성을 발견한다. "나는 아픈데, 방법이 없다"며 손을 놓아버리는 것이 과연 의료 정신인가, 생각해볼 문제다. 서양 중심의 이론과 사상의 경계를 넘어, 동양의 혜안이 만나면 한계를 뛰어넘는 발전이 이뤄진다. 가족과 나의 건강 문제를 해결하기 위해 뼈의학을 만나는 것은, 누군가의 지식을 단순히 받아들이는 데 그치지 않고 나 자신이 직접 깨우치며 성장해가는 과정이 되리라 믿는다.

이 책과 함께 독자들이 건강의 소중함을 되새기고, 더 나은 삶을 위한 지침을 얻기를 소망한다. 멀고 험난한 길을 걸어왔음에도 불구하고, **'홍익인간 이화세계'**의 사명을 위해 평생을 불태운 스승님의 뜻이 독자들에게 오롯이 전해지길 바란다.

김민서 대표 약력

■ 경력사항
- 한국경력개발진흥원
- (사)국제평생한국학습연합회 전임강사
- 한국노래강사협회
- 한국웃음치료연구소 대표강사
- (주)아하인재교육원
- 이슈 TV방송 고정출현
- 행복/힐링 교육 전문강사
- 성교육 자살예방 전문강사

■ 자격증 및 강사경력
- 대한민국 명강사 선정
- [(사)국제평생학습연합회]
- 노인건강운동지도사 1급
- 실버체조지도사 1급
- 웃음치료사 1급
- 펀리더십지도자 1급
- 레크레이션지도자 1급
- 스트레스 치료사 1급
- 힐링건강지도사 / 뇌건강지도사 1급

■ 강의 분야
- 안전교육과 재해재난 지킴이
- 행복 힐링 유머 펀리더십
  - 스트레스 날리는 웃음유머
  - 찾아가는 실버교양 특강
- 인성교육을 통한 삶과 조직의 경쟁력 만들기
  - 부모교육 / 청소년교육 / 자녀교육특강 / 고객관계관

● ── **추천사**

서성호 학(學)으로
TT 시대를 열자!

前 부산지방법원 부장판사
황종국 변호사

　서성호 선생은 신인(神人)이었다.
　4세 때 죽음을 체험하고, 24세 때 식물인간이 되어 혼수상태, 비몽사몽, 가사상태, 유체이탈 등을 수시로 경험하면서, 오히려 그런 경험을 통하여 일반인이 알 수 없는 고차원의 이치를 터득하게 되었으니, 선생에게 죽음이나 식물인간 상태는 실제로 죽음이나 식물인간이 아니라 고차원의 세계로 출입하는 문이었던 것이다.
　이 분이 비교적 일찍 돌아가시고 갑자기 돌아가신 것도 신인(神人)이었기 때문이라고 본다. 신인(神人)은 인간세상에 오래 머물지 않는다.
　그렇지만 사람들의 입장에서는 선생의 선화(仙化)가 아쉽기 짝이 없다. 좀 더 오래 살아계셨더라면 의술을 완전히 새로운 차원으로 정립하셨을 것이고, 의술뿐만 아니라 정신세계의 구조와 원리도 자세히 밝혀, 육체와 정신의 양면에 걸쳐서 인류의 삶을 획기적으로 업그레이드 시켰을 분으로 보이기 때문이다.

 그러나 아쉬워만 할 일이 아닌 것 같다. 선생이 남기신 저술과 강의 자료를 가지고 라도 그 분이 가르치고 펼치고자 하셨던 이치의 세계를 후학들이 열어 가도록 과제를 남기고 가셨기 때문이다.

 남기신 자료로만 보더라도 선생은 기존 자연의술의 체계를 훌쩍 뛰어넘고 이를 심화 시키셨다. 자연의술의 체계는 흔히 심(心)-기(氣)-혈(血)-정(精)으로 요약된다. 마음(心) 상태에 따라 기(氣)의 흐름이 변하고, 기(氣)의 상태에 따라 피(血)의 상태가 변하며, 피(血)의 상태에 따라 몸(精)이 변한다는 원리이다. 그러므로 병이 생기고 치유되는 데도 마음이 가장 중요하고, 기가 그 다음으로 중요하고, 피가 그 다음으로 중요하다는 식으로 이해되어 왔다. 그런데 기존 의학은 혈(血)-정(精)에 대해서만 좀 알 뿐, 심(心)-기(氣)에 대해서는 잘 몰랐다. 서양의학은 기(氣)에 대하여 완전 무지하고, 동양의학은 그 본질이 기미학(氣味學)인데도 공부과정에서 기(氣) 수련을 하지 않는 바람에 기(氣)를 피상적으로만 알고 있었다. 특히 심(心)에 대해서는 구체적으로 아는 것이 거의 없었다. 선생은 이 한계를 혁파하였다.

 인체를 생성하고 움직이는 기(氣)가 천류전기(天流電氣)이고, 이것이 바로 '생명'이란 것이며, 그것이 뼈 속으로 흐른다는 사실, 그래서 뼈가 건강과 질병 치료에 가장 중요하다는 사실을 현생 인류의 의학 역사상 처음으로 밝혀냈다. **뼈의술**(B0NE CARE, B0NE CLINIC)이라는 새로운 영역을 정립하였고, 실제로 뼈 치유의 효능을 충분히 증명하였다.

 이것만으로도 획기적인 일인데, 선생은 더 나아가 마음(心)의 세계가 정(精)·신(神)·영(靈)·혼(魂)·백(魄)으로 구성되어 있고 4차원, 5차원, 6차원이 있다는 것도 알려주셨다. 선생이 생존해 계시다면 이 부분을 더 구체적으로 자세하게 밝혀서 인류의 영적 진화에 크게 기여하셨을 텐데, 너무도 아쉽다.

선생은 천류전기가 인간의 무의식세계에만 들어온다(무의식세계의 회로를 통하여 들어온다)고 하였다. 깊은 잠을 잘 때 무의식 상태에서 기문(氣門)이 열려서 공기 속에 있는 전기 입자를 흡수하여 **뼈** 속으로 들여와 전기를 만든다는 것이다. 이 원리는 분별의식(일명 번뇌망상)이 사라지고 무분별 상태가 되어야 근본이치를 깨달을 수 있다는 도학(道學)의 원리와 상통한다.

나아가 선생은 무의식세계의 조건을 만들기 위해서 너무도 쉬운 식물호흡수련법을 개발하였고, 무술도 기존 무술들과 달리 너무도 쉽고 자연스러운 것으로 개발하여 천기도(天氣道)로 정립하셨으니, 선생이 말씀하신바 21세기 도학기술(TT. TAO Technology)의 시대를 열어갈 수 있는 비장의 무기들이다.

이러한 뼈의술과 호흡수련법, 천기도 무술 등을 종합하면 가히 '**서성호 학(學)**' 이라고 불러도 될 정도로 하나의 종합적인 학문체계로서 손색이 없을 정도이니, 서성호 선생으로부터 가르침을 받았던 분들과 그 후학들이 부디 인류 문명의 진보를 위하여 '서성호 학'을 체계적으로 정리하는데 앞장서 주실 것을 당부드린다.

장황한 소개를 듣는 것보다는 독자 여러분들이 직접 책을 읽어보시고 실행해 보시는 것이 더 중요할 것이므로 강력하게 일독을 권하면서, 신인(神人) 서성호 선생을 글과 '**미라클터치**'로 만으로라도 만나게 해 준 김민서 원장님께 깊이 감사드린다.

● ── 추천사

새로운 패러다임을 여는 뼈의학

前 연세대
김현원 교수

  과학은 항상 진리를 추구하나 과학의 진리추구는 항상 그 시대의 패러다임이라는 한계 안에서 진행되어 왔다. 과학뿐 아니라 어떤 진리추구도 마찬가지이다. 종교도 각각의 지역과 시대 안의 패러다임 안에서 진행되어 왔다. 패러다임은 그 시대의 보편적 체계나 시대를 보는 이론적인 틀을 말한다. 하지만 패러다임 자체가 진리는 아니기 때문에 새로운 패러다임이 항상 나타나게 되고, 기존 패러다임간의 갈등은 끊임없이 이어져 왔다.

  20세기 최고의 수학자라고 일컬어지는 오스트리아의 괴델은 〈불완전성 정리〉를 통해서 어떤 명제가 참이면서도 참인지의 여부를 그 패러다임 안에서는 항상 증명할 수 있지 않다는 것을 수학적으로 이미 증명한 바 있다. 새로운 명제의 진위를 구별하기 위해서는 더 높은 패러다임에서 바라보아야 하는 것이다. 그렇기 때문에 끊임없이 새로운 패러다임이 등장할 수밖에 없는 것이다. 이 책은 물질주의라는 현대과학의 패러다임을 벗어나는 새 패러다임을 제시한다.

저자 故 서성호 교수는 '뼈치유'라는 새로운 패러다임을 제시한다. 그는 생명의 근원이 뼈이며 물리적으로 뼈를 자극하여 생체 전기를 발생시킴으로써 인체를 원래대로 건강하게 돌릴 수 있다는 개념을 제시한다. 서 교수는 인체를 단지 물질의 집합체로 보지 않고 정신적인 존재 그리고 나아가서 혼백이 조화를 이루는 존재로 바라본다. 그렇기 때문에 인체의 건강이 단지 물리적인 요소를 넘어서 정신적인 존재와 영혼의 존재가 조화를 이룰 때 이루어진다고 주장한다. 서교수는 인체가 이러한 모든 요소의 종합체인 5차원 존재라고 설명한다.

이 책은 과학적인 관점으로 보면 읽기 힘들 수 있다. 저자도 이 책을 과학을 바탕으로 저술하지는 않았던 것으로 보인다. 하지만 이 책은 인간 모두가 중요하게 생각하고 있지만 현대의학에서 구태여 무시되고 있는 정신적인 영역 나아가서 영혼의 영역을 현재 과학과 동등한 영역으로 보고 설명하고 있다. 그렇기에 이 책이 여태까지 아무도 표현하지 않았던 새로운 패러다임을 제시하고 있다고 할 수 있는 것이다.

세상이 당장 이 책의 내용이 참인지 아닌지를 판단할 수는 없을 것이다. 이 책이 설명하는 패러다임이 진리에 얼마나 가까운지의 판단에는 오랜 시간이 필요할 것이다. 갈릴레이가 종교재판에서 유죄판단을 받은지 400여년이 흐른 후 1992년에야 로마 교황청은 당시 종교재판이 잘못되었다는 것을 공식적으로 시인했던 것을 상기해 보자.

현재 서성호 교수의 이론대로 대로 뼈에 물리적 자극을 줘서 생체전기를 발생시켜서 다양한 제품이 만들어져 있고 실제로 그를 통해서 많은 사람들이 난치병에서 기적을 체험하고 있다. 이론을 떠나서 이것이 사실(fact)이다.

과학에서 패러다임의 전환은 현재의 패러다임으로 설명될 수 없다. 무엇보다도 새로운 패러다임의 시작은 재현성 있게 나타나는 사실로부터 시작되어야 할 것이다. 매를 아무리 자세히 설명해도 부족하다. 꿩 잡는 게 바로 매인 것이다. 서 교수의 이론으로 뼈를 치유했을 때 난치병이 극복되는 것은 이미 수도 없이 확인되었다. 왜 뼈를 치유했을 때 난치병이 극복되는지에 대한 연구가 앞으로 후세 과학자들이 풀어야 할 과제가 되어야 할 것이다.

김현원 교수 약력

- 전 연세대 원주의대 생화학교실 교수
- 서울대 화학과 졸업
- 미국 미시간대 생화학 석사
- 영국 옥스퍼드대 생화학 박사
- 미국 카네기멜론대 연구교수

- 〈내 몸에 좋은 물〉로부터 시작해서 10여권의 물 관련 책을 저술하였고 〈뉴패러다임 과학과 의학〉과 같은 새로운 시대를 열어가는 저서들과 극히 최근 2024년 미네랄의 신비한 세계를 다룬 〈팬다임 미네랄〉을 저술하였으며, 유엠, 유엔, 유엘, 유락과 같은 새 패러다임 제품들을 개발하였다.

격려사 | Dr. Thomas Park 박준영

　현대 의학은 눈부신 발전을 해 왔다. 수 많은 과학자들이 부단한 연구를 해 왔고, 많은 노벨상 수상자를 배출 하였다. 하지만 인류의 질병과 고통은 더 심각하고 더 많아졌다. 그 이유는 무엇일까? 문제의 근본 원인을 알 수 없기 때문이다. 원인을 모르니 그 해결 방법도 모르는 것은 당연한 이치이다.

　필자는 과거 60년 동안 의료계에 종사 해 왔다. 미국 유학을 간 후, 학위를 받고 교수로 강의와 의학 연구를 했고, 30년간 병원장으로 수많은 환자를 진료 하였다. 그러나 현대의학의 한계를 실감하여, 근본 원인을 찾으려고 공부를 다시 시작 하였다. 문제는 인간이 감지할 수 없는 곳에 있었다.

　이른바 **양자파동**(Quantum Wave)의 세계다. 다시 말해서 현대의학이 미치지 못하는 영역이다. 그러나 다행히도 우리가 몸담고 있는 이 우주에 그 해답이 있다. 그 방대한 우주에너지가 바로 그 것이다.

　우리의 몸 뿐만이 아니라 모든 생명체의 원천적 기본요소이다. 이러한 생명력은 무한히 존재하며, 그 상태에 따라 질병과 고통이 따른다. 이 생명력인 양자(Quantum)에는 극히 미세한 전류가 존재한다. 이제 그 근본원인을 알게 되어 여러 가지 대처 법이 나왔다.

　뼈속에 있는 이 생명력에 우주에너지(Cosmic Energy)를 적용시킨 **'미라클터치'**가 기적적으로 고통받고 있는 많은 사람들에게 희망의 등불이 되고 있다.

　서성호 교수가 수십년 임상연구를 통하여 개발해 온 **'미라클터치'**를 의술혁명의 사명으로 세상에 알리는 김민서 대표의 노고를 치하하는 바이다.

　2025년 3월

- (현)미국 California United-Whitestone University 총장
- 서울대학교 의과대학 졸업
- 뉴욕대학교 의학박사
- 미국 의학협회 전문의 및 정회원
- (전)미국 동부의학회 회장

◆ 미라클터치 특허

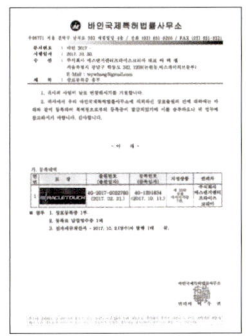 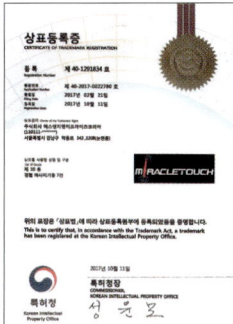 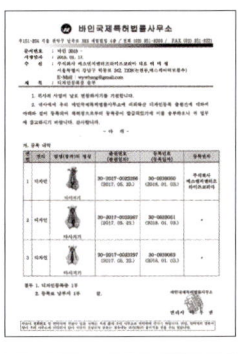 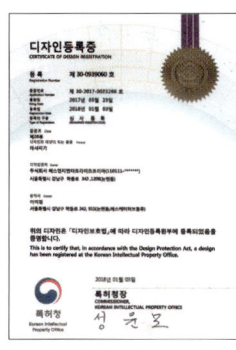

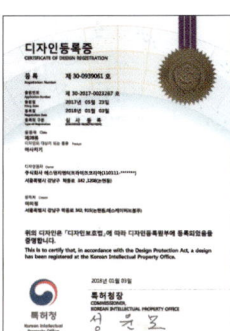 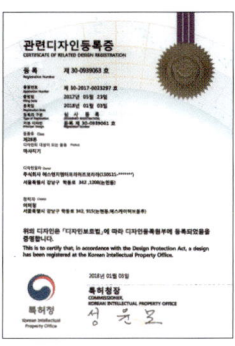 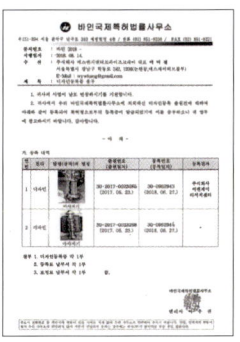 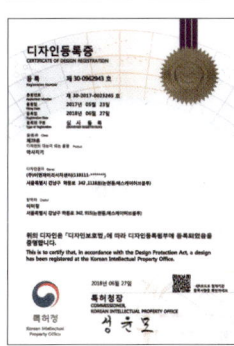

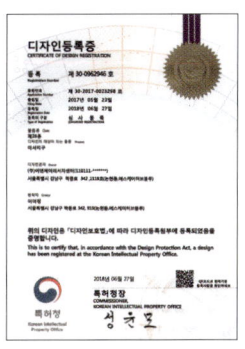 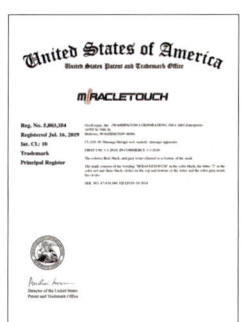 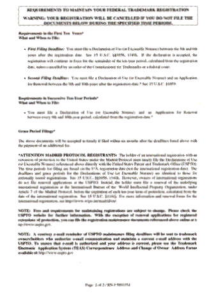

◆ 미라클터치 특허증

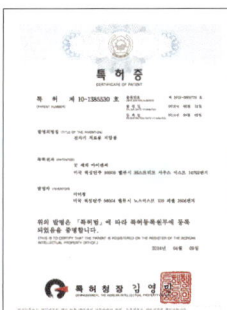 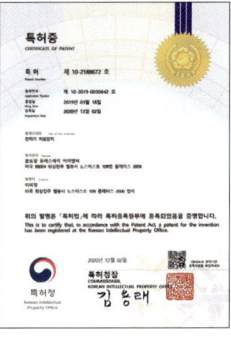

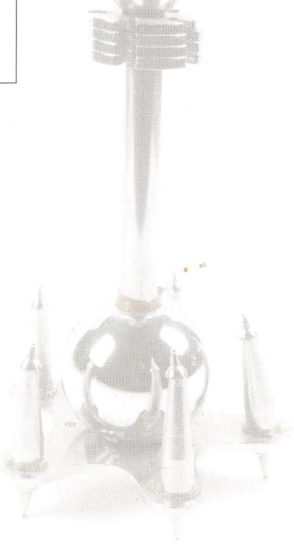

● 머리글

미라클터치란 무엇인가?

현재 변화하는 시대에는 각자의 일을 하고 대가를 받는다. 삶의 행복과 즐거운 것만을 고집해 온 사람들에게 가장 우선시 되는 건강 문제는 우리에게 가장 우선시 되는 것은 행복이 아닐 수 없을 것이다.

현대 의학은 나날이 발전하고 있는데도 불구하고 꾸준히 생겨나는 새로운 질병! 왜? 질병으로 고통 받는 사람은 점점 늘고 있는 것일까?

그 이유는 바로 현대의학이 만병의 근원인 **뼈**를 무시한 채 근육과 장기의 질환에만 집중해왔는데, **뼈**를 무시한 의학은 사람을 **뼈** 없는 오징어나 낙지 취급 하는 바와 다를 것이 없기 때문이다.

우리가 살고 있는 21세기는 온통 병으로 뒤덮여 있다.

현대과학이 발달하기 전엔 없었던 수많은 새로운 질병들이 지난 100년간 셀 수 없을 만큼 무수히 창궐하여 왔다. 어떻게 하면 이러한 인류의 문제를 해결할 수 있을까? 그 해답은 창조주의 초과학과 인간들의 보통 과학을 비교해 보면 알 수 있다.

※ 창조주의 초(超)과학 :

창조주는 전지전능(소A) 한 초능력으로 인간을 창조하였는데 그것이 바로 ①**영혼** ②**정신** ③ **육체의 삼위일체**의 인간이다.

※ 인간들의 보통과학 :

인간들의 소지미능(小知微能)한 짧은 실력에서 나온 보통의 과학능력은 가전제품을 만드는 수준에서 크게 벗어날 수 없다. 그래서 뇌를 만들 수도 없고 뼈도 만들 수 없으며 혈액도 만들 수 없기에 더더욱 영혼과 정신, 육체를 만들 수 없다.

우리 인간들의 소지미능(小知微能)한 과학 능력으로는 생명창조의 초능력 초과학이 '어떤 짓'으로 인간을 창조했으며 아울러 생명파괴의 초능력 초과학이 '무슨 짓'으로 인간을 파괴하는지 태초부터 지금까지 까맣게 모르고 있다.
그 해결 방법을 찾기 위해서 우리 인간들은 다음과 같이 크게 깨우쳐야 한다.

첫째, 우리 인체는 전지전능한 창조주의 초능력 초과학으로 만들어진 피조물임을 깨달아야 한다.
둘째, 우리 인체는 인간의 보통 과학의 능력으로는 절대로 알 수 없는 것임을 깊이 자각하고 인간 과학적 사고방식을 버려야 한다.
셋째, 창조주가 초과학, 초능력으로 우리 인간을 창조했다는 것을 믿고 인정해야 한다.
넷째, 그리하면 만병들이 우리 인간의 뼈에서 '무슨 짓'을 하고 있는지 깨닫게 된다.
다섯째, 누구든지 자신의 뼈에서 자신의 생명을 위하여 창조주가 '어떤 짓'을 하며 자신의 생명을 파괴하기 위하여 '무슨 짓'을 하는지 알 수 있게 된다.

1. 뼈과학은 무엇인가?

뼈과학은 성경의 창세기 2장 7절에서 **'아담의 갈비뼈에서 아담의 반려자인 이브를 만들었다.'**는 대목에서 태초에서 지금까지 인류 번식의 원리가 뼈임을 깨닫고 아울러 인간생명을 파괴하는 모든 질병들도 뼈에서 작용한다는 사실을 밝혀낸 데서 비롯되었다.

※ **뼈** 생명의 '뼈가 하는 일'

A. 뼈에서 전기를 생산한다.
B. 뼈에서 혈액을 생산한다.
C. 뼈에서 혈액형에 맞는 호르몬을 생산한다.
   예) 혈액형 A형은 호르몬A형 혈액형B형은 호르몬B형을
D. 뼈에서 혈액형에 맞는 비타민을 생성한다.
   예) 혈액형A형은 비타민A형 혈액형B형은 비타민B형을
E. 뼈에서 혈액형에 맞는 생약을 생산한다.
F. 뼈에서 혈액형에 맞는 면역혈청을 생산한다.

※ **뼈** 죽음의 '무슨 짓'

A. 뼈에서 전기발전 기능을 파괴한다.
B. 뼈에서 혈액생산 기능을 파괴한다.
C. 뼈에서 호르몬 생산기능을 파괴한다.
D. 뼈에서 비타민 생성기능을 파괴한다.
E. 뼈에서 생약 생성기능을 파괴한다.
F. 뼈에서 면역혈청 생성기능을 파괴한다.

2. 신의술(新醫術), Bone Care는 무엇인가?

뼈의 생명기능을 도와주고 뼈가 약해져가는 생명파괴 기능을 척결하는 건강 해법이 신의술(Bone Care)이다. 그리고 이러한 이론적 원리를 실행하는 도구가 바로 '**미라클 터치**'이다.

창세기 2장 7절을 보면, 창조주는 먼저 흙으로 아담을 만들고 그의 초능력으로 생기

(生氣)를 불어넣어 인간 아담을 탄생시켰다. 우리 인간의 생명은 창조주의 '생기'로서 생명을 이어가는 것이다. 인체의 뼈는 창조주의 생기를 몸 안으로 빨아들이는 '빨대' 역할을 하는 것이다.

만병은 뼈의 '빨대' 역할을 하지 못하도록 빨대 구멍을 막고 찌그러뜨려 제 기능을 못하게 한다. '미라클터치'는 피뢰침의 원리로 창조주의 생기를 몸 안으로 강력하게 유입시켜 건강 유지 및 생활 습관 개선에 도움을 줄 수 있다.

'미라클터치'는 바로 창조주의 생기를 순조롭게 흡입하여 건강을 회복시켜 주는 건강기구인 것이다.

3. 미라클터치의 작용원리

1) 미라클 터치의 개발경위

혈액 속에 철분이 포함되어 있음에 착안. 왜 혈액 속에 철분이 포함되어 있을까에 대해 연구개시
혈액 속에 철분이 함유되어 있는 이유는 지구의 자력으로 혈액을 순환 이동시키기 위한 것임을 발견
혈액은 호흡시 유입되는 산소와 결합 산화되며 이 때 생기는 산화철이 자체로는 문제가 없으나 뼈에 축적되면 뼈를 오염시켜 모든 질병의 원인이 된다는 것을 발견
뼈에 들러붙은 산화철은 오직 '전기'와 '열'을 가했을 때 분해되며 배출되고 이에 필요한 전기와 열기는 공기 중에 있다는 것을 발견하고 뼈에 전기와 열을 주입할 수 있는 '미라클터치'를 발명하기에 이르게 된 것임
2005년 8월~2006년 6월까지 시애틀 소재 KOAM-TV의 '건강교실' 프로그램을 통해 발명자가 수작업으로 만든 '미라클터치'를 활용한 보조적인 건강 관리 결과 프로그램. 시청자들의 쇄도하는 주문으로 본격적인 양산체제를 갖추고 시판을 개시함
지난 5년 간 약 6,000명을 대상으로 실시한 임상실험 결과 가벼운 질병은 물론 현대의학의 사각지대에 방치된 각종 난치병, 불치병, 희귀병, 고질병 치유에 탁월한 효과를 검증받음

2) 이제는 뼈과학 시대

모든 질병은 사람을 죽이는 살인 에너지와 능력을 갖고 있습니다. 백혈병이나 암은 물론 과거에는 감기가 폐렴으로 전이되기 전에는 목숨을 위협하는 정도는 아니었으나 이제는 감기 그 자체가 직접적인 원인이 되어 사망에 이르게 합니다. '사스'가 바로 좋은 예입니다.

현대의학은 각종 의료기구의 발달과 의학의 발전으로 전문화, 다분화 되었으나 현대의학으로 해결할 수 있는 질병은 30%에 불과하고 이 30%마저 진정한 의미에서 완치라고 할 수 있을 지 의문입니다. 현대의학은 대증요법 위주로 당장 통증을 없앨 수는 있지만 근원적인 해결책은 제시하지 못하고 있기 때문입니다.

우리 몸은 수분을 제외한다면 90%의 뼈와 10%의 근육(장기)으로 구성되어 있습니다. 그러나 지금까지 현대의학은 90%의 뼈를 무시하고 10%에 집착하여 그 결과 현대의학으로도 해결하지 못하는 난치병, 불치병, 희귀병, 고질병이 여전히 인류를 괴롭히고 있는 현실입니다.

그렇다면 뼈가 왜 중요할까요?
뼈는 생명유지에 없어서는 안 될 혈액을 생산하고 모든 장기와 근육을 움직이고 상호 질서있게 작동하도록 조율하는 인체 전기를 생산하기 때문입니다.

'미라클터치' 발명자 '서성호' 교수는 50년간 뼈를 연구하여 전혀 새로운 개념의 의학 즉 '뼈의학'과 '뼈의술'을 창안하였습니다. 뼈의학은 독소들이 혈액의 생산공장인 뼈를 공격하여 인체의 면역능력을 파괴함으로써 질병을 일으킨다는 점을 밝히고 뼈를 건강한 상태로 되돌림으로써 질병의 발병을 원인부터 연구하는 '신의술'을 완성하기에 이르게 된 것입니다.

인류 최초로 뼈과학이 밝혀낸 누구나 알아야 할 두 가지 물질

1) 생명의 원소 - 천전기(天電氣)
2) 질병의 원소 - 산화철(酸化鐵)

① 생명의 원소

없었던 생명이 있다가 다시 없어지는 존재 그 생명의 원소가 무엇일까? 바로 하늘에 있는 천전기(天電氣)이다. 남들처럼 평균수명을 못 채우는 단명(短命)을 천전기(天電氣)를 보충하면 장수할 수가 있다.

② 질병의 원소

만가지 질병을 만들어 내는 근원적인 원소가 무엇일까?

바로 몸 안의 뼈 속에 있는 철분이 산화가 되어 쌓이는 산화철이다.

사람이 썩은 쇠못에 찔리면 파상풍이 발병하여 100% 죽게 된다.

사람의 몸에는 엄청난 양의 철분이 들어있다.

이 철분이 3가지 이유에 의하여 산화철이 되어 누구나 정도의 차이는 있을 뿐 모든 사람이 파상풍을 앓고 있다.

※ 산화철이 생산되는 3가지 원인

1. 호흡하는 산소와 결합하여 산화과정을 거쳐 산화철이 생긴다
2. 소화기관에서 발생하는 소화액에 의하여 체내 철분이 산화철이 된다.
3. 대소변의 발효산이 미골과 치골에 침투하여 뼈 속에 있는 철분을 산화시켜 산화철이 된다.

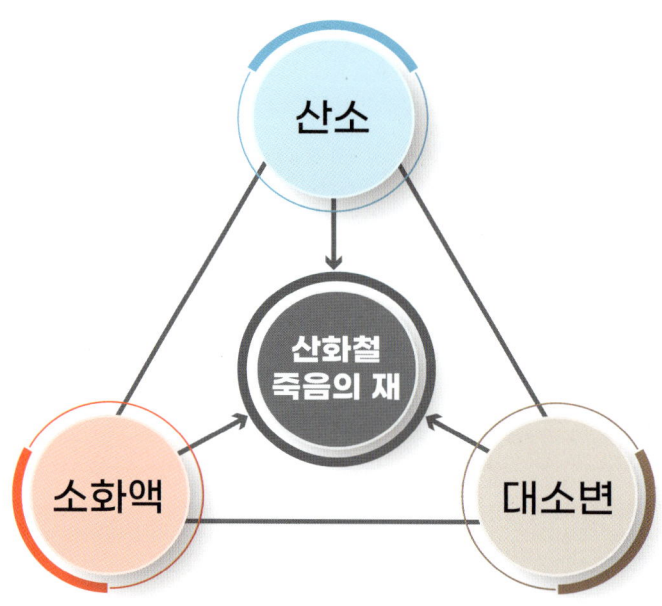

인류건강 혁명의 성공은 바로 뼈 속의 산화철 제거에 달려 있다.

인체 뼈 속에 있는 "산화철"을 제거하지 않으면 만병(萬病)들이 인간들을 통치(痛治), 통치(通治), 통치(統治) 한다.

1. **만병통치(萬病痛治)**: 만병들이 인간들에게 고통을 준다.
2. **만병통치(萬病通治)**: 만병들이 서로 통하여 합병증을 일으키고 암은 서로 통하여 말기에 전신전이를 시킨다.
3. **만병통치(萬病統治)**: 모든 병으로 인간들을 통치한다.

※ 뼈과학의 2가지 위대한 업적
1. 인류 최초로 뼈에서 전기를 발전한다는 사실을 발견, 전기발전 이상에서 비롯되는 병들을 연구하는 의술을 완성

2. 사상 초유로 오존 속에 있는 전기를 인체내로 유입시키는 미라클터치의 3백여 종의 건강기구를 발명

知進在得走死之掌地名
天氣感研究唯一原尊奪
稍存體西病乞能反老余來
理筆不如壹日今未見減小唯壹無二
老弟奈病根治完治回復之功老人感歎

童霜間火癌身
神星之石治自從
歲拾地光病知拾
四五天電癌他人追
參象對症治療 當其效累計
疾病患者數億萬之上
治癒可能 現代病魔骨肉健康顯貴

城達物致知身路
大邱格物緒天後進意成人之境地
拾五段濟救生對症治療野無數人才
徐教授神通博通疾病配之物驚異前代未聞

鄉示宙本啓宇超越活物
徐民靈昊教授在界
最高賁骨病科學校發展多先見之人
見性理致創始創案神器史上創始創人類

장로 이효복

그 소리나를 다 들떠치 못할 때
고통소리 모든 사람이 나를 보고 싶어하는 줄도
사는 사람이 의 쾌유를 그리하여 줄 것이오
그 것으로 다대해 맞게 되리라
태양이 다시 떠오르면 구원했듯
성공위에 바라보며
경건하심키 고질회 근본큰물 퇴호언물
거두시니 徐聖昊님 되었으니
태양이라 외쳐시나 다 알리오

병그릇 하는데 가저미
음혼데 태양 이병가
성면서 그모 육질을 무
여신 영혼 채월을 키 이수간을 비 활수는
남은세월 소리놀여 사방 의료혁명하는 별을 불볕을 주어 난처불찾 성명 영감받은 大成 科学의 뼈 박사가 이시대의 人類健康 어찌능히

사는사람들 오는 땅위에서 땅콤의 고생이 없 다담 다지만 어디 가거희 면은 후회자 성공 건강하게 큰선 사람 앞서 달고
智将 武将 충만하여 넓게결커 오십년을 시대에도 찾지못한 큰 말씀 통해 구환을 땅의에서 제일 중한 치료하니 장단보다 그 精誠을

어느인 한이 옷사래도 에예뿐 의것한 아니 외쳐 나를 루통 눈 사 큼도하여 나도 커희자를 나온 徐熙 將軍 은시 聖靈 이라 뭇 면한군에 뼈 과 만문 통주일뺀 학 교조중 나에 육학업 수학 이빠킨 남
땅도하나 외쳐나를 사큼도하여 나도 커희도 허나혼

장로 이효복

contents

소개말 · · · · · · · · · · 02

서문 / 이미정 대표 · · · · · 07

머리말 / 김민서 대표 · · · · · 13

추천사 / 황종국 변호사 · · · · 20

추천사 / 김현원 교수 · · · · · 23

격려사 / Dr. Thomas Park · · 26

미라클터치란 무엇인가? · · · · 28

1부 정신·영혼의 병

1강 인체는 5차원의 도학, 기계는 2차원의 과학 · · 42
2강 인간의 99.99%가 병한테 암살당하고 있다 · · 53
3강 생명은 절대적이지 상대성원리 아니다 · · · · 63
4강 동양의 정신문화 도와 우주생명공학 · · · · · 68
5강 도학이 밝혀낸 죽음의 산화철 · · · · · · · · 73
6강 혈액과 수액의 신비 · · · · · · · · · · · · 77
7강 인체의 뼈와 육은 9대1 · · · · · · · · · · 82
8강 병체의 4흑 세계 · · · · · · · · · · · · · 88
9강 인간은 15나가 있다 · · · · · · · · · · · 93
10강 병(炳), 질(疾), 환(患)의 비밀 · · · · · · · 100
11강 인체의 심장은 4개(심장병을 치유하려면) · · 106
12강 땅은 가로길, 하늘은 새로길 · · · · · · · · 111
13강 길복의 신비와 흉화의 비밀 · · · · · · · · 116
14강 4차원의 천(天)과 요(天) · · · · · · · · · 123
15강 4차원의 생명, 운명, 숙명 · · · · · · · · · 128
16강 생로병사(生老病死) · · · · · · · · · · · 133
17강 희노애락 · · · · · · · · · · · · · · · · 137
18강 업장은 무엇인가? · · · · · · · · · · · · 143
19강 동방의 의통력 · · · · · · · · · · · · · 149
20강 뼈를 알면 건강이 보인다 · · · · · · · · · 155

2부 육체의 병

- 1강 신종플루 · · · · · · · 160
- 2강 당뇨병 · · · · · · · 167
- 3강 고혈압 · · · · · · · 173
- 4강 관절염 · · · · · · · 180
- 5강 불면증 · · · · · · · 187
- 6강 신경통 · · · · · · · 194
- 7강 대상포진 · · · · · · · 199
- 8강 엘러지 · · · · · · · 204
- 9강 골다공증 · · · · · · · 209
- 10강 심장병 · · · · · · · 213
- 11강 위장병 · · · · · · · 221
- 12강 간질환 · · · · · · · 228
- 13강 갑상선 · · · · · · · 234
- 14강 코질환 · · · · · · · 238
- 15강 귀질환 · · · · · · · 244
- 16강 안질환 · · · · · · · 249
- 17강 두통 · · · · · · · 253
- 18강 중풍 · · · · · · · 258
- 19강 수족냉증 · · · · · · · 265
- 20강 우울증 · · · · · · · 272

3부 파워특강

- 1강 머리 · · · · · · · 280
- 2강 고개목 · · · · · · · 285
- 3강 어깨 · · · · · · · 291
- 4강 등판 · · · · · · · 295
- 5강 골반 · · · · · · · 301
- 6강 관절 · · · · · · · 308
- 7강 당뇨·고관절·복부 자가치유법 · · · 323
- 8강 얼굴 · · · · · · · 332

4부 뼈호흡법

- 뼈호흡법 · · · · · · · 346
- 파초나무 호흡법 · · · · · · · 347
- 야자나무 호흡법 · · · · · · · 350
- 버드나무 호흡법 · · · · · · · 353
- 소나무 호흡법 · · · · · · · 356
- 단풍나무 호흡법 · · · · · · · 358

5부 체험사례

- 체험사례 1 · · · · · · · 364
- 체험사례 2 · · · · · · · 370
- 체험사례 3 · · · · · · · 372
- 체험사례 QR · · · · · · · 374
- Q&A · · · · · · · 378

의술혁명

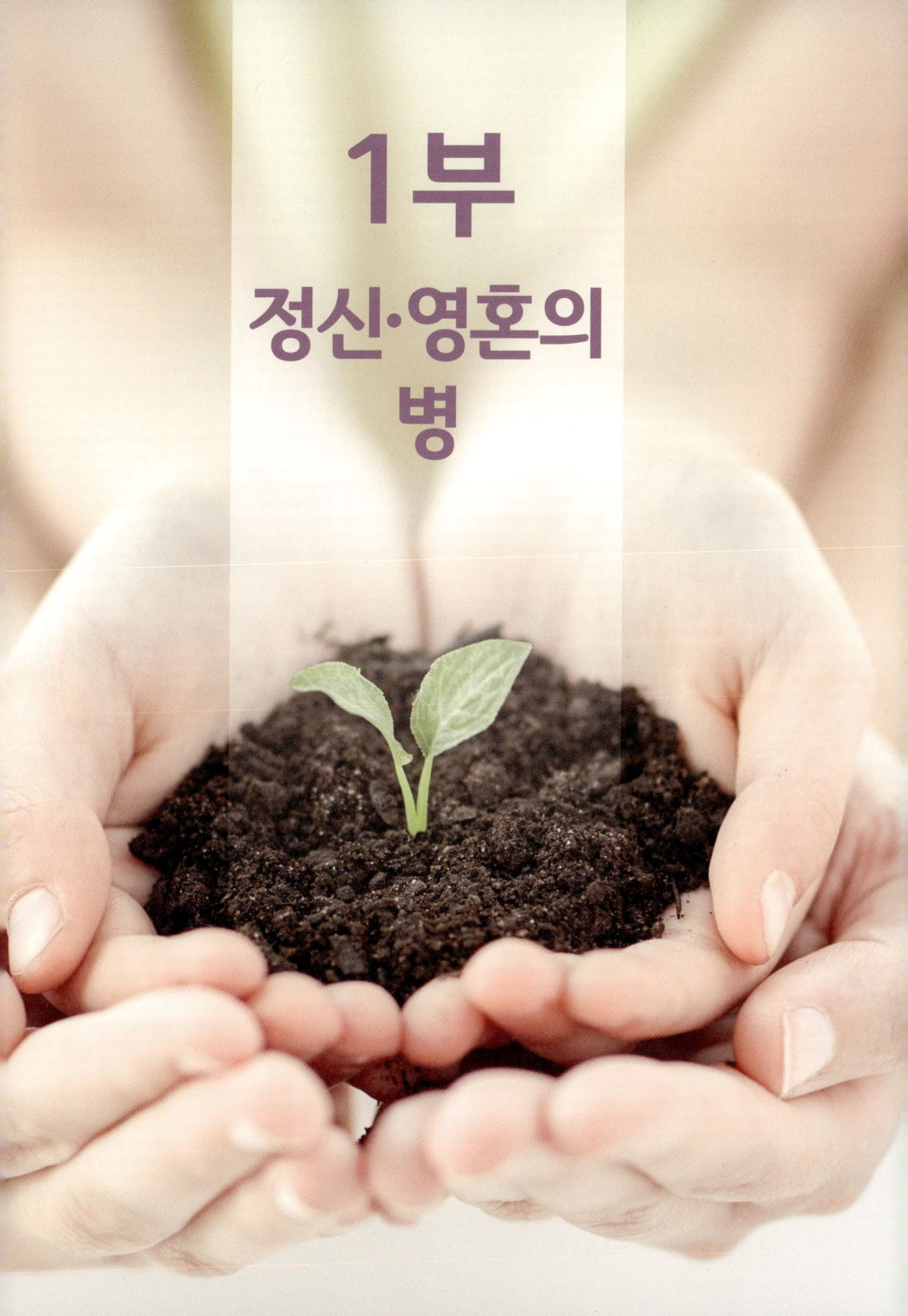

1부
정신·영혼의 병

뼈를 알아야 산다-**의술혁명**

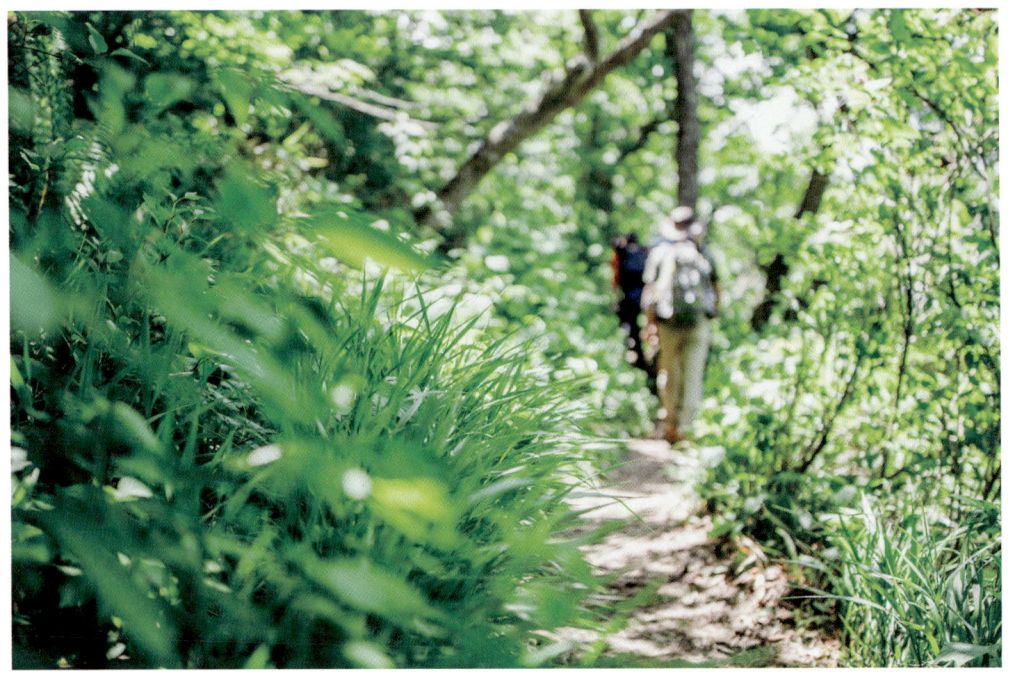

1강 인체는 5차원의 도학, 기계는 2차원의 과학

주요 주제
인간의 정신과 육체, 영혼의 관계
뼈와 혈액의 중요성

다음 할 일
병에 대한 인식 개선
5차원 생명 에너지의 연구 시작

사람들이 건강하기 위해 많은 노력을 하지만 실질적으로 성공하지 못하는 이들이 많다. 신종플루와 같은 신종 질병으로 사망하거나 당뇨, 고혈압, 화병 등으로 사망하는 경우가 많다. 따라서 우리가 건강하게 오래 살려면 현실에 맞는 건강법을 찾아야 한다.

지금까지 알려진 건강법에는 크게 동양학, 서양학, 미국학이 있다. 동양학은 정신문화까지 다루는 4차원의 세계이고, 서양학은 물질을 다루는 3차원의 세계이고, 미국학은 기계로 다루는 2차원의 세계라 할 수 있다. 근래 100년 동안 미국이 과학 발달을 선도하면서 모든 사고방식이 과학적으로 증명해야 하는 것으로 드러나고 있다.

사람은 5차원이다. 우리의 육체는 3차원이고, 정신은 4차원이고, 영혼은 5차원이다. 이 영혼의 세계를 알수 있는 민족은 이스라엘과 한국밖에 없다. 인간은 기계로 모든 것을 측정할 수가 없다. 최첨단의 미국의학이 과학적인 기계를 가지고 많은 사람들을 살리고 있는 것은 사실이지만, 현실에는 이것만으로 고칠 수 없는 병이 넘치고 있다. 그래서 미국도 이제 기계의 한계를 알아차리고 정신을 다루는 의학들이 발달하고 있다. 정신심리학을 활용한 심리치료, 명상을 통한 힐링치료 등이 새롭게 나타나고 있다. 그런 점에서 우리 민족은 뛰어난 능력을 갖고 있다. 예부터 영혼적인 5차원의 능력을 이용해서 인간의 모든 병을 고칠 수 있는 의술을 펼쳐왔기 때문이다.

병에는 크게 네 종류로 불치병, 난치병, 고질병, 희귀병이 있다. 불치병은 살아 생전 고치지 못하는 병으로 반드시 죽어야 없어진다. 난치병은 재산을 다 털어서 병원에 바치는 병으로 병원을 다닐 때는 괜찮았다가 돈이 떨어지면 또 걸리며 죽을 때까지 속을 썩이는 병이다. 고질병은 해소, 천식, 이명 등 아직까지 치료법이 개발되지 않아서 죽을 때까지 달고 다녀야 하는 병이다. 희귀병은 원인을 모르는 병이니 당시까지는 치료법도 없는 병이다.

지금은 이런 병을 다 잡는 특별한 의술이 나와야 한다. 미국이 과학과 기계의 한계를 느끼고 새로운 치료법을 정신적인 면에서 찾으려고 노력하는 이유가 여기에 있다. 예부터 병을 영혼적인 것으로 여긴 우리 민족의 의술이 가장 현실적인 대안으로 밝혀지는 이유이기도 하다.

사람에게는 몸이 있다. 몸에는 안과 밖이 있다. 따라서 몸안의 미지의 세계(뼈)와 몸밖의 미지의 세계에 대한 연구가 이뤄져야 한다. 나는 어렸을 때부터 이것을 연구해 왔다. 그 결과로 몸 안의 뼈가 있다는 것을 알았고, 몸 밖에 하늘이 있다는 것을 알았다. 사람이 죽으면 영혼은 하늘로 간다. 따라서 뼈와 하늘의 관계를 찾아내면 인간의 운명을 바꿀 수 있는 생명의 공식을 만들어 냈다.

인간은 하늘하고 연결돼 있다. 죽으면 영혼이 올라간다. 어렸을 때 할머니들은 정한 수를 떠놓고 하늘에 손주를 만들어 달라고 빌었다. 말도 안 되는 것 같은 행위였지만 그렇게 아들을 얻었다. 또 태몽이 있는데, 태몽에 의해 아들인지 딸인지를 맞추곤 했다. 인간의 영혼이 하늘과 연결이 되어 있기 때문이다.

특별한 의술의 필요성
- 기계는 2차원, 생물은 3차원, 정신은 4차원, 영혼은 5차원의 세계다.
- 인간은 기계로 고칠 수 없어 5차원으로 다뤄야 한다.
- 불치병, 난치병, 고질병, 희귀병을 잡으려면 특별한 의술이 나와야 한다.
- 영혼의 5차원의 세계를 다루는 우리 민족이 새로운 의술의 대안이다.

나는 사람의 혈액이 뼈에 의해서 만들어지는 것을 봤다. 뼈가 혈액을 만들고, 뼈를 연구하면 병을 고칠 수 있다는 것을 안 것은 어렸을 때부터 뼈를 단련했기 때문이다. 나는 8살때부터 무술 가라데를 했다. 가라데를 하면서 벽돌 깨기를 했는데, 이것은 뼈를 단련해야 가능한 일이다. 이런 과정을 통해 혈액이 뼈에서 만들어진다는 것을 알고 천지개벽이 일어났다. 이제 혈액을 만드는 뼈를 연구하면 웬만한 병은 거의 다 고칠 수 있기 때문이다.

　사람의 몸은 뼈와 근육으로 이뤄졌다. 하지만 근육에는 신경 조직이 있을 뿐이다. 정신은 뼈속에 들어 있다. 오래 산 사람들을 보면 근육보다 뼈가 더 발달해 있다. 그래서 100살 넘게 산 사람들은 꼬챙이처럼 말랐어도 뼈에 힘이 있어서 정신이 강하다. 뼈보다 살이 더 발달한 사람은 100살을 살기가 어렵다. 그만큼 장수에는 뼈가 중요한 것으로 드러난다.

　사람이 죽으면 3일장을 하는데 근육은 그때부터 썩어가서 며칠을 넘기지 못한다. 실제로 묘지에 몸을 묻어놓으면 근육은 썩어 들어가 흔적도 없지만 뼈는 백년 천년을 간다. 사람에게 뼈가 이만큼 중요한 것인데, 사람들이 이것을 몰라 뼈를 제대로 간수하지 못하니 백 년도 못 사는 것이다.
　이제 여러분은 뼈를 관리하는 법을 배우기에 자기 몸 안에 병은 자기가 다 고칠 수 있다. 혈액을 만드는 뼈속에 병이 들어있다는 것을 알고 거기에 치유 방법을 찾아가는데 고치지 못할 병이 어디 있겠는가?

　의학을 하는 사람은 히포크라테스를 최고로 여긴다. 의사가 될 때 BC 4세기 히포크라테스 선서를 하는 이유는 그가 의학계에 남긴 족적이 그만큼 훌륭하기 때문이다. 그 히포크라테스가 모든 병은 뼈에서 발생한다고 했다. 따라서 **'병을 낫게 하려면 뼈를 연구하라.'** 그랬다. 그런데 지금까지 제대로 뼈를 연구한 사람이 없다. 물론 그동안 뼈를 연구하려고 무진장 애를 썼다. 하지만 누구도 할 수가 없었다.
　그들은 뼈가 전기를 발전한다는 사실을 몰랐다. 이것은 내가 발견한 것이다. 따라서 뼈를 알려면 전기를 알아야 된다. 전기를 모르니까 뼈의 문을 열고 들어가지 못했다.

여러분은 이제 뼈가 전기를 발전하는 법을 알아야 한다. 전기 발전을 못하게 하는 원인을 규명하면 150년을 살 수 있다. 이것이 전기 프로그램이다. 육체적으로 정신적으로 영적으로 이뤄놓은 것이 전기 프로그램인 것이다.

"내가 소화가 안 됩니다."
진짜 의사라면 환자가 이렇게 말하면 이 사람이 육체적인 문제냐, 정신적인 문제냐, 영혼적인 문제냐를 알 수 있어야 한다.
육체적으로 소화 안 되는 원인을 알았으면 소화에 도움이 되는 약을 처방해 주면 된다.
정신적으로 소화 안 되는 원인을 알았으면 근래 몇 년 내에, 또는 어릴 때 정신적인 충격을 받은 일이 있느냐를 물어봐야 된다. 정신적으로 충격받은 그 일을 찾으면 소화에 도움을 주는 주는 처방을 할 수 있다.
영혼적으로 소화 안 되는 원인을 알았으면 자주 꾸는 꿈을 물어봐야 한다. 그러면 꿈에 검은 옷 입고 나타나는 현상 같은 이야기를 할 수 있다. 그것이 병의 원인임을 알면 비로소 해결할 방법을 찾을 수 있다.
훌륭한 의사는 바로 이처럼 같은 증상을 보더라도 육체적으로, 정신적으로, 영혼적으로 병의 원인을 진단하는 능력을 갖춰야 한다. 그런데 지금까지 2차원적인 미국의학은 과학적으로 육체적인 증상만 갖고, 거기에 대한 처방을 전부로 여기는 경향이 있다. 그들도 이런 한계를 알고 있기에 지금 대체의학이라는 이름으로 발전하고 있다. 정신적인 것과 영혼적인 것을 모르고 육체적인 것만 보기에 현대의학으로 고치지 못하는 질병들에게 속수무책으로 당하고 있기 때문이다. 이것은 현대의학의 미래를 위해 고무적인 일이다.

지금 이것을 할 수 있는 것은 우리 민족밖에 없다. 예부터 병이 생기면 육체적인 원인뿐만 아니라 정신적 영혼적인 원인을 찾아온 경험이 충분하기에 다른 어떤 나라보다 앞서가고 있는 것이다.

우리는 누군가에게 욕을 먹으면 화가 난다. 참아도 화가 나고 화풀이해도 화가 난다. 그런데 병이 못살게 굴어도 화를 내는 사람은 없다. 병한테는 원래 당하고 사는가 보다 하는 것으로 알고 있기 때문이다. 나는 어릴 때부터 이것을 용납할 수 없었다. 병이 뭔데 인간을 괴롭히냐는 것이었다. 이제는 우리가 병을 공격해야 한다. 이런 생각에서 인간이 병을 괴롭히겠다는 뜻으로 치유법을 만들어냈다. 그리고 지금 기막히게 그 효과를 보고 있다.

의사의 필수 조건
- 의사는 육체적인 문제만이 아니라 정신적인 문제와 영혼적인 문제로 환자의 병을 치료할 수 있어야 한다.

21세기는 도(道)의 시대다. 병도 도(道)로 고치는 시대로 들어섰다. 20세기를 열었던 과학의 시대였던 미국은 이제야 과학으로 병을 고치는 것을 넘어 힐링으로 병을 고치는 시대로 들어섰다. 이제 우리가 가지고 있는 것이 도성(道性)을 개발해야 된다.

꿈에 용한 사람이 간밤에 꿈자리가 시끄러워 아침에 자식에게 전화한다.

"너 아프지?"

"예, 아파요."

바로 이런 것이 도성이다. 과학으로 설명할 수 없는 대단한 일을 하고 있다. 이걸 개발하면 못 고칠 병이 없다. 앞으로는 과학으로 치료하지 못하는 병은 도성이 치료하게 될 것이다.

60세가 넘으면 입에서 냄새가 안 날 수 없다. 늙으면 뼈가 썩어 냄새가 나는 것이다.

마치 방귀를 뀌고 트림을 해야 시원한 것처럼 썩고 뼈가 냄새를 배출해야 살 수 있기 때문이다. 그런데 우리는 그 냄새를 걱정한다. 과학으로 그 냄새를 없애려고 한다. 그러니 병을 고칠 수 없는 것이다. 나는 오랜 연구를 통해 이런 것을 알아내고 여기에 맞는 치유법을 개발했다. 이것이 바로 '**본케어(Bone Care)**'다. 뼈를 케어해서 우리 병을 다 없애고, 또 장수하는 법을 완성한 것이다.

나는 본 케어를 통해 80세 전후의 의사를 양성 중에 있다. 손수 넘어져서 다치거나 아플 때 낫게 해주는 의사들이다. 그들은 자연스레 손주들에게 존경을 받는 의사가 된다. 배가 아프다 할 때 엄마가 아이 배를 주무르며 "엄마 손은 약손"이라고 해서 고쳐주어서 아이들에게 존경을 받았던 것과 같은 원리다. 나이를 먹고 집에 가만히 있는 것보다 가족이나 특히 손주들이 아플 때 "별거 아니니 이리 와라"해서 고쳐주면 당연히 존경받는 어른으로 자리잡게 될 것이다. 집안에 꼭 필요한 어른으로 인정받게 되면 이보다 더 빛나는 노후가 어디에 있겠는가?

집안에 꼭 필요한 존경받는 어른이 되는 법
- 본 케어(Bone Care)를 통해 가족들 특히 손주들의 병을 직접 고쳐주는 어른이 되면 존경받는 노후를 보낼 수 있다.

인간이 건강하게 생존하려면 세 가지는 꼭 해야 한다.
첫째, 기체인 공기를 호흡해야 한다.
둘째, 액체인 물을 반드시 마셔야 된다.
셋째, 고체인 음식을 먹어야 한다.
인간은 어떻게든 기체, 액체, 고체를 먹어야 생존한다.

뼈가 하늘하고 관계가 있는 연구의 증거는 여러 가지가 있다. 사람이 죽었을 때 산소에 묻으면 근육인 몸은 그냥 썩어가지만 손톱이 자라고 머리카락도 자라는 현상이 벌어진다. 소나무 뿌리가 들어와 산소 관을 뚫고 들어오기도 하고, 뱀이 나오는 경우도 있다. 죽은 시체인데 어떻게 이런 현상이 벌어지는가? 뼈속에 백(魄)이 있기 때문이다. 죽어서 혼(魂)이 하늘로 올라가더라도 백이 남아 있어서 계속 자라거나 소나무나 뱀 같은 다른 생명들의 영양분으로 작용을 하는 것이다.

사람이 죽는 것은 소위 '막통'이라고 한다. 뼈가 백이고 하늘이 혼인 것을 혼백이라 하는데 이것이 막통이 된 것을 죽음이라고 하는 것이다.

흔히 우리가 액운이라는 것은 이 막통 상태를 말한다. 이것을 알면 우리는 액운을 물리칠 수 있고, 자기 운명의 주체가 될 수 있다. 그러면 꿈으로 길흉화복을 알 수 있게 된다. 우리는 자기 자신이 아주 대단한 존재라는 걸 알아야 한다. 초능력을 가지고 있고 신통력을 다 가지고 있다는 것을 알아야 한다. 이걸 개발하면 병과 같은 액운한테 당하는 불상사에서 벗어날 수 있다.

통증은 우리에게 건강에 이상이 있음을 알리며 그 원인을 살펴보라는 신호다. 쥐가 난 것은 발목뼈, 무릎뼈, 골반뼈가 뒤틀어져서 나는 것이다. 이 뼈를 조절하면 이 통증은 쉽게 완치가 된다. 앞으로 통증이 생기면은 통증이 왜 생기느냐를 전화로 물어보든지 해서 답을 찾아야 한다.

병이라는 액운을 물리치는 비결
- 뼈가 하늘하고 일치된다는 사실을 알아야 한다.
- 통증은 원인을 살펴보라는 신호다.

그런데 요즘 사람들은 통증이 생기면 약부터 챙겨먹는데, 그것이 신경마비를 일으키는 것이다. 또다른 병의 원인을 제공하는 것이다. 절대로 약부터 챙겨서 신경마비를 시키는 일을 하면 안 된다. 이제라도 의술에 눈을 떠야 한다. 하늘 공부를 해야 하늘을 갈 수 있다. 그런데 과학과 기계로는 결코 하늘을 갈 수 없다. 인공위성이 가는 하늘이 아니라 인간의 영혼이 가는 하늘을 말하는 것이다. 그러니 우리는 과학과 기계만이 아니라 영을 공부해야 한다.

하늘 천(天)이라는 글자를 보면 지붕이 있고 그 위에 기와가 있다. 여기서 내려오는 건 전부 선한 기운이다. 여러분들이 사고를 안 당하는 식별법을 내가 가르쳐 줄 수가 있다. MRI 기계는 미국에서 80년도부터 많이 사용하기 시작했다. 그거 개발할 때 큰 기대를 했다. MRI가 병을 찍어낼 거라 생각했기 때문이다. 그런데 병에는 5차원인 것들이 많아서 찍히지 않았다. MRI로도 진단되지 않는 병으로 고통 겪는 이들이 많은 것이 현실이다. 우리는 이걸 알아야 한다. MRI로도 모르는 병을 꿈으로 아는 경우가 있다. 꿈에 음식 먹으면 병에 걸린다는 것을 알고 음식 먹는 꿈을 꾸면 일부러 안 먹는 사람들이 있다. 실제로 그것을 모르고 먹으면 감기라도 걸린다는 것을 알고 있기 때문이다. 이게 5차원인 병을 예방하는 방법이다. 우리가 5차원을 알면 병을 MRI로도 진단되지 않는 병을 막을 수 있다. 으슬으슬 춥고 가위 눌리는데 자신이 믿는 종교를 열심히 믿으면 몸에서 열이 나더니 이런 증상이 떠나는 경우도 있다. 믿음으로 병을 이겨내는 것이다.

내가 인간 대표로 5차원, 영의 세계에서 담판을 지은 것들이 많다. 병이 깊을수록 나를 알아본다. 내가 쓰는 에너지가 5차원의 생명 에너지이기 때문이다. 정신이 가물가물한 사람에게 내가 딱 손을 대면 눈을 벌떡 뜬다. 그들에게 필요한 에너지인 생명 에너지를 불어넣어주었기 때문이다. 그런데 건강한 사람들은 나를 쳐다보지도 않는다. 그들 역시 나에게 바랄 것이 없고 나 역시 그들에게 줄 것이 없기 때문이다. 사실 이렇게 건강한 사람들이 더 나를 찾고, 하늘을 공부해서 병에 걸리지 않는 길을 찾아야 하는데, 그런 그들을 볼 때면 그저 답답할 뿐이다. 하늘을 스스로 돕는 자를 돕는 것처럼 스스로 건강을 구하려고 해야 하는데 당장 건강하다는 것만 믿고 있으니 나로서는 해줄 것이 없다. 그런데 병으로 누워 있는 사람은 당장 나를 알아본다. 발등에 불이 떨어져 그만큼 절박한 것이다. 나는 이런 이들을 가르쳐서 의사로 만드는 것이다.

MRI로도 진단되지 않는 병
- 영의 세계인 5차원을 알아야 병을 막을 수 있다.
- 5차원의 생명 에너지를 믿고 찾아야 한다.

어디 가서 아무리 검사해도 드러나지 않고 자꾸 아픈 병이 있다. 우리는 이걸 고치는 의술을 배워야 한다. 우리 인간이 이런 병한테 왜 당해야 하는가?

지금까지 우리는 항상 이런 병한테 굴복해왔다. 우리 인간이 어떻게 질병의 노예 생활을 해야 하는가? 질병이 채찍을 휘두르면 상처가 아주 깊게 곪고 병이 생기면 이놈들은 우리를 노예처럼 부리고 있는 것이다. 온몸에 통증이 생긴 것은 다 우리가 병의 노예가 되었기 때문이다.

나는 이 관계를 끊어내려고 한다. 이제는 병 하면 우리가 겁을 내지 말고 당당히 이겨낼 수 있어야 한다. 그러려면 먼저 내가 주인이라는 강한 정신력을 필요로 한다. 노예에서 벗어나려는 의지가 생겼을 때 벗어날 수 있는 것이지 언제까지 노예라는 마음으로 체념한 상태에서는 결코 병을 이겨낼 수가 없다. 주인인 내가 주인의식이 없으니 그저 목숨만 살려달라고 빈다. 이게 보통 사람들이다. 본인이 주인인데 주인 행세를 못하니까 병의 노예가 되는 것이다. 이러니까 쩔쩔매면서 그저 살려고 약을 5알, 10알, 심지어 30알도 먹는 것이다.

이제 우리에게 필요한 건 병에 맞서는 주인의식과 그것을 이겨낼 수 있는 무기를 갖추는 것이다. 집안에 아무것도 없어서 벌벌 떨고 있으면 도둑이 큰소리를 치지만,

골프채라도 잡고 당당히 맞서면 기가 죽어서 도둑이 도망을 가게 되는 것이다.

병에는 오로지 세 가지밖에 없다. 빈 병, 깨진 병, 헌 병밖에 없다. 여러분이 이 법칙을 알아야 한다. 도둑놈이 들어오면 머리를 눌러서 도둑을 쫓아내야 한다. 나는 무술을 하면서 이런 도둑놈과 게임을 할 수 있었다. 그러다 보니 도둑놈을 몰아내는 방법을 알게 된 것이고 이제 그것을 여러분에게 알려주는 것이다.

병의 근원
- 병한테 당하는 것은 인간이 주인 행세를 못하기 때문이다.
- 병의 근원은 병을 향한 노예 근성에 있음을 알아야 한다.

다시 한번 강조하지만 육체는 3차원이고, 정신은 4차원이고, 영혼은 5차원이다. 따라서 현재 MRI로도 진단되지 않는 병을 이겨내려면 5차원인 영혼의 세계를 알아야 한다. 하늘을 알아야 하고, 하늘과 통하는 뼈를 알아야 한다. 내 몸의 주인은 병이 아니라 나 자신이라는 것을 알아야 한다. 그래야 비로소 어떠한 병도 이겨내는 길로 들어설 수 있다. **본케어(Bone Care)**라는 새로운 의술을 배울 수 있다.

뼈를 알아야 산다-**의술혁명**

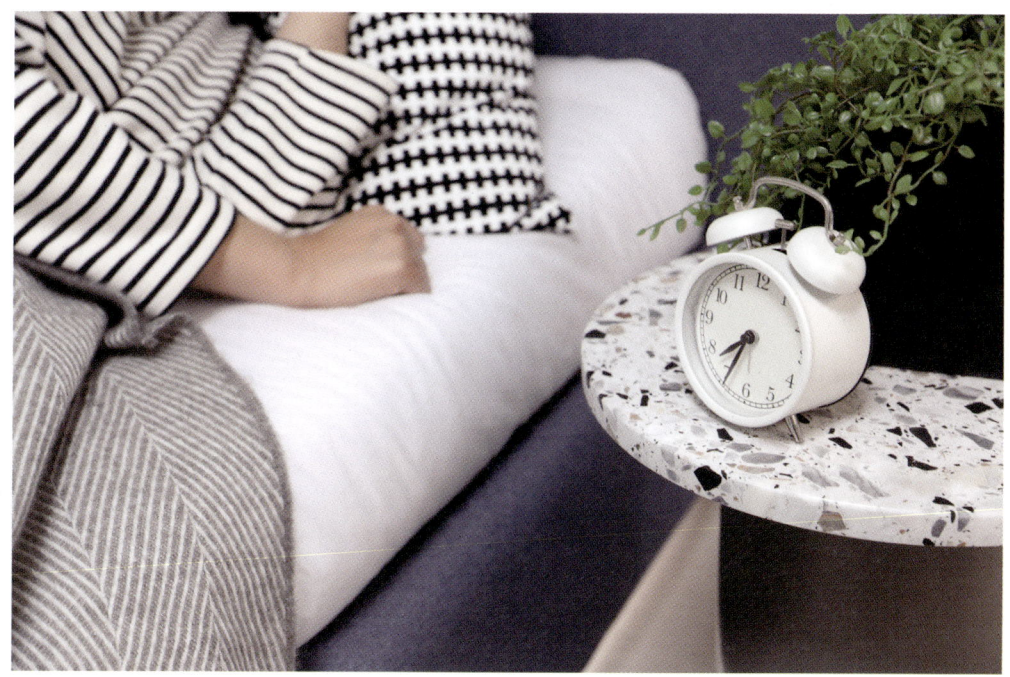

2강 인간의 **99.99%**가 **병**한테 **암살**당하고 있다

주요 주제
인체 내의 암살 조직을 물리치기 위한 방법
갱년기의 우울증, 치매, 중풍의 예방과 치유 방법
최고의 인생을 살기 위한 방법

다음 할 일
인체 내 병체에 대한 연구 진행
건강하게 사는 방법에 대한 연구 계획 수립

질병이란 도대체 무엇인가? 초등학교 여름방학 때 시골로 놀러 갔는데 병아리를 많이 키웠다. 좁쌀 한 움큼을 던지니까 병아리들이 먹느라고 정신이 없었다. 바로 그때 하늘에서 날고 있는 솔개가 병아리를 보고 채갔다. 나는 그때 생명을 죽이는 힘은 하늘에서 온다고 생각했다. 질병도 사람을 죽이는 것이니까 하늘에서 온다고 생각했다. 사람이 검은 옷을 입고 나타나는 꿈을 꿀 때 그를 따라가면 죽는 일이 생긴다. 먼 친척이나 가까운 친척이나 그런 꿈을 꾸면 부고장이 오곤 했다. 이런 것을 보면 인간의 능력은 분명 하늘과 직접적인 관련이 있음을 알 수 있다. 또 정화수를 떠놓고 자손을 낳게 해달라고 빌었더니 자식이 태어난다거나 태몽을 꾸면 자식을 점지 받는 마찬가지다. 모든 생명은 하늘에서 와서 하늘로 돌아가는 것이 분명하다. 결국 질병도 마찬가지다. 인간의 생명에 관여하는 질병도 하늘에서 오는 것이 분명하다. 의술은 하늘이 하는 일과 가깝다는 사실을 알아야 한다.

질병이란 무엇인가?
- 사람을 죽이는 질병은 하늘에서 온다.
- 인간의 능력은 하늘과 직접적인 관련이 있다.

지금은 의학이 아주 발달되어 있다. 인공심장까지 다 만들어낸다. 그러나 심장 자체는 못 만든다. 아무리 기계가 발달 되어도 심장 자체를 못 만든다. 잠을 자다가 심장이 가위에 눌리면 호흡이 안 된다. 그 호흡이 멈추면 그대로 하늘로 가게 되는 것이다.

우리는 건강하게 오래 살려면 하늘의 존재를 알아야 한다. 사람은 150세까지 살 수 있다. 그런데 그렇게 못하는 것은 암살을 당하고 있기 때문이다. 따라서 인명대로 살려면 이 암살의 원인을 규명해야 한다. 그러면 무엇이 인간을 암살하느냐? 바로 병이다. 인간은 끊임없이 병한테 암살을 당하고 있다. 내가 그걸 연구해서 찾아냈다.

우리 인체 내에는 사람을 죽이는 암살 조직이 있다. 암살 조직은 어떻게 움직일까?

먼저 몸에 독으로 움직인다. 사람 몸에는 독의 조직이 많다. 그 중에 제일 큰 독이 대변독이고, 그 다음이 소변독이다. 우리는 이 독에 의해 암살을 당하고 있다. 오래 살려면 이 독을 없애야 한다. 독사한테 물리더라도 독을 빨리 빼내면 사는 것처럼 우리 몸에 독을 빨리 빼내야 한다.

그렇다면 우리 몸의 독은 어떻게 생기는가? 우리는 온갖 종류의 음식을 많이 먹는다. 독은 이 음식에서 나온다. 약도 마찬가지다. 사람들이 병을 고치려고 자꾸 먹는 약이 다 독으로 쌓인다. 사람이 살기 위해 가장 잘 먹는 방법은 대충대충 먹는 것이다. 애써 별나게 좋은 것을 찾아 먹으면 그것이 독이 되어 불행이 시작된다.

왜 그런가? 우리가 먹는 음식 중에 몸에 좋은 것은 구하기 쉬운 음식이다. 사람들이 건강하려면 무엇보다 먼저 이걸 알아야 한다. 오래 사는 사람은 음식을 밝히지 않는다. 건강하겠다고 애써 좋다는 음식 다 구해 먹는 사람들이 당뇨에 걸린다. 너무 먹으니 몸에서 그걸 감당을 못해서 그것들이 독으로 쌓이기 때문이다.

"암살의 실체가 무엇인가?"

우리 몸에는 신경 조직이 있다. 신경(神經)이라는 글자를 보면 몸 신(身)이 아니라 신이라는 신(神)을 쓰고 있다. 이걸 연구해 보니까 사람 몸에는 전부 다 신기(神氣)가 있다. 이것이 마비되면 몸이 움직이지 않는다. 독이 바로 그 역할을 한다. 결국 독이 우리를 암살하는 실체인 것이다.

신기는 다른 말로 '기도발'이라 볼 수 있다. 우리 나라 사람은 이 기도발이 세계에서 제일 센 것으로 나타난다. 불교든, 기독교든, 천주교든, 그밖의 어떤 신앙이든 믿었다 하면 악착같이 믿는다. 그래서 그 효과도 확실하게 드러나고 있다. 이 신기가 발달한 사람은 꿈이 아주 용하다. 종교적 믿음은 거의 꿈으로 그 결과를 나타내주고 있다.

종교적인 믿음이 꿈으로 나타나서 아팠던 증상이 사라지는 경험을 많이 한다. 좋게 말하면 절실한 신도들이 늘어나는 것이고 나쁘게 말하면 광신도들이 늘어나는 것이지만, 어쨌든 결과는 아팠던 사람이 병을 털고 일어나는 기적 같은 경험을 한다는 것이다.

병이 든다는 것은 암살객인 귀(鬼)한테 사람이 당하는 것이다. 따라서 사람이 자신의 몸 속에 있는 신기를 잘 개발하면 귀(鬼)가 신(神)을 치지 못해 병을 예방할 수 있다. 예전에는 병에 걸리고 소화가 안 되면 바가지에 팥을 던지는 의식을 통해서 병을 퇴치하기도 했다. 우리가 건강하게 살려면 이런 기운인 신기를 제대로 개발해야 한다.

40~50대의 안색이 안 좋으면 병에 걸렸다는 표시다. 안색이 좋으면 화색이 좋다, 신수가 훤하다고 한다. 이런 이들은 아주 건강한 사람이이다. 그런데 화색과 신수가 안 좋은 사람은 이미 병에게 암살을 당하고 있는 것이다. 이런 이들은 성생활이 시원찮다. 따라서 건강하게 살려면 일상에서 성생활을 즐겨야 한다. 건강한 사람은 같이 움직이는 사람이다. 홀로 있으면 고독해서 힘이 없다. 인간은 가치 있는 스킨십을 할 수 있는 상대가 있어야 힘이 난다. 건강해진다. 우리는 유교 시대를 겪으면서 성을 나쁘게 보았다. 오죽하면 '남녀칠세부동석'이라는 말과 '남녀상열지사'라는 말이 생겼겠는가? 참으로 안타까운 일이다. 창조주가 인간을 만들 때는 짝짓기하라고 만들어 놓았다. 따라서 인간이 건강하려면 99세까지 성생활을 할 수 있어야 한다. 몸에 창조주가 준 에너지가 돌아야 한다. 배가 벌떡벌떡 뛰는 사람이 있다. 한방에서 적, 또는 화적이라 한다. 이것은 성생활을 잘 하면 쉽게 풀어낼 수 있다. **5차원에 가서 공부를 하다보면 비밀을 알 수 있다.**

건강하게 오래 사는 방법
- 대충대충 먹는 방법이 가장 좋은 방법이다.
- 몸안에 독을 빼내야 한다.
- 신기(神氣)를 개발해야 한다.
- 성생활을 즐겨야 한다.

사람에게는 인체(人體)와 병체(病體)가 있는데 이 병체가 사람을 암살한다. 따라서 건강하려면 병체를 물리쳐야 한다. 그러려면 무엇보다 먼저 먹어서 건강하겠다는 생각을 버려야 한다. 운동도 마찬가지다. 사람은 60대가 넘으면 뼈가 전부 상해 있다. 이미 뼈가 상해서 골병이 들어 병체가 자리잡았는데 근육 운동을 하면 어떻게 되겠는가? 이때는 운동보다 먼저 병체인 골병을 고치기 위해 뼈속에 있는 독을 끄집어내야 한다.

우리가 건강하게 100세를 넘고 싶으면 몸 안에 암살 조직이 있다는 사실을 알고, 그 조직은 주로 골반뼈에 있다는 것을 알아야 한다.

사람에게는 큰 골반뼈와 그 옆에 붙어 있는 대퇴골이 있다. 그리고 걸을 때 중요한 역할을 하는 고관절이 있다. 사람이 살아가는 동안에 가장 많이 움직이는 곳이다. 그래서 탈도 많이 나는 곳이다. 걷기가 힘들거나 꼿꼿이 서서 1시간을 못 버티면 고관절에 암살 조직의 두목이 들러붙어 있는 것이다. 이것을 잡아야 한다. 이걸 안 하고 다른 짓을 아무리 해봤자 소용이 없고 헛일이다.

먹는 것과 운동으로 안 되는 이유
- 먹어서 건강할 수 있는 게 없고 운동을 해서 건강할 수 없는 게 있다.
- 뼈가 상해 골병이 들었는데 근육 운동을 하면 안 된다.

사람의 몸에 들어올 수 있는 병에도 등급이 있다. 나는 그 중에 제일 높은 등급인 암살 조직에게 위기를 겪었다. 어린 나이인데도 항상 갈비뼈가 항상 당기고 아팠다. 보통 담이 걸리면 근육으로 돌아가는데 나는 그것이 뼈로만 움직였다. 나는 암살조직이 뼈를 아삭아삭 갉아 먹는다는 것을 알았다. 그래서 뼈를 고치기 위해 망치로 막 뼈를 때리고 했다. 다른 이들은 유명한 곳을 찾아 침을 맞으라 했는데, 나는 침은 뼈를 고치지 못한다는 것을 알고는 가지 않았다.

그때부터 나는 뼛속에 영적인 힘이 있다는 확신을 가졌다. 여러분도 암살조직에 안 당하려면 알아야 한다. 이것은 병의 원인을 영혼에서 찾는 5차원으로 봤을 때 찾을 수 있는 답이다.

나는 한국 사람으로 태어난 것을 고맙게 생각한다. 한국 사람은 인정이 참 많다. 다정도 병이라고 할 정도로 정이 많다. 눈물도 참 많이 흘린다. 우리 민족은 정말 좋은 민족이다. 여기에서 사돈이 논을 사면 배가 아프다는 나쁜 것만 끄집어내면 기가 막힌 민족이다. 뭉치기만 하면 못할 일이 없다. 오죽하면 IMF도 들어왔다가 온 국민이 똘똘 뭉치니까 식겁하고 도망 갔겠는가?

우리 민족은 신선 민족이다. 지금 우리나라에 100살 넘어가는 사람은 2천 명 정도라고 한다. 하지만 지금은 백세를 넘기는 이들이 급속히 늘어나고 있다. 앞으로는 101살이 돼야 노인학교에 들어갈 자격을 줘야 한다. 99살까지는 영계라 해서 노인학교에 들어가지 못하게 해야 한다. 그래야 신선 민족의 대를 잇는 것이다. 이것이 가능한 것은 우리 민족이 손재주가 많기 때문이다. 손재주는 두뇌하고 연결이 되고 이것은 곧 신기(神氣)하고도 연결된다.

암살객이 집 안에 들어오면 주인이 똘똘 뭉쳐 쫓아내야 한다. 병도 마찬가지다. 병은 곧 내 몸에 침입한 암살객임을 알고 그걸 잡기 위해 우리가 똘똘 뭉쳐야 한다. 그래야 이놈들이 놀라서 도망을 가게 된다. 담을 예로 들어보면 이놈이 내 몸 속을 스물스물 돌아다닌다. 지렁이 같은 병이 있다는 것을 알게 된다. 이것은 눈에 안 보인다. 그래서 암살이라는 단어를 쓰는 것이다. 소리 소문 없고 눈에 안 띄는 이 존재가 지금 우리를 죽음으로 몰고 가기 때문이다. 이제 이 암살조직이 있다는 것을 알았으면 이제 우리가 몰아내기 위해 뭉치기만 하면 된다.

우리 말 중에 "살 만하니까 죽는다"는 말이 있다. 남미에서 고생하다가 미국에 와서 이제 살 만하니까 죽어 버린다. 정말 억울한 일이다. 이제 억울함을 알았으니 암살을 잡아내기만 하면 된다. 그런데 나 혼자 살려고만 해서는 암살객을 이겨낼 수가 없다. 나 뿐만 아니라 남의 병도 고쳐주며 살겠다는 마음을 가져야 한다. 우리 민족의 똘똘 뭉치는 힘을 발휘할 때다.

앞으로 병원에 갈 일이 없이 집에서 다 고쳐버려야 한다. 나이가 들어 늙으면 소일거리가 중요하다. 이 소일거리가 병 고쳐주는 게 된다면 금상첨화다. 지금 여러분이 그 일을 하고 있는 것이다.

지금까지는 병에 걸리면 병원에 가서 피부터 뽑고, 사진 찍고, 주사 맞고, 약 처방을 받는 것이 전부였다. 그러다 보니 이 병을 고치면 저 병이 커지고 저 병을 고치면 새로운 병이 생기는 악순환이 생기는 것이다. 이제 우리는 이것을 한 번에 딱 보고 알아야 한다. 병은 신경을 타고 다닌다. 신경은 뼈로 연결되어 있다. 병이 근육을 타고 다닌다고 알면 고칠 수 없다.

이 세상에서 제일 큰 보물은 여러분이 가지고 있는 뼈다. 70살이 되어도 뼈는 영계, 아니 병아리 수준이다. 뼈 나이는 150살이 되어야 늙었다 소리를 듣는다. 병은 알고 보면 정말 별거 아니다. 나중에 산화철에서 상세하게 공부하겠지만, 우리의 뼈는 산화철만 제거해도 125세까지 재생이 된다. 125세까지 성생활이 가능하게 된다. 뼈에 재생 능력이 있다 보니 남자가 125세까지 정액을 생산할 수 있는 것이다.

우리나라 사람들의 특징
- 우리 민족은 뭉치면 대단한 능력을 가지고 있다.
- 우리나라 사람들은 손재주가 많은데 이 손재주가 머리하고 연결되어 있다.

1960년대부터 대형 제약회사가 생기기 시작했다. 그렇게 지금까지 60년 동안 약을 먹으며 난리를 쳤는데 이제는 화를 낼 만도 하다. 약을 아무리 먹어도 못 고치는 병으로 돈만 날리고 몸과 정신만 피폐해졌으니 얼마나 화가 나겠는가?

이런 사람들이 늘어나기 시작하니까 이제는 약 많이 먹지 말라고 매스컴에서 공공연히 떠든다. 약 많이 먹는 사람은 몸이 다 녹아버린다. 그런데 우리 몸에 필요한 약은 딱 한 가지 다시 뱉어내는 치약밖에 없다. 목을 넘기는 약은 이제 필요가 없다. 지금은 자본주의가 들어와 돈벌이하려고 약을 만들어 사람들에게 퍼먹이고 있는 것이다.

갱년기의 우울증만 해도 그렇다. 여자는 갱년기가 되면 폐경기가 된다. 폐경기 때 호르몬이 생성되지 않아 언밸런스가 생겨 우울증이 생긴다. 제약회사에는 이점을 파고 들어 호르몬 약을 만들어 먹이기 시작했다. 또한 이들은 갱년기 여성 전체를 유방암 환자로 봤다. 몇십 년 동안 그렇게 약을 잘 팔아먹었다. 하지만 이제는 들통이 나기 시작했다.

갱년기에 우울증이 생기는 것은 괘씸한 일을 많이 겪기 때문이다. 남편과 둘이 열심히 돈을 벌어 이제 먹고 살 만하니까 젊은 여자에게 눈을 돌리는데 어찌 눈이 안 돌아갈 수 있겠는가? 자식도 고생해서 좋은 학교 보내서 성공시켰더니 이제 머리 좀 컸다고 말을 안 듣는데 어찌 괘씸하지 않을 수 있는가? 남편 봐도 괘씸하고 자식 봐도 괘씸하니 우울증이 오는 것이다. 우울증은 결국 심리적, 정신적으로 오는 것이다.

노년 질환인 치매도 심리적으로 온다. 대부분의 치매 환자들도 하나같이 괘씸한 일을 많이 당했기 때문이다. 하도 괘씸한 일을 당하니까 아예 생각하기 싫어 아예 기억을 지워버린 것이 치매다. 치매에 걸리는 사람은 주로 내성적인 사람이다. 괘씸한 것을 자꾸 안으로 누르니까 근육이 뻣뻣해져서 치매에 걸리는 것이다. 치매에 걸린 이들은 자기도 모르게 똥으로 벽화를 그린다. 중풍에 걸리면 몸이 완전히 마비가 되어 자식한테 짐이 되어 버린다. 이때 몸이 뻣뻣해지는 것은 근육이 굳은 것이 아니라 뼈가 고사된 것이다. 그래서 근육 굳은 것만 보고 아무리 마사지해봐야 그때만 지나면 도로 아픈 것이다. 근육이 아니라 고사된 뼈를 고쳐야 치매가 고쳐진다.

갱년기 때 우울증과 치매가 오는 이유
- 우울증은 괘씸한 일을 많이 겪은 사람에게 찾아온다.
- 치매와 중풍도 괘씸한 일을 많이 겪은 사람에게 찾아온다.
- 갱년기 질환은 심리적 정신적으로 오는 병이다.

여러분은 자식에게 짐 되기 전에 일찍 갔으면 좋겠다는 바람을 갖고 있다. 하지만 결코 쉬운 일이 아니다. 우울증도, 치매도, 중풍도 안 걸리면 되는데 참 쉽지가 않다. 그럼 어떻게 해야 하는가?

여러분은 좋은 인생 경험이 참 많다. 따라서 자식들이 하는 행동을 보면 모든 것이 뻔히 눈에 보인다. 쟤들 저러면 꼭 실패한다는 것이 많이 보인다. 그래서 자식들에게 말을 해주면 듣지 않는다. 여러분을 믿지 않기 때문이다. 이때 부모가 병 고치는 능력 가지고 있으면 자식들에게 통하는 말발을 쓸 수가 있다. 아이들이 아프면 "이리 오라" 해서 고쳐주면 존경을 받게 되고, 존경을 받는 만큼 무슨 말을 해도 아이들이 잘 들어주기 마련이다. 부모로서 자식들한테 줄 수 있는 최고의 선물이다.

여러분은 의사가 되어야 한다. 고혈압도 고치고 당뇨도 고치면 아이들한테 능력을 인정 받고 말발이 통하는 부모가 될 수 있다.

나는 여러분을 의사로 만들려고 작정하고 내려온 사람이다. 인류 최초로 만능 의술을 제공한 사람이다. 여러분들이 이 의술을 배우면 **첫째**, 여러분 자신이 건강하고, **둘째**, 여러 주위 사람들한테 이 의술을 베풀어 존경받으며 살 수 있다. 여러분의 인생이 최고가 되는 것이다.

최고의 인생을 사는 방법
- 스스로 의사가 되어 병을 고칠 수 있는 능력을 개발해야 한다.
- 의술을 배워 자신이 먼저 건강해야 한다.
- 의술을 배워 자식들에게 존경받는 부모가 되어야 한다.

뼈를 알아야 산다-**의술혁명**

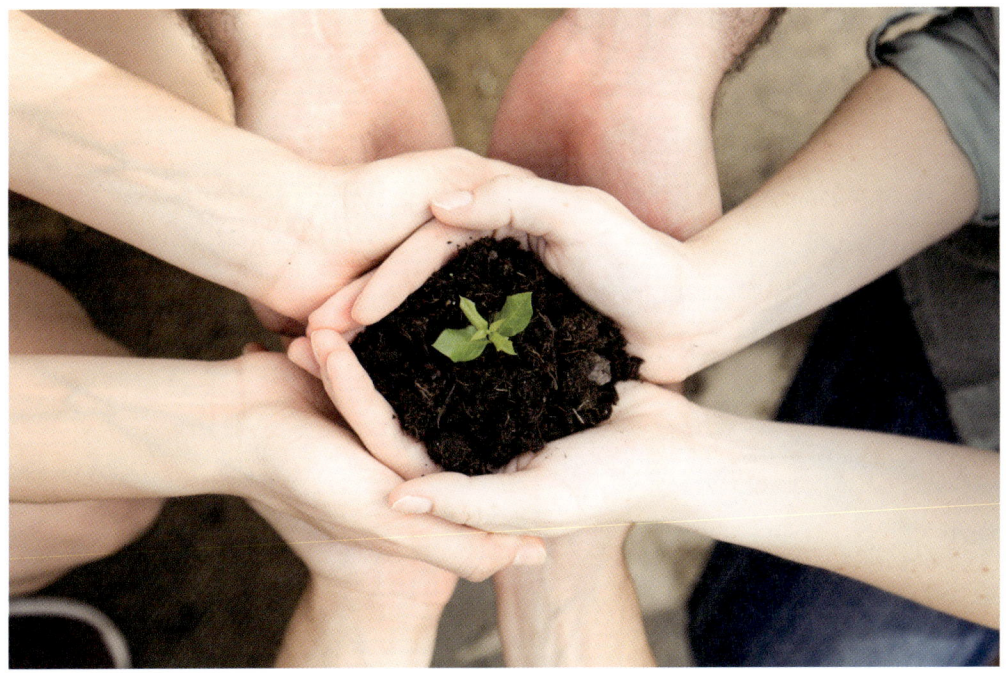

3강 생명은 **절대적**이지 **상대성원리** 아니다

주요 주제
건강과 식생활에 대한 문제점과 개선 방안
혈액을 생산하는 뼈 관리의 중요성
식생활과 성생활의 중요성

다음 할 일
생명의 절대적인 것에 대한 연구 계획 수립
뼈 성장 사이클에 맞춘 뼈 관리법

아인슈타인이 발견한 상대성 원리는 과학에만 있는 것이 아니라 우리의 일상에 늘 스며있다.

"가는 말이 고와야 오는 말이 곱다."

"Give and Take(기브 앤 테이크!)"

이것도 상대성 원리다. 상대가 있어서 벌어지는 모든 일을 말한다. 상대성 이론은 공존, 상생이라는 말과 통한다. "누이 좋고 매부 좋고"처럼 공존과 상생이 함께 한다.

그런데 상대성 원리로 공존, 공생, 상생할 수 없는 것이 있다. 바로 질병이다. 건강과 질병은 생명하고 죽음과 같은 관계로 공존할 수가 없다. 그런데 수천 년 동안 의학의 발달이 이런 원리로 이뤄졌다. 질병을 어떻게 없애느냐, 죽음을 어떻게 피해가느냐가 의학이 추구했던 방향이다. 생명하고 죽음, 건강과 질병은 적대적인 관계로 서로 죽여야 한다.

지금까지 건강은 질병을 파괴한 적이 없고 생명은 죽음을 파괴한 적이 없다. 따라서 우리는 이제 역살법(逆殺法)을 개발해야 한다. 나는 질병이 무엇이고, 죽음이 무엇이냐? 이것을 연구해서 어떠한 병도 고칠 수 있는 만능 의술을 만들었다.

건강은 상대적이 아니라 절대적인 것에서 찾아야 한다. 생명의 절대적인 것을 찾으려면 뼈가 절대적이고 육체가 상대적이라는 것을 알아야 한다.

육은 운동을 한다. 뼈는 무술을 한다. 운동은 상대적으로 즐기는 게임이다. 그러나 무술은 죽느냐 죽이느냐의 절대적인 관계다. 우리는 무술을 배워야 한다. 무술에는 필살, 반드시 죽인다는 말이 있다. 병을 반드시 죽여야 한다. 죽음도 반드시 죽여야 한다. 죽음에는 죽임을 당하는 음모가 있다. 우리가 100살 이전에 죽으면 이것은 죽임을 당하는 것이다. 100살을 넘어야 비로소 죽음이라 할 수 있다. 미국은 죽음을 데쓰(death)라는 한 마디로 쓴다. 그런데 우리는 죽었다, 돌아가셨다는 말을 쓴다. 다른 곳으로 갔다는 별세라는 말도 쓴다. 갑자기 죽었다는 돌연사라는 말도 있다. 돌연사의 반대가 세상을 떠날 때가 되어 가는 자연스러운 죽음을 뜻하는 자연사다.

> **생명의 절대성**
> - 뼈는 절대적이고 육체는 상대적이다.
> - 생명은 육체가 아니라 뼈에 있다.
> - 생명은 절대적인 것에서 찾아야 한다.

우리는 150살을 살도록 만들어졌다. 따라서 100세 이전에 죽는 건 전부 다 돌연사라는 것을 알아야 한다. 태몽을 보고 우리는 하늘을 알아야 한다. 하늘은 꿈에 갈 수 있는 나라다. 꿈은 애들에게 죽은 부모도 만나고, 죽은 친척도 만나 대화도 한다. 평상시에 연이 좋았던 부모를 꿈에서 보면 일상에서 재수 좋은 일이 생긴다. 살았을 때 아버지하고 관계가 안 좋았는데 꿈을 꾸면 재수 없는 일이 생긴다. 이런 것을 모르니까 병에 걸리면 전부 그 병에 속수무책으로 당하는 것이다. 이런 병은 우리가 조금만 눈을 뜨면 피할 수가 있다.

음식에는 칼로리가 있다. 칼로리는 탄수화물이 연소해서 몸에 열을 만들어 체온을 움직이는 기운을 만든다. 그런데 너무 먹으면 칼로리 연소가 안 된다. 이때 생기는 병이 고혈압이고 당뇨다. 따라서 건강을 위해서 많이 먹어야 하는 것은 단 하나도 없다. 건강을 위한 음식도 그렇고 여러 가지 보조 식품도 그렇다. 우리가 일상에서 보통 먹는 음식을 기본적으로 잘 먹으면 된다. 그 안에 칼로리와 영양분이 다 들어 있기 때문이다.

골다공증에는 "칼슘을 먹으라, 철분을 먹으라"고 하는데, 이건 썩어 빠진 지게에다 페인트칠하는 거와 똑같다. 창조주가 인간을 창조할 때 뼈에 필요한 것으로 칼슘과 철분을 만들었다. 이것은 흐르는 물에서 자연스럽게 흡수하도록 만들어 놨다. 그렇지 않으면 뼈를 못 만들어 아무도 못 살게 되었다. 그러니까 칼슘약하고 철분약은 일부러

먹을 필요가 없다. 물속에 있으니까 자연스럽게 물을 마시면 된다.

겨울에 추우면 난로에 불을 때기 위해 나무를 넣든지 석탄을 넣는다. 이때 제대로 불을 때지 못하는 사람은 나무를 막 집어넣는다. 재료를 많이 넣는다고 불이 쉽게 붙지 않는다. 난로를 잘 다루는 사람은 먼저 공기가 들어가도록 연통청소부터 한다.

우리 몸도 이와 같다. 우리 몸은 그동안 먹은 음식으로 꽉 차 있다. 여기에 건강하겠다고 약을 더 채워 넣으면 어떻게 되겠는가? 지구상에서 암이 제일 많은 나라가 한국이다. 암의 종류도 많다. 음식을 너무 먹어 연소를 못하니까 생기는 현상이다.

사람 몸에 탄수화물이 이런 역할을 한다. 음식을 채웠으면 산소를 보내야 하는데, 계속 먹으니 이것이 전부 다 독으로 되는 것이다. 탄수화물은 몸속에서 연소하지 못하니 암에 걸리는 것이다. 연탄가스가 사람을 죽이는 것과 같은 원리다. 연탄가스가 체내에 들어가면 철분이 눌러붙어 피가 돌지 못해서 죽는 것이다. 따라서 당뇨나 암을 고치려면 우리가 섭취한 그 영양분을 연소시키는 방법을 배워야 한다. 먹고 죽은 귀신은 때깔도 좋다. 그만큼 식생활이 중요하다는 것을 알아야 한다.

식생활 못지않게 중요한 것이 성생활이다. 우리 나라는 성생활을 나쁘게 보는 경향이 있다. 그래서 변강쇠를 상놈 취급하고 있다. 하지만 변강쇠는 건강의 입장에서 보면 정말 대단한 인물이다. 우리가 건강하게 오래 살려면 모두 변강쇠가 되어야 한다. 이 몸을 120세까지 성생활 할 수 있도록 만들어야 한다. 중국에서 86살의 노인을 전립선염으로부터 3개월 만에 완치해 놓았다. 밤마다 서너번 이상을 변소에 다니느라 잠도 못 잤는데 이걸 고쳐놓으니까 완전히 125세까지 발기가 되어 버린 것이다.

돌연사가 아닌 자연사로 가는 방법
- 몸속에 탄수화물을 잘 연소해야 한다.
- 탄소화물을 흡수하기 위해 물을 많이 마셔야 한다.
- 식생활 못지 않게 성생활도 중요하게 여겨야 한다.

사람이 25세까지 키가 큰다. 이때부터 이제 쇠퇴기다. 이제 늙기 시작한다. 49세, 59세에 사람이 많이 죽는다. 50을 넘어서면 75세까지 제2성장을 한다. 75세까지 뼈의 사이클이 성장한다. 75세 되면 그 다음부터 100세까지 또 쇠퇴기를 거친다. 이때 거의 99%가 죽는다. 그런데 100세를 넘어서면 제3성장기가 온다. 125세까지 성장할 수 있다. 25세 75세 125세는 인간의 뼈가 가장 성장한 시기다. 이때 뼈 관리를 잘 하면 다시 올라간다. 75세까지 뼈 관리를 잘 하면 내려가더라도 다시 올라갈 준비가 되어 있다.

바람이 빠진 공을 때리면 그대로 떨어진다. 빵빵한 공은 탄력이 있어서 탁 튀어오른다. 이처럼 뼈를 잘 관리하면 75세에서 내려왔다가 백세까지 탁 튀어오르는 것이다. 이렇게 되면 우리는 육순을 두 번을 할 수 있는 것이다.

나이가 들수록 무서운 것이 치매와 중풍이다. 이게 전부 다 사전에 100% 예방이 되는 것이다. 뼈를 연구하면 이 사이클이 나온다. 뼈는 혈액을 만들기 때문이다. 혈액이 중요한 것은 어린 애도 안다. 그런데 뼈가 중요한 건 아무도 모른다. 따라서 건강하고 싶으면 무엇보다 먼저 뼈가 중요하다는 것을 알아야 한다.

뼈의 사이클 공식
- 뼈는 혈액을 만든다. 고로 뼈가 중요하다.
- 뼈는 25세, 75세, 125세가 가장 성장하는 시기다.
- 뼈 관리를 잘 하면 125세까지 살 수 있다.
- 건강하고 싶으면 무엇보다 먼저 뼈가 중요하다는 것을 알아야 한다.

뼈를 알아야 산다-의술혁명

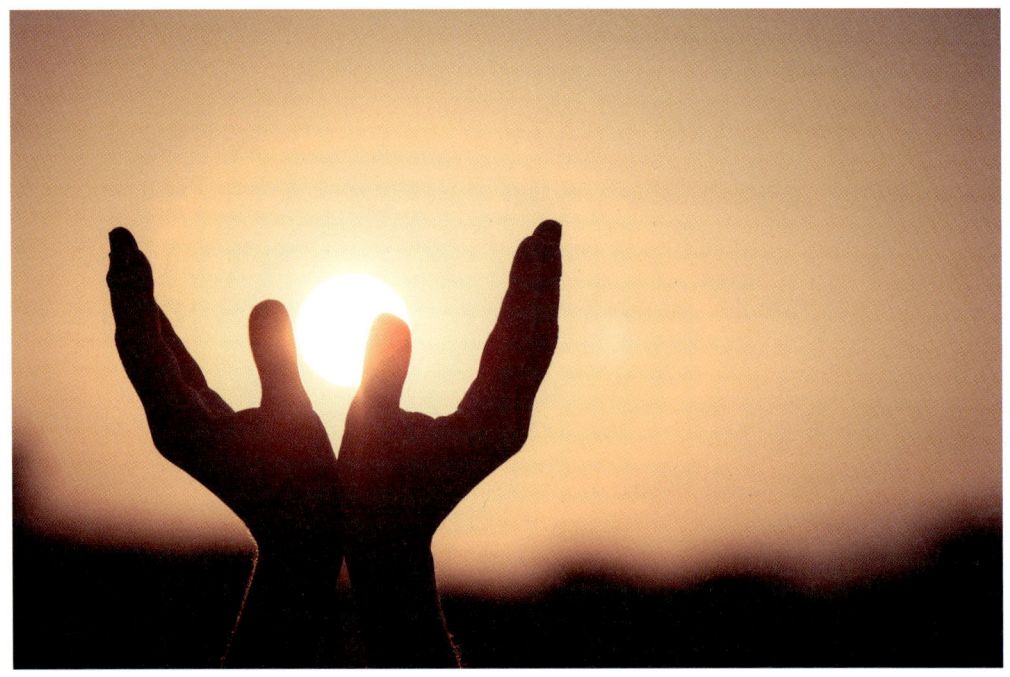

4강 동양의 **정신문화** 도(道)와 **우주생명공학**

주요 주제
한국 민족이 닦는 도는 하늘과 바로 통함
도를 닦는 것은 사람을 위한 도임

다음 할 일
인체는 매뉴얼을 찾아야 함
인체 매뉴얼을 성경 창세기 2장 7절에서 찾아냄

동양의 정신문화는 도(道)로 통한다. 도는 땅의 사람이 닦는다. 하늘에서는 도를 닦을 필요가 없다. 따라서 우리는 하늘을 모르면 온갖 시행착오를 겪어야 해서 먼저 하늘을 알아야 한다. 그래서 생긴 것이 종교이고, 철학원이고, 무속인이다. 불교, 기독교, 천주교를 찾는 이들 말고도 거의 천만 명 이상이 무속인과 연결되어 있다.

하지만, 이걸 분명히 알아야 한다. 하늘은 우리와 떨어뜨려 생각할 수 없고, 지금 도가 생활의 일부가 된 현실에 눈을 떠야 한다. 하늘은 우리하고 하나라는 것을 알아야 한다. 인체는 소우주다. 그런데 다음의 말이 없다. 이 답을 우리 한국 사람에게서 찾을 수 있다.

천체(天體)라는 한자를 풀어보면 왜 천신(天身)이라는 몸 신(身)자를 안 쓰고 몸 체(體)자를 썼는 알 수 있다. 몸 신(身)은 남성을 가리키는 말이다. 글자에 남자의 음경이 형상화되어있다. 그런데 몸 체(體)는 뼈(骨)가 풍(豊)부하다는 뜻을 담고 있다. 천체는 하늘과 연결할 때 뼈를 빼고는 연결할 수가 없다는 뜻을 담고 있는 것이다.

그런데 동양이나 서양이나 수많은 사람이 하늘의 도를 터득하려고 애쓰는데, 어느 누구도 뼈를 가지고 연구를 해본 적이 없다. 그것을 내가 발견해낸 것이다.

무엇을 연구할 때는 먼저 매뉴얼을 만들어 내야 한다. 컴퓨터나 TV도 매뉴얼이 있기에 고장이 나면 바로 고칠 수가 있다. 그런데 인간에게 가장 중요한 인체 매뉴얼은 지금까지 없었다. 아니 창조주는 분명히 매뉴얼을 만들어 놓았는데 우리가 모르고 있었다. 이 매뉴얼을 알기 위해 내가 애를 쓴 것은 이루 말할 수가 없다. 무슨 문헌이 있어야 참고할 수도 있는데, 그런 것이 없으니 오로지 독학으로 찾아야 했다. 그 매뉴얼을 찾다 보니 성경 창세기 2장 7절이 눈에 확 들어왔다. 여기에는 여호와가 흙에 생기를 불어넣어서 아담을 만들었고, 아담의 갈비뼈로 이브를 만들었다고 나와있다. 여기서 창조주가 인간을 만들 때 제일 먼저 뼈로 만들었다는 것을 알 수 있었다.

인체의 매뉴얼

- 인체는 소우주임이 틀림없는데 그 뒤에 답이 없다.
- 체(體)는 뼈(骨)가 풍부(豊)하다는 뜻이다.
- 곧 인체는 뼈로 풍부하게 이뤄졌다는 뜻이다.
- 창세기 2장 7절에는 인간이 뼈로 만들어졌다는 인체 매뉴얼이 있다.

지금까지 수많은 사람이 도를 닦았지만 완전하게 도를 닦은 사람이 없다. 단전호흡이 그렇다. 단전호흡은 육이다. 육은 숨 떨어지면 3일 내에 썩어버린다. 따라서 단전호흡을 하면 하늘로 갈 수가 없다. 하지만 뼈는 천 년을 간다. 이제라도 육이 아니라 뼈에 집중해야 한다.

우리나라는 지관이 굉장히 많다. 조상을 명당 자리에 모신다. 그럼 자손이 잘 된다. 자손이 안 돼서 묘소를 파보면 물이 나오고, 뱀이 나오고, 소나무 뿌리도 나온다. 이 정도면 조상이 꿈에까지 나타난다. 그래서 조상을 다시 명당으로 모셔놓으면 자손의 일이 잘 풀린다. 하늘도 스스로 돕는 자를 돕는다. 본인이 하늘에 뜻에 따르기 위해 노력해야 도울 수 있는 것이다. '지성이면 감천'이라는 말도 같은 뜻이다. 질병이 하늘로부터 온다는 것을 알고 액운을 피하기 위해 노력하는 만큼 하늘도 도와줄 수 있는 것이다. 하늘이라고 하면 날개옷으로 하늘하늘 보이는 하늘이 아니다. 고개만 들면 보이는 게 하늘이고, 도를 닦다 보면 발밑이 다 하늘이다. 지구는 둥글기에 우리가 서 있는 발밑도 결국 하늘이 된다. 하늘이 그런 존재다.

세계 제패를 위해서는 꼭 피를 흘릴 수밖에 없다. 그런데 우리는 바로 이 '지극정성'으로 세계를 감복을 시켜서 지배할 날이 올 것이다. 이것은 내 말이 아니고 수천 년 전에 벌써 이미 나온 말이다. 동방이 세계의 중심으로 빛을 발하는 것은 이제 시간 문제다.

도사 중에 최고 도사는 예수님이다. "나는 길이요 진리요, 생명이라는 것"을 분명히 알았다. 우리가 천중지 지중천, 하늘 중에 땅이요, 땅 중에 하늘이라고 하는 것과 같다. 우리가 몸을 가지고 살다가 죽으면 몸과 영혼이 분리해서 영혼은 하늘로 가고 몸은 땅속에 묻힌다. 그러니 영혼이 하늘로 가기 전에 하늘을 제대로 알면 여러가지 액을 막아서 생명을 더 연장할 수 있다. 이런 모든 것이 소위 도술에 해당되고, 그것이 곧 의술이 되는 것이다.

도술이 곧 의술
- 명당은 하늘과 통하는 자리다.
- 지극정성으로 하늘을 믿으면 하늘의 도움을 받는다.
- 죽으면 영혼이 가는 하늘을 제대로 알면 액을 막아서 생명을 더 연장할 수 있다.
- 하늘과 통하는 도술이 곧 의술이다.

세상에서 제일 신기한 것은 사람이 살아있는 것이다. 두 번째로 신기한 것은 그 사람이 죽는다는 것이다. 무엇이 있어서 살아있고 무엇이 없어서 죽는 것인가? 바로 **'생명 에너지'**다. 이것이 있어야 코로 숨 쉬고 물도 마시고 음식도 먹을 수 있는 것이다. 이것이 없으면 산소하고 밥하고 물하고 진수성찬을 차려놔도 그 앞에 죽어버려 누리지 못하게 된다.

생명 에너지는 잠에 있다. 어린애가 잠을 잘 자면 잘 크고, 못 자면 제대로 크지 못한다. 노인도 잠을 잘 자면 아주 건강하다. 먹는 것이 시원치 않아도 잠을 충분히 자는 것으로 건강하다. 아무리 잘 먹어도 잠 못 자는 노인은 전부 다 병으로 고생하다 죽어간다.

나는 심리학을 연구하고 정신을 연구했다. 인간은 무의식에 따라 건강과 삶이 결정된다. 우리는 대개 60%의 무의식과 30%가 잠재의식, 그리고 10%의 의식으로 살아간다. 대부분의 사람들은 10%의 의식을 갖고 살아간다. 도를 닦아도 의식으로 닦기에 하늘로 올라갈 수가 없다. 몸은 몸대로 무겁고 10%의 의식이 깔짝거리니 어떻게 하늘로 올라갈 수가 있겠는가? 이제라도 도를 닦아서 무의식을 잡아 나가야 한다.

우리는 죽었다 깨도 음양밖에 모른다. 그런데 무의식을 닦아 가면 건곤(乾坤)을 알게 된다. 하늘 건(乾), 땅 곤(坤)을 알게 된다. 음양 건곤을 알게 되니 사람이 '신선의 경계'로 가는 것이다.

생명 에너지의 중요성
- 생명 에너지는 잠에 있다.
- 무의식을 깨쳐야 생명 에너지가 커진다.
- 무의식의 중요성을 인식하고 도를 닦아야 한다.

뼈를 알아야 산다-**의술혁명**

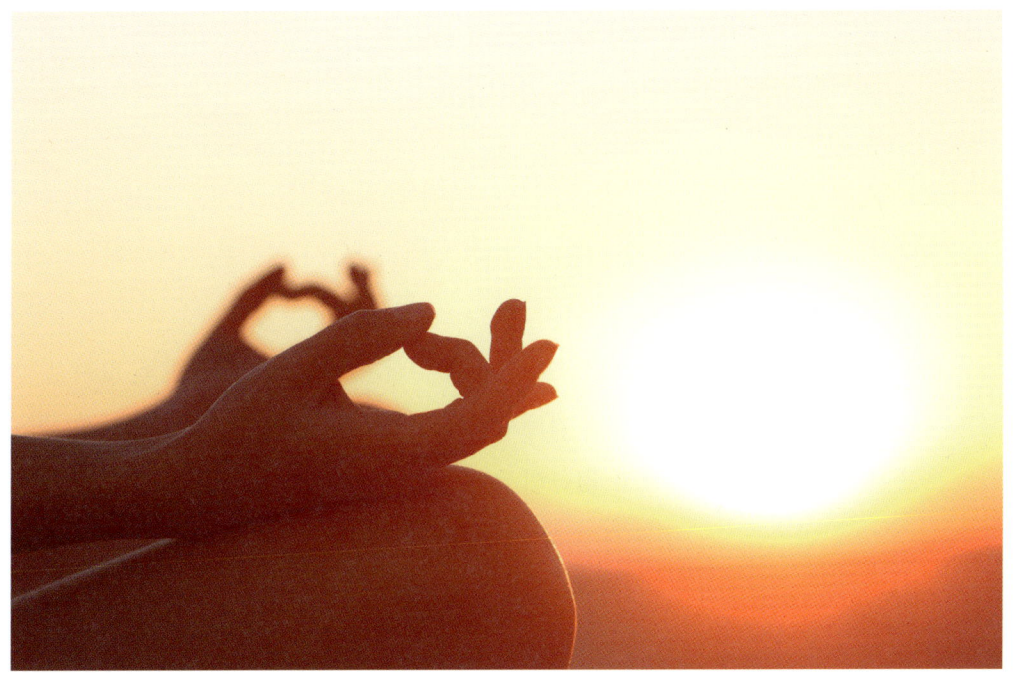

5강 도학이 밝혀낸 죽음의 산화철

주요 주제
인체 내의 산화철과 전기에 대한 이해
산화철을 제거하는 방법

다음 할 일
인체 전기 연구 시작
고혈압과 당뇨 치유 방법 찾기

도학을 이야기하면 대뜸 "과학적으로 증명이 되느냐?"는 말을 한다. 전혀 다른 도학과 과학을 하나로 보기 때문이다. 도학은 과학과는 개념이 전혀 다르다. 도학은 생명체를 다루고 과학은 기계를 다룬다. 과학이 다루는 기계는 무생물이다. 환자가 심장이 나쁘다고 하면 심장 박동기를 집어넣는다. 이에 반해 도학은 간이든 심장이든 방광이든 모든 생명으로 다뤄 그 기능을 재생할 수 있다. 따라서 여러분은 재생하는 도학을 당연히 배워야 한다.

생명체는 숨을 쉬고 밥을 먹고 물을 마신다. 무생물은 숨도 안 쉬고 밥도 먹지 않고 물도 마시지 않는다. 그런데 과학은 기계로 의술을 펼치니까 문제가 생긴다. 인체는 도학적인 것인데 과학적인 것으로 취급해서 당장 눈앞의 병은 고칠 수 있지만 그것으로 새로운 병을 만드는 악순환을 반복하게 하는 것이다.

도학에서 하늘은 생명체다. 생명을 다루는 의술을 도학이 아니라 과학으로 하늘을 본다면 생명체에 문제가 생긴다. 생명은 영혼이 있다. 과학적으로는 영혼을 다루지 못한다.

앞으로 의과대학이 알아야 할 것이 있다. 사람은 3차원인 육체, 4차원인 정신, 5차원인 영혼을 갖고 있다. 의술은 5차원을 다뤄야 모든 병을 고칠 수 있다.

어느 시대건 선지(先知) 선각자(先覺者)가 있다. 먼저 알고 먼저 깨달은 자다. 또한 후지(後知) 후각자(後覺者)가 있다. 소위 지식층이다. 다음으로 무지(無知) 무각자(無覺者)가 있다. 뭐든지 아이 돈 노(I don't know)다. 선지 선각자가 1% 정도이고, 후지 후각자가 29% 정도, 무지 무학자가 70% 정도가 된다. 여러분은 무지 무학자가 아니라 이제 선지 선각자가 되어야 한다.

현재 병원 시스템은 다음과 같다. 아프다고 하면 일단 육체적으로 약 먹이고 수술해서 괜찮으면 낫다고 넘어간다. 그런데 머리에 이상이 생기면 환청과 환각 같은 것이 보인다. 여기까지가 4차원, 무지 무각자의 자세다. 이제 여러분은 영혼까지 올라가서 5차원을 다루는 선지 선각자가 되어야 한다.

사람의 구분
- 사람에 따라 선지 선각자, 후지 후각자, 무지 무학자로 나뉜다.
- 도학을 공부하면 모두 선지 선각자가 된다.

우리 몸에는 산화철이 있다. 5차원의 경지에 오르려면 산화철의 작용과 제거법을 배워야 한다. 우리가 탄수화물을 먹으면 탄소가 전부 산화철을 만든다. 다음에 염산, 염분, 소금 이것도 산화철을 만든다. 소금이 바닷가에 있는 철판을 전부 녹슬게 하듯이 우리 몸에 들어오면 탄수화물을 녹슬게 한다. 소변, 대변, 질소 등이 몸 안에 있는 뼈속의 철분을 전부 녹슬게 만든다.

이런 것은 병으로 나타난다. 고지혈증이 대표적이다. 혈액이 맑아야 하는데, 완전히 젤리처럼 엉겨가지고 몸을 나쁘게 하는 것이다. 그것이 산화철이 되는 것이다. 우리 몸에 생기는 파상풍은 산화체다. 산화철의 종류에 따라 파상풍 종류가 다른 것이다.

우리가 병을 완전히 낫게 하려면 몸 속의 산화철을 없애고 산화 생체를 만들어줘야 한다. 하루에 적을 때는 세 번, 많으면 열 몇번씩 발작하는 이가 있다. 간질병 환자들이 발작할 때는 온몸의 뼈가 막 돌아간다. 어떤 사람은 30분 만에 깨기도 하고, 몇 시간을 가는 사람도 있다. 어린 애 중에는 경기(驚氣)를 일으키는 경우가 있다.

우리 몸에는 전기가 흐른다. 그 전기는 혈액을 만드는 뼈로 흐른다. 간질병이나 경기는 우리 몸 속에 산화철이 전기를 만날 때 크게 일어나는 것이다. 마치 전기를 먹는 사람이 전율을 느끼며 쓰러지는 것과 같은 이치다.

젊은 사람이 혈기가 왕성한 것은 전기가 왕성한 것이다. 전기가 왕성하지 않으면 혈기가 왕성할 수 없다. 우리 몸에는 전기가 막 돌아다닌다. 몸에서 몸을 움직이는 모터를 막 돌리는 것이다. 그런데 지금까지 인체의 전기를 연구하는 사람이 없다. 도학은 인체에서 나오는 전기를 중요하게 여긴다.

항문의 괄약근은 손가락 한 마디 정도다. 여기에 직장이 있다. 힘을 꽉 주면 여기서 항문으로 쫙 대변이 나온다. 그런데 기력이 쇠하면 압력방에 힘이 떨어져 변의 굵기가 가늘어진다. 건강한 몸은 완전히 떡가락 같이 나와야 한다. 손가락같이 나오거나 찔찔찔 나오면 직장에 변독이 오른 산화철이 많은 것이다. 독에 의해서 변이 맹독으로 변해버린다. 산소를 접했기 때문에 주위의 뼈가 썩어 있는 것이다. 나이가 들어서 허리를 못 쓰는 이유가 여기에 있다. 무슨 노력을 해도 변독이 올라 몸의 뼈를 오염시키는 것이다. 그러면 각종 질병이 생기는 것이다. 따라서 병을 고치려면 여길 청소해야 한다. 몸이 좀 안 좋은 사람은 일주일에 한 번 정도 청소를 해줘야 한다. 뼈의 청소를 해줘야 혈액이 잘 돌고, 건강한 혈액을 생산하는데 뼈 청소보다 먼저 약을 복용하니까 병의 악순환이 벌어지는 것이다.

우리 몸 안에 누적된 산화철은 뼈 속에 있다. 이것을 제거하는 것이 모든 병을 이기는 길이다. 발병은 마치 전쟁과 같다. 산화철이 몸 속에서 싸우고 있는 것이다. 이때 어떤 병이 들어오더라도 산화철을 제거하면 금방 전쟁이 끝나듯이 발병이 멈춘다. 평소에 몸이 무겁다는 것은 산화철이 썩어 납덩이처럼 무겁게 짓누르기 때문이다. 산화철을 제거하면 몸이 새털같이 가볍게 된다.

인체 전기의 비밀
- 탄수화물과 소금이 산화철을 만든다.
- 인체의 기력이 쇠하면 변의 굵기가 가늘어진다.
- 산화철을 제거하면 몸이 가벼워진다.

뼈를 알아야 산다-**의술혁명**

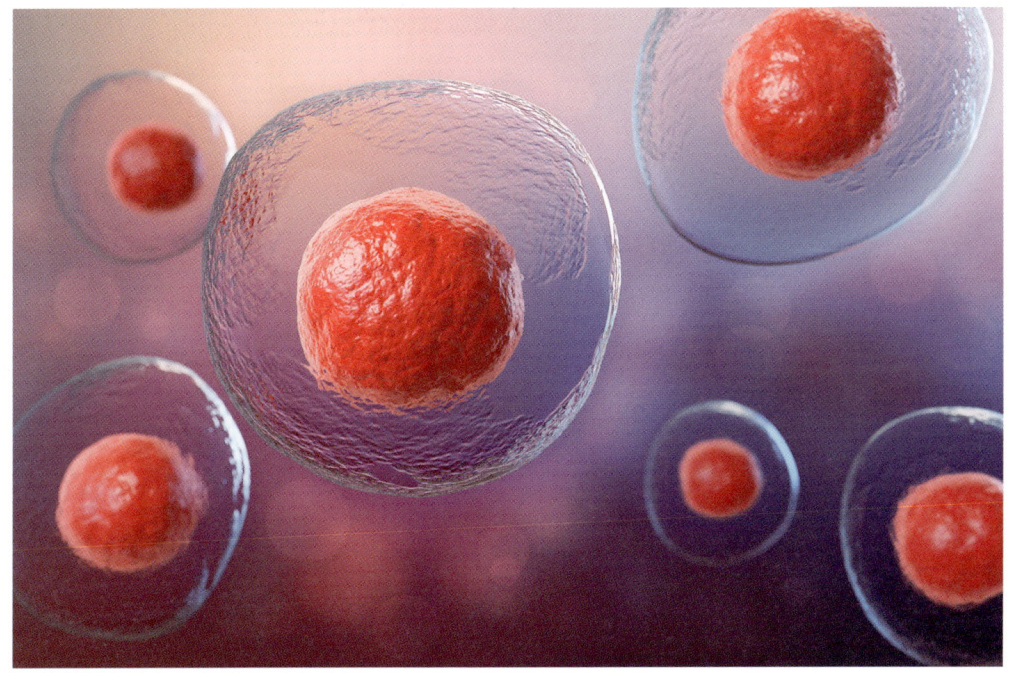

6강 **혈액**과 **수액**의 신비

주요 주제
인체 내의 혈액과 수액의 중요성
모세혈관의 순환 원리

다음 할 일
인체 내의 장기 재생 연구
5차원인 인간에 대한 연구

우리의 몸은 3분의 2가 혈액이다. 혈액을 만들려면 물이 있어야 된다. 물 없이 빨래를 할 수 없듯이 물 없이 혈액을 만들지 못한다. 이 물 관리를 뼈가 한다. 그만큼 뼈가 중요하다.

하루에 배출하는 소변의 양을 생각하면 보통 생수를 5잔은 마셔야 한다. 그런데 사람들은 평소에 생수를 많이 마시지 않는다. 아주 많이 먹는 사람이 2분의 1을 먹고, 보통은 3분의 1밖에 안 먹는다. 적게 먹는 사람은 5분의 1, 아주 적은 사람은 10분의 1밖에 안 먹는다. 이처럼 물은 적게 먹고 오줌은 많이 배출해서 병에 걸리는 것이다.

물은 결사적으로 마셔야 한다. 물을 안 먹으면 뼈가 마른다. 이건 엄청난 일이다. 뼈가 마르면 혈액을 못 만든다. 고지혈증이 생기는 것이다. 혈액에 물이 모자라니까 도토리묵처럼 굳어진다. 누구 책임인가? 자신의 책임이다.

물을 마셔야 하는 이유
- 몸의 3분의 2인 혈액을 만들려면 물이 있어야 한다.
- 물을 안 먹으면 골수가 마른다.
- 골수가 말라 혈액이 도토리묵처럼 굳어져서 고지혈증이 생긴다.

몸 안에는 심장이 뜀으로써 움직이는 육의 세계가 있고, 심장이 안 뛰고도 살아있는 뼈의 세계가 있다. 뼈는 심장이 뛰는 것과 관계가 없다.

인간은 심장이 있으니 꼭 혈관이 있어야 한다. 뼈에는 혈관이 없다. 이는 마치 나무의 수액과 비슷하다.

물 90%가 수액이고 피 10%가 혈액이다. 고수압에 불순물이 많고 찌꺼기가 쌓이니까 압력이 올라와서 혈관에 압력을 주는 것이다. 고혈압 환자를 고치는 것은 이 고수압을 고치는 것이다. 고수압을 고치면 나머지는 그대로 따라와 버린다.

당뇨는 오줌에 당이 있는 것이다. 지금 의학은 혈당을 말하는데, 이것은 당뇨병이 아니다. 오줌에 당이 나오는 것은 혈액이 아니라 수액에 해당하는 것이다. 몸 안에 모든 세포의 산소 영양을 보내는 것은 혈액이 아니라 수액이 보내는 것이다.

따라서 우리는 수액에 눈을 떠야 한다. 수액은 순환 기관이다. 플러스에서 마이너스로 순환한다. 전기를 공급하는 것처럼 혈액을 돌려주는 순환 기관이 심장이다. 그러니까 수액이 없으면 순환이 안 되는 것이다. 여러분의 생명은 수액에 달려 있는 것이다. 수액이 깨끗해야 하고 깨끗하게 관리해야 혈액이 따라가서 몸이 건강해지는 것이다.

수액의 역할과 중요성
- 혈액이 혈관 밖으로 나오면 수액으로 바뀐다.
- 수액이 없으면 순환이 안 된다.
- 수액이 깨끗해야 혈액도 깨끗하다.

혈액이 중요한 것은 누구나 다 안다. 수술할 때 혈액이 모자라면 환자의 생명은 끝나버린다. 생명을 결정짓는 것이 혈액인데, 혈액은 반드시 혈관 속에 있다. 혈액은 온몸의 세포에 영양분과 산소를 공급한다. 이 혈관이 인체를 커버하는 것이 10% 밖에 안 된다. 그렇다면 혈관이 커버하지 못하는 90%는 어떻게 되느냐? 현대의학은 이것을 모르고 있다. 그래서 고혈압을 못 고치고, 당뇨를 못 고치는 것이다.

우리는 심장을 하트로 표현한다. 심장에는 대동맥이 있고 대정맥이 있다. 그리고 심장 안에 가로막이 있다. 목으로 넘긴 것을 역류하지 않게 목젖이 있듯이 혈액을 뿜어내는데 혈액이 역류하지 않게 하는 가로막이 있는 것이다. 옛날에 물을 퍼올리던 펌프를 생각하면 좋다. 펌프 위에 물이 있어야 계속 물이 나오지 밑으로 다 빠져버리면 물이 나오지 않는 것과 같은 이치다.

가로막은 역류를 막기 위한 것이다. 여기에 대동맥이 내려와서 모세혈관이 나오는 것이다. 그리고 대정맥에서 모세혈관이 나오는 것이다. 대동맥과 대정맥에서 혈액이 나왔다가 도로 들어간다. 혈관은 호수인데 이게 붙어 있어야 들어간다. 심장에서 나오는 모든 동맥의 모세혈관은 모든 정맥의 모세혈관과 반드시 붙어 있어야 한다.

  인체 내에 염분이 있어야 한다. 우리가 소금을 먹어야 하는 이유는 바로 전기보급의 원리와 같다. 대동맥이 나오는 것은 플러스 정극이고 대정맥이 나오는 것은 마이너스 정극이다.

  혈액에는 혈관 소염이 있다. 여기서 모세혈관이 나와 혈액이 빠져 나와서 몸안의 모든 세포로 들어가야 영양물이 된다. 이것을 혈관이 모세혈관 밖에서 하는 것이다. 혈관 안에 들어 있을 때는 빠져나오지 못하니까 하지 못한다. 펌프를 만들기 위해 파이프를 땅에 박으면 제일 마지막에 구멍이 있다. 여기서 물이 들어가서 펌프로 퍼올리면 물이 나온다. 마찬가지로 모세혈관에 있는 구멍으로 혈액이 들어가서 동맥으로 빠져나와 인체 내에 돌고 도는 것이다.

  이때 뼈가 혈액을 생산한다. 골반뼈가 혈액을 생산하고, 갈비뼈가 수송한다. 그만큼 혈액을 생산하는 골반뼈가 중요한 역할을 한다. 초등학교 3학년까지는 남자와 여자의 골반 차이가 없다. 4학년이 넘어서면 골반이 발달하는데 여자는 월경할 준비를 하도록 발육이 된다. 여자가 애를 낳는 것은 바로 골반뼈에서 애를 만들기 위해 혈액을 많이 생산하기 때문이다. 그리고 혈액의 수송은 갈비뼈가 해서 장기로 들어간다.

  "과학적으로 증명이 되느냐?"

  이쯤 되면 꼭 이런 말이 입에서 뱅뱅 도는 사람이 있다. 그런 사람들에게 나는 이렇게 말한다.

  "과학이 혈액 만드는 거 봤냐?"

  과학이 혈액을 못 만들면 혈액 앞에서는 과학 같은 소리 하지 말아야 한다. 지금

과학이 만들어낸 것이 로봇일 뿐이다. 말도 하고 움직이지만 로봇은 새끼를 낳지 못한다. 과학은 2차원인 기계에 머물러 있기 때문이다.

인간은 5차원이다. 오늘날 인류가 완전히 멸종 위기로 가고 있는 것은 5차원인 인체를 2차원인 과학으로 보기 때문이다. 오죽하면 감기로 죽는 사태가 발생하겠는가? 기계가 감기에 걸리는 것을 봤나? 신종플루에 걸리는 것은 인간이다. 따라서 인간은 기계의 약점과 장점을 알아야 하고, 인간의 허점과 강점을 알아야 한다. 그래야 병을 예방하고 또 고치는 모든 이론을 정립하고 확립할 수 있다.

과학과 혈액의 관계
- 골반뼈에서 혈액을 생산하고 갈비뼈가 운송하다.
- 과학이 혈액을 못 만들면 혈액 앞에서는 과학 같은 소리 말아야 한다.
- 기계가 감기에 걸리는 것을 봤나? 로봇은 새끼를 낳지 못 한다.

인간은 5차원이라 과학이 아닌 영혼으로 봐야 병을 예방하는 이론을 정립하고 확립할 수 있다.

뼈를 알아야 산다-**의술혁명**

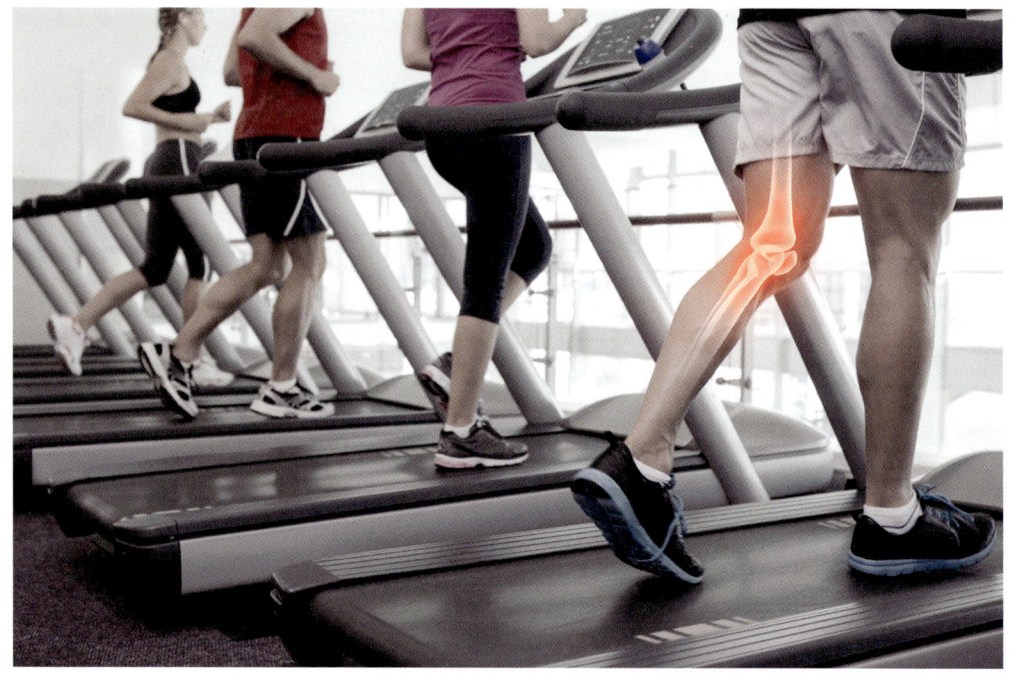

7강 인체의 **뼈**와 **육**은 9대1

주요 주제
인체의 매뉴얼과 건강 유지 방법
질병과 인간의 관계

다음 할 일
인체 매뉴얼 작성
불면증 치유 계획 수립

지금까지 인체의 매뉴얼이 없었다. 병을 낫게 하려면 먼저 회로를 알아야 한다. 그런데 매뉴얼이 없으니까 사람의 몸에 고장이 나도 회로를 몰라 쉽게 체크를 못하는 것이다. 예를 들어 치통이면 회로를 찾아 원상복구를 시켜야 하는데, 그것을 모르니까 치과에 가서 신경을 죽여버린다. 참으로 안타까운 일이다. 회로를 찾아 원인을 규명해서 원인 치료를 해 놓으면 멀쩡한 이를 뽑아버리거나 신경을 죽여버리니 영영 병을 고칠 수가 없는 것이다. 인체의 모든 기관도 마찬가지다. 심장, 간, 신장 등 모든 장기도 인체 매뉴얼이 없으니까 이상이 생기면 병에 걸려 고통을 겪게 되는 것이다.

인간은 생명 에너지가 없으면 도로 무(無)로 돌아간다. 생명 에너지는 하늘의 에너지다. 하늘에 있는 생명 에너지가 어떻게 인간의 몸으로 들어오는가? 바로 잠을 잘 때 들어온다. 사람은 의식이 상태인 깨어 있을 때 근육이 움직인다. 그러나 무의식인 잠을 잘 때 뼈속에서 혈액을 생산한다. 따라서 인간에게 잠은 매우 중요하다. 그런데 현대인이 제일 못하는 것이 잠자는 것이다. 과학이 발달할수록 잠을 못 자게 돼 있다. 따라서 건강하게 살려면 잠을 잘 자야 한다. 혈액을 생산하는 뼈를 살려야 한다.

사람들은 물을 마셔서 땀과 소변, 눈물, 콧물로 배출한다. 이런 일을 근육이 하는 일로 알고 있는데, 사실은 뼈가 한다. 뼈에서 땀이 나오고, 오줌이 나오고, 눈물이 나고, 콧물이 난다는 것을 알아야 한다. 예를 들어 침이 안 날 때 턱을 문질러 주면 침이 금방 난다. 눈물이 안 난 사람은 눈물샘이 막힌 것이다. 이럴 때 눈 주위의 뼈를 문질러주면 금방 눈물이 난다. 치통도 입 주위를 문지르면 낫는다. 그런데 뼈를 모르니까 눈물 안 나온다고 눈물샘 수술을 하고, 치통이라고 신경을 잘라버리는 것이다. 백내장 녹내장도 마찬가지다. 이명도 마찬가지다. 귀를 문지르면 좋아질 수 있다. 뼈가 생명의 본질이고 주체이기 때문이다.

병의 원인과 치유방법
- 인체의 매뉴얼이 없어서 병이 걸리면 고통을 겪는다.
- 생명 에너지는 하늘의 에너지다.
- 혈액은 무의식중 뼈에서 생산되기에 그만큼 잘 자는 것이 중요하다.
- 뼈를 문지르면 웬만한 병은 다 좋아질 수 있다.

두개골에서 감기가 걸리면 콧물이 나오고, 목 이하의 몸에서 감기가 걸리면 땀이 나온다. 몸 안의 뼈에서 물꼬가 터진 것이다. 따라서 감기 걸렸다고 자꾸 약으로 죽이지 말아야 한다.

"자꾸 콧물이 나오는데 어떻게 하느냐?"

이렇게 걱정하는데 절대로 걱정할 이유가 없다. 콧물로 찌꺼기가 다 나오면 자동으로 낫는다. 설사도 마찬가지다. 코로나에 걸려 설사하면 그것은 병이지만, 일상에서 설사를 하면 병이 낫는 징조니 오히려 좋은 것이다. 이때는 약 대신 물을 자꾸 마셔야 한다. 지사제를 먹으면 몸의 뼈가 닳아 문을 닫지만, 물이 마시면 혈액이 돌고돌아 몸안에 산화철을 분출해줘서 병을 낫게 해준다. 우리 몸을 자동으로 조절해주는 것이 바로 물이다. 따라서 웬만한 병은 물만 잘 마셔도 금방 나아질 수 있다. 물을 마시면 장으로 가고, 나중에 소변으로 가고, 이렇게 쉽게 말하는데 아주 무식한 소리다. 물이 장으로 들어가서 흡수가 되면 갈비로 가고, 여기에서 혈액을 만드는 공장인 골반으로 간다. 여자가 월경을 하는 것은 골반에서 혈액을 만들기 때문이다. 여자의 골반이 큰 것은 생명을 만들어내는 곳이기 때문이다.

남자도 뼈가 제일 큰 곳이 골반이다. 남녀 생식기가 골반에 있는 것은 골반이 생명을 만들어내는 엔진이기 때문이다. 따라서 인간의 본체는 골반뼈라 할 수 있다. 여기서 혈액을 만들어 몸으로 돌아간다.

이제 제일 중요한 것이 물이다. 암 환자를 보면 물을 안 먹는다. 불치병 난치병에 걸린 이들도 거의 다 물을 안 먹는다. 그래도 소변은 똑같이 본다. 그래서 피부가 건조해진다. 몸 안에 물이 안 들어오니까 피부에 수분이 부족해서 벌어지는 현상이다. 이때 피부를 좋게 하려면 당장 물을 마셔야 한다.

말을 많이 하면 입이 마르는 것도 입을 통해 수분이 새어나가기 때문이다. 겨울철 숨 쉴 때마다 입김이 나오는 것을 모으면 하루에 두 컵이 될 정도다. 겨울도 이 정도인데 땀이 많이 나는 여름은 어떻겠는가? 답은 물을 많이 마셔야 한다는 것이다.

물은 뼈와 직결되어 있다. 뼈에서 혈액을 만드는데 물이 없으면 안 된다. 그러니 물을 많이 마셔야 한다. 사람이 높은 데서 떨어지면 머리의 뼈 무게와 갈비의 뼈 무게로 상반신이 무거워서 머리부터 떨어지는 것이다.

사람들은 인체의 물이 육에 많다고 생각하는데 착각이다. 당연히 뼈에 많다. 뼈는 혈액을 만들어서 계속 돌리는 곳이다. 체온(體溫)도 육의 온도라고 생각하는데 실제로는 뼈의 온도를 의미한다. 체온이라는 말은 있어도 신온(身溫)이라는 말은 없다. 체중의 70%는 물이다.

병은 대부분 냉으로 드러난다. 뼈가 냉하면 병이 걸린 것이다. 뼈와 육의 온도가 왔다갔다 해야 하는데 뼈가 너무 냉하면 육에서 뼈로 침투를 못 해서 열이 나는 것이다. 열병이 걸리면 덜덜덜 떠는데, 바로 뼈가 냉해졌기 때문이다. 육은 38도가 넘어가도 뼈는 냉골인 것이다. 나는 열이 난 환자를 고칠 때 골반을 밀어 넣듯이 힘껏 누른다. 추우면 소변을 자주 보게 되는데, 이때 골반을 누르면 괜찮아진다. 옛날에 머리가 열로 끓는 아이의 배를 문지르며 "엄마 손은 약속"이라며 병을 낫게 해준 원리가 여기에 있다.

골반뼈에 산화철이 쌓여 있으면 해독을 못 한다. 해독을 못 하니까 그 영향이 신장으로 간다. 그런데 이때 물을 복용해서 산화철을 해독하고, 뼈의 독을 뽑으면 신장이 전부 다 복원이 된다.

> **물의 중요성**
> - 암 환자나 불치병자, 난치병자를 보면 꼭 물을 안 먹는다.
> - 물을 안 먹으면 뼈에 물이 없어 혈액을 못 만든다.
> - 골반뼈에 산화철이 쌓여 있으면 해독을 못해 신장으로 간다.
> - 물을 많이 마셔야 산화철 해독으로 혈액을 왕성하게 한다.

뼈에서 생산하는 혈액은 적혈구와 백혈구를 만든다. 백혈구를 만드는 능력이 해독 능력이다. 뼈에 산화철이 쌓이면 백혈구 생성을 못 한다. 적혈구를 못 만들면 혈소판이 떨어진다. 이때 해독으로 뼈 청소를 해줘야 전부 복원이 된다.

뼈에서 혈액을 어떻게 어떻게 만드는가? 원자재는 하늘이다. 하늘이 들어와야 우리가 먹었던 음식하고 연결이 돼서 혈액 생성이 되는 것이다. 인류 사회가 이 존재를 여태까지 몰랐기에 혈액을 못 만들어내고 있다. 잠을 잘 때 뼈만이 혈액을 가져 들어온다.

인체는 뼈와 육의 비율이 9대 1로 이뤄졌다. 뼈의 비중이 큰 만큼 뼈의 역할도 그만큼 큰 것이다. 그동안 우리는 뼈를 몰라서 병을 못 고친 것이다. 기능적으로 육은 뼈에 얹혀 있다. 우리 몸의 뼈는 해골로 보인다. 엑스레이를 찍어 해골인 뼈를 보면 모든 장기가 걸려 있는 것을 알 수 있다. 나무에 열려 있는 과일 같은 것이 장기다.

우리는 이제 통째로 알면 된다. 의식적인 것만이 아니라 무의식적으로 생각을 하는 것이 생명 에너지다. 의식이 10%, 잠재의식이 30%, 무의식이 60%를 한다. 우리가 서울을 갈 때는 그냥 무작정 간다. 의식과 무의식으로 함께 하는 것이다. 뼈만이 이렇게 할 수 있다.

우리가 원하는 자연은 무의식 속에 있다. 의식하면 벌써 자연 파괴밖에 모른다. 인체

구조는 무의식이 바로 뼈로 통한다. 심장은 쉬지 않고 움직인다. 의식과 무의식이 함께 움직인다. 이 모든 움직임은 뼈가 한다. 이걸 알면 심장병은 100% 완치하고 예방도 할 수 있다.

뼈의 역할과 중요성
- 인체는 뼈와 근육이 9대 1의 비율로 이뤄졌다.
- 뼈는 무의식일 때 혈액을 생산한다.
- 뼈를 알면 심장병은 치유하고 예방할 수 있다.

뼈를 알아야 산다-**의술혁명**

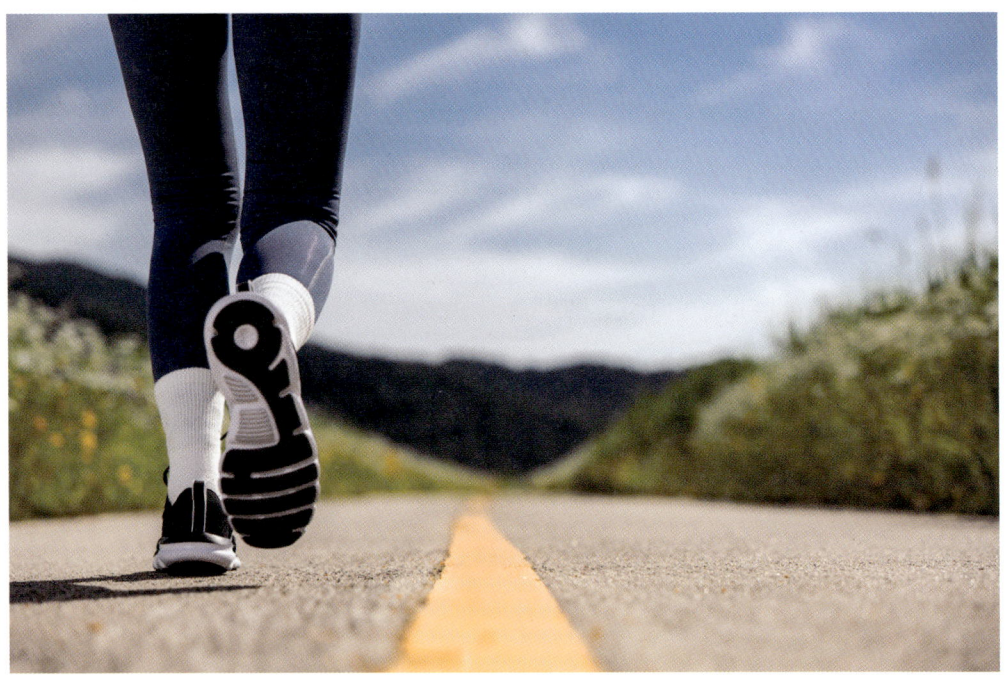

8강 병체의 4흑 세계

주요 주제
병체, 소굴, 식당, 공장에 대해
불면증과 전립선의 원인과 치유 방법

다음 할 일
인체의 관리와 계획 수립
병의 근원에 대한 연구 진행

질병은 사냥꾼이고 인간은 사냥감이다. 사냥꾼은 사냥감을 절대로 사랑하는 일이 없다. 사냥감을 재미있게 놀리면서 잡는 것이 사냥꾼이다. 절대 자비와 사랑이 없다. 그동안 인간은 질병의 사냥감으로 철저히 유린당하고 있다.

망치로 못질하다 가만히 생각하니까 이것도 질병하고 인간의 관계와 같다는 생각이 들었다. 못이 망치를 치는 법이 없다. 못은 망치가 두들기는 대로 맞아야 한다. 톱과 나무도 마찬가지다. 톱이 나무를 벤다. 나무가 톱을 이기는 것을 본 사람이 없다. 이것이 질병과 인간의 역사이자 전통이다.

> **질병과 인간의 관계**
> - 질병은 사냥꾼이고 인간은 사냥감이다.
> - 인간은 질병한테 철저히 유린당하고 있다.

이제 이 역사와 전통을 뒤집어야 한다. 손자병법에 '지피지기면 백전백승'이라 했다. 지피지기에서 지기는 뼈를 아는 일이다. 그런데 뼈에 대해 아는 전문 지식인이 하나도 없다. 혈액을 만드는 뼈가 어떤 기능을 하고, 이상이 생겼을 때는 무슨 병이 발생하고, 고치려면 어떻게 해야 한다고 아는 이가 지금까지 아무도 없었다.

지피지기에서 지피는 질병을 아는 일이다. 그런데 질병의 증상에 대한 연구는 있어도 양방이나 한방이나 질병에 대한 연구는 없다. 의사는 증상을 가지고 치료한다. 병에 대해서 알지를 못하기에 병을 가지고 놀지 못한다. 즉 지피를 못하니까 불치병과 난치병, 고질병과 희귀병이 생길 때 증상만 따라가지 근본적인 치료책을 내놓지 못하고 있다. 의학으로 질병을 연구하기가 그만큼 힘든 것이다.

내가 도학을 선택한 이유가 여기에 있다. 사람의 목숨은 하늘에 있다. 우리가 죽으면 몸은 여기 있지만 영혼은 하늘로 간다. 많은 도학자가 도를 연구하고 터득했어도 질병의 근원책을 밝히지 못한 것은 죽음을 연구하지 않았기 때문이다. 도학은 하늘인데,

하늘은 죽어야만 갈 수 있다. 나는 이것을 연구해서 그 해결책을 찾아냈다.

모든 질병은 죽음의 끄나풀이자 앞잡이다. 나는 도학을 통해서 죽음을 먼저 치고 들어갔다. 죽어야만 아는 죽음을 살아 생전에 식물인간이 되어서 알아낼 수 있었다.

하늘을 '천체'라 한다. 인간은 천체와 인체의 관계에서 생명이 왔다 갔다 한다. 천체와 인체는 생명과 죽음을 거래한다. 하늘이 사람의 생명을 주었기 때문에 가능한 일이다.

두뇌에는 병뇌도 있다. 도를 닦거나 기도를 많이 하는 사람들은 자기 몸속에 막이 들어간 걸 안다. 즉 병의 소굴이 있다는 것을 안다. 나는 도를 공부하면서 병을 만드는 공장을 찾아냈다. 인체에는 병을 만드는 4흑 세계가 있는데 병체, 소굴, 식당, 공장이 그것이다.

인체의 사흑 세계
- 하늘에서 생명을 준다.
- 천체와 인체와는 생명과 죽음이 거래된다.
- 인체에는 병을 만드는 공장이 있다.

병체는 뼈다. 불치병, 난치병, 희귀병을 못 고치는 이유는 이걸 모르기 때문이다. 사람이 병을 못 고친다는 말은 병뇌가 사람의 두뇌보다 앞섰다는 말이다. 인간의 두뇌가 150이라면 병뇌는 300이니 게임이 안 된다. 도를 닦거나 기도를 많이 한 사람은 이 정보가 누설되는 것을 다 안다. 그것을 알고 마음을 먹으니까 병들이 벌써 빠져나가는 것이다. 병뇌는 자신보다 힘이 센 인간의 두뇌를 기막히게 알아낸다. 나는 이 체험을 했다. 그래서 나는 작심을 못한다. 작심하면 벌써 마귀들이 알아들어 비밀이 다 새버린다. 나는 어릴 때부터 내가 마음을 먹으면 벌써 자꾸 새나가는 것을 느꼈다.

병뇌는 흑뇌다. 사람의 두뇌는 약간 누런 색도 있지만 거의 다 흰 색깔이다.

병의 소굴과 식당은 흑각이다. 사람의 식성이 다르듯이 병의 식성도 다 다르다. 몸에 좋은 음식하고 병이 좋아하는 음식이 다르다. 생굴, 조개, 버섯은 병체가 좋아하는 보양식이다. 몸에 좋다고 이런 것을 열심히 먹고 있는데 잘못 알고 있는 것이다. 병의 속성이 음기인데, 이 음식들은 다 음기를 갖고 있다. 이걸 먹으면 몸은 좀 시원할지 모르지만 이것이 병을 만들어낸다.

병의 공장은 항문이다. 재래식 변소를 사용했던 사람은 여름만 되면 구더기가 바글바글했던 것을 안다. 그만큼 항문에는 구더기들이 바글바글한 것이다. 항문에는 골반뼈가 있다. 암이 15년 잠복한다는 것은 의학계에 보고된 것이다. 이 암이 잠복하는 곳이 뼈 속이다. 골수 세포가 썩으면 암세포가 되는 것이다. 3개월 전에 검진할 때는 없었는데, 3개월 후에 폐암 말기가 나오는 이유는 암세포가 뼈 속에 있다가 한번에 터져버리기 때문이다.

병의 소굴과 공장
- 병뇌가 사람보다 앞서기 때문에 병을 못 고친다.
- 병을 고치려면 두뇌가 병을 만드는 소굴과 공장을 알아야 한다.
- 병의 소굴이자 공장은 식당과 항문이다.

불면증과 전립선은 소굴이 다르다. 불면증의 소굴은 머리, 전립선의 소굴은 골반이다.

불면증은 흑뇌에 문제가 있다. 그래서 불면증 있는 사람은 뒷덜미가 불룩하다. 불면증은 대개 베개를 높이 하고 잔다. 베개를 높이 하면 빨리 죽는다. 뒷덜미가 불룩하면 그 자체로 뼈베개가 생긴다. 따라서 똑바로 하면 아파서 잠을 못 자니까 자꾸 베개를 높이는데 그것이 흑뇌가 그 사람을 잡아가는 것이다. 불면증을 고치려면 흑뇌를 잡아야 한다.

전립선은 골반에 흑연이 생긴다. 따라서 전립선이 있는 사람은 꼭 변비가 있다. 연령에 따라서 성생활이 아주 떨어져 버린다. 조루가 생기고, 불감증이 와서 성생활이 어렵다. 이것은 흑연을 잡아야 치유가 된다.

> **불면증과 전립선의 원인과 치유법**
> - 불면증은 뇌의 문제, 전립선은 골반의 문제다.
> - 불면증이 있는 사람은 목덜미 불룩하고, 전립선이 있는 사람은 변비가 있다.
> - 불면증은 흑뇌를 잡아야 하고, 전립선은 흑연을 잡아야 한다.

뼈를 알아야 산다-**의술혁명**

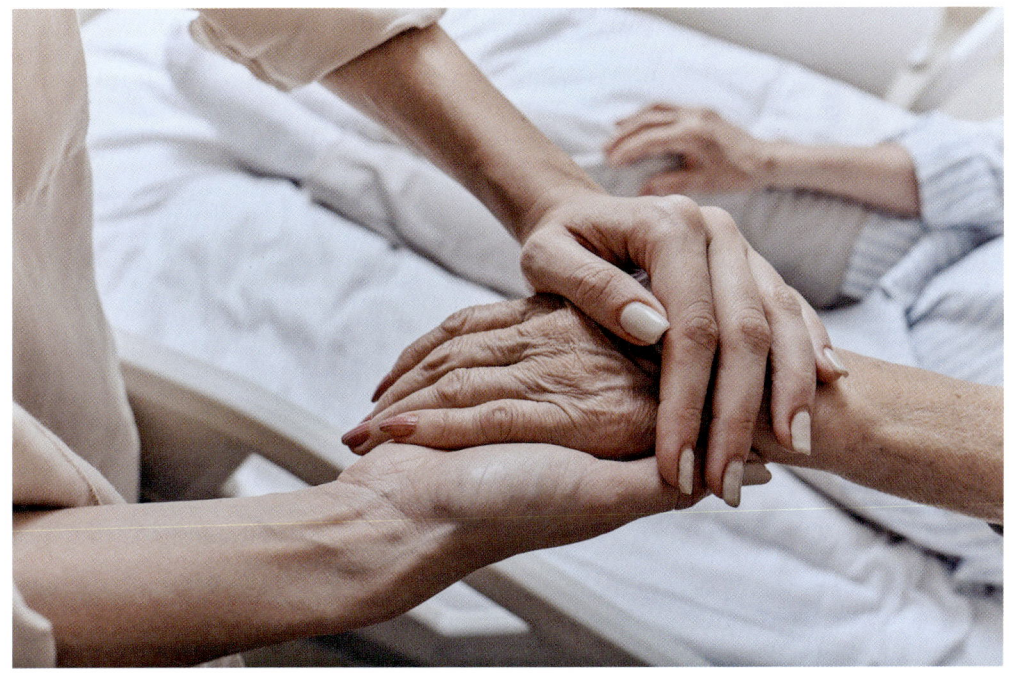

9강 인간은 15나가 있다

주요 주제
자아가 여러 가지로 존재할 수 있는 가능성
유교와 제사의 중요성

다음 할 일
하늘 연구를 통한 병 치유 방법 모색

인간에겐 갈등하는 자아가 있다. 이렇게 할까? 저렇게 할까? '변덕이 죽 끓듯 한다는 것'이 다 여기서 나온 말이다. 이와 같은 자아가 인간에게는 여러 가지가 있다. 자학, 자책, 자살이라는 말은 '자기가 왜 그랬는지 모른다'며 스스로 부끄러워 자기 자신을 나무라는 말이다. 나는 그러고 싶지 않았는데 왜 짓을 했는지 모르겠다. 이런 식으로 다른 내가 있다는 것을 인정하는 말이다.

육체적인 나는 무엇이고 영혼적인 나는 무엇인가? 이렇게 하늘의 비밀을 찾아볼 필요가 있다.

하늘에 있는 것은 혼(魂)이고, 땅에 있는 것은 백(魄)이다. 혼백이라는 말의 혼은 하늘의 천기(天氣)를 가지고 움직이고, 백은 지기(地氣)를 가지고 움직인다. 사람이 죽으면 혼은 하늘로 가고, 백은 땅으로 간다. 죽은 사람을 땅에 묻으면 살은 다 썩고 뼈만 남아 있다. 이 뼈속에 백(魄)이 들어 있는 것이다. 심장이 멎고 모든 것이 다 굳어 있지만, 뼈속에 백(魄)은 살아 있어서 움직이려고 애를 쓰는 것이다.

자아의 개념
- 인간에겐 여러 가지 자아가 있다.
- 육체적인 나는 무엇이고 영혼적인 나는 무엇인가?
- 혼백의 혼은 하늘에 있고, 백은 땅에 있다.

우리에게는 정신이 있다. 정신이 왔다 갔다 하는 것은 정상이다. 정신이 멈춰 있으면 생각을 못한다. 영혼은 원초적인 존재다. 영(靈)이라는 글자에 무당 무(巫)자가 있는 것은 영혼에 무당에 있다는 것이다. 무당은 굿을 한다. 유교는 조상에 대한 제사를 지내는 것을 최고의 의식으로 여긴다. 유교의 시조인 공자의 엄마가 무당이다. 공자는 엄마의 기를 받아서 저승 세계를 최고의 세계로 여겼다. 유교는 조상을 잘 섬겨야 자손이 잘 된다며 제사를 중요하게 여겼다. 부모가 돌아가시면 무덤을 3년 동안 지킬 정도로 영혼을 중요시했다.

꿈에 돌아가신 부모 꿈을 꾸는 사람이 많다. 그리고 좋아했던 엄마꿈을 꿨더니 안 풀리던 일이 풀리는 경험을 하는 이들도 있다. 영적인 현상이 일어나는 것이다. 무당은 아니더라도 종교인이 기도해서 꼬였던 일이 풀려나가는 것도 이와 같은 원리다.

> **조선시대의 유교**
> - 조선시대는 유교 시대다.
> - 유교는 조상에 대한 제사를 지내는 것을 최고로 여겼다.

나를 뜻하는 말에는 자(自), 아(我), 기(己)라는 한자가 있다. 자(自)는 육체니까 자학, 자폭, 자살을 할 수 있다. 육체가 자기다. 아(我)자는 정신이다. 무아지경, 몰아지경처럼 정신을 뜻한다. 기(己)는 영혼이다. 상을 당하면 기중(忌中)이라고 한다. 여기에 5를 곱해서 15개의 나가 된다.

성격이 소극적인 사람이 있고 아주 적극적인 사람이 있다. 무슨 일이든지 수동적으로 하는 사람이 있고 능동적으로 한다. 인간이 한 부모에게 태어나도 심성이 다르고 살아가는 가치관이나 철학관이나 국가관이 다른 이유가 바로 여기에 있다.

앞으로 의사가 못 고치는 병이 많기에 우리는 도사가 되어야 한다. 따라서 이 모든 15개의 나를 알아야 한다. 계절에는 봄,여름,가을,겨울이 있다. 인생도 비슷하다. 봄이 긴 사람이 있고, 봄이 짧은 사람이 있다. 어떤 사람은 여름에 수박 참외를 먹는 사람이 있는가 하면 불볕에 나가서 파김치가 되도록 일을 하고 나서야 콩두부라도 먹는 사람이 있다.

이것을 '운명'이라 한다. 운명에는 기본이 있는데 운명을 피하는 것은 방법을 배우는 것이다. 도사가 되어 병이 운명이라는 것을 알고 그 운명에서 벗어나는 방법을 배워야 한다.

평소 신수가 훤한 사람은 무슨 일이든 잘 된다. 공무원이면 직급이 잘 되고, 장사하면 장사가 잘 된다. 그런데 신수가 나쁘면 이런 일들에 문제가 생긴다. 공무원하다 잘렸다, 장사하다 망했다는 것이 다 운명인 병과 같은 것이다.

이제 우리는 자기 운명을 자기가 알아야 한다. 점쟁이를 찾아가는 것이 아니라 스스로 자기 점을 치고, 자기 운명을 자신이 마음대로 할 수 있어야 한다. 누구든지 운은 세 번 온다고 했다. 잘하면 30번까지도 온다. 그 운을 잡으려면 그만큼 배워야 한다.

운을 잡는데 가장 중요한 것이 마음이다. 태평양에 빠져도 마음만 챙기면 어떻게든 살아오기 마련이다. 마음을 놓치면 접시물에 코 빠져 죽기도 하는 것이 인생이다. 마음은 기적을 일으키는 하늘의 도움을 받게도 만든다. 하늘은 스스로 돕는 자를 돕는다, 지성이면 감천이다라는 말이 그냥 생긴 것이 아니다.

마음의 주인은 자기 자신이다. "나는 지금 70살로 다 살았다."라고 마음 먹으면 그걸로 다 산 것이다. "알아보니까 120살도 산다는데 나도 그 정도는 살아야지"라는 마음이면 말기 암 환자도 병원에서 퇴출당해 살아남게 되는 것이다. 중요한 것은 이 중요한 마음을 어떻게 쓰느냐에 있다.

뼈가 약하면 마음도 약해져 힘을 제대로 쓰지 못한다. 따라서 마음을 강하게 먹으려면 뼈를 강하게 만들겠다는 마음을 먹어야 한다. 그러면 뼈가 강해지고 마음도 덩달아 강해지는 것이다. 지금부터 뼈라는 말과 마음이라는 말로 120살까지 살겠다고 하면 얼마든지 살 수 있다는 것을 알아야 한다.

나와 마음의 힘

- 자(自)는 육체, 아(我)기는 정신, 기(己)는 영혼을 뜻한다.
- 운명을 마음대로 하는 것을 배워야 한다.
- 뼈가 강하면 마음이 강하고 마음이 강하면 뼈도 강하다.
- 120세까지 살겠다는 마음을 먹어야 그렇게 된다.

논리적으로 따지는 사람은 정이 강하다. 공부도 잘한다. 공부 잘하는 사람은 눈초리가 반들반들하다. 1등 하는 애들 눈 보면 항상 반짝반짝 빛난다. 꼴찌 하는 애는 눈이 동태 눈깔처럼 보인다.

정신이 강한 사람은 몸이 항상 마른다. 통통하고 기름진 사람 중에 정신이 강한 이가 없다. 통통한 사람들은 겁이 많고 약하다. 뭐든지 포기를 잘 한다. 정신이 약한 것이다.

불교든 기독교든 천주교든 종교적인 영적으로 뛰어난 사람은 혼백으로 간다. 운동선수는 육체 쪽으로 많이 가서 정신수양을 하더라도 어떻게든 무술과 연관을 시킨다. 이런 사람들은 아(我)자 하고 강하다.

영적으로 들어가는 사람은 기적이라고 해서 판이 바뀌기 시작한다. 심성에 의해서 판이 바뀌는 것이다. 이런 사람은 인질을 잡아서 막 죽이려고 하다가도 자기가 사랑했던 첫사랑이 온다든지, 마누라가 온다든지 하면 심경의 변화를 일으켜서 자수해서 수갑 차고 나온다.

지금 세상에 좋은 것은 25%가 안 된다. 나쁜 것이 75% 이상이다. 그래서 세상이 시끄러운 것이다. 앞으로 우리가 가야 할 길은 25%인 좋은 것을 99%까지 만들어야 한다. 마음만 먹으면 안 될 것도 없다.

이런 것을 알고 사람을 하나하나 보면 심경 변화를 일으키게 한다. 소위 감동 먹었다는 말인데 심경 변화를 일으키려면 꼭 감동을 먹어야 한다. 마치 레미제라블의 장발장이 신부님에게 감동을 먹어서 심경의 변화를 일으킨 것과 같다. 다리가 부러진 제비를 흥부가 고쳐주니까 감동을 먹은 제비가 박씨를 물어다 주는 것과 같다.

이처럼 여러분이 하늘을 감동 먹이고 이웃을 감동 먹이면 어디 가서 못 고칠 병이 없다. 이런 것을 배우고 나면 병이 보인다. 여러분이 경험해서 스스로 깨달아야 한다.

못 고칠 병이 없게 하는 방법
- 심경 변화가 일어나야 기적이 일어난다.
- 심경 변화는 감동을 먹었을 때 일어난다.
- 25%인 좋은 것을 99%로 만들자는 마음은 감동을 준다.
- 하늘과 이웃에게 감동을 주면 못 고칠 병이 없어진다.

나는 불교도 믿었고 지금은 예수님을 믿는데 두 분 다 인정하는 사람이다. 내가 덕을 봤으니까 나는 두 분 다 믿는다. 누구 하나를 무시할 수가 없다. 내가 하늘의 마음을 알게 되니 예전에는 하늘의 복을 받았는데 이제 하늘의 복을 주고 있다.

사람은 하늘을 보지만 짐승은 기어다니느라 하늘을 볼 수가 없다. 인간이 걷는 것은 하늘을 보라는 것이다. 하늘과 인간의 생활이 밀접해 있는 것이다.

꿈은 하늘에서 온다. 그래서 꿈을 꾸면 이뤄지는 것이 생긴다. 좋은 꿈을 꾸면 좋은 일이 생기고, 나쁜 꿈을 꾸면 나쁜 일을 예방할 수 있다. 그만큼 우리는 영적으로 하늘하고 같이 산다. 하늘은 죽어서만 간다는 말은 이미 틀린 말이다.

여자의 경우 갱년기 우울증에 걸리는데 호르몬 때문이 아니다. 호르몬 같은 소리 하지 마라. 사람이 50세가 넘어가면 자기도 모르게 하늘을 생각하게 돼있다. 50이 넘으면 땅이 아니고 자신도 모르게 하늘을 보게 되는 것이다. 그러다 보니 하늘과 땅의 대차에서 오는 것이 허무, 허탈 같은 것들이 갱년기 우울증을 만드는 것이다. 이때 관리를 잘 해야 된다. 이때 정신적으로 공포감이 돈다. 살아왔던 것에 대한 어떤 허탈과 허무가 공포로 오는 것이다.

이때 얼른 '하늘의 일'을 챙겨야 한다. '자식'이라는 씨앗을 뿌려놨으니까 땅에서 할 일, 조상한테 할 일을 다 한 것이다. 죽을 때는 이미 가족이 아니라는 마음을 갖고 허탈과 허무로부터 벗어나야 한다. 마음을 털고 비워 가볍게 가지면서 자기 정신 관리를 해야 한다. 그러면 갱년기 우울증은 금방 벗어던질 수 있다.

50세를 넘기면 해야 할 것들
- 나이를 먹으면 하늘을 볼 줄 알아야 한다.
- 마음을 털고 비우면서 자기 정신 관리를 해야 한다.

뼈를 알아야 산다-**의술혁명**

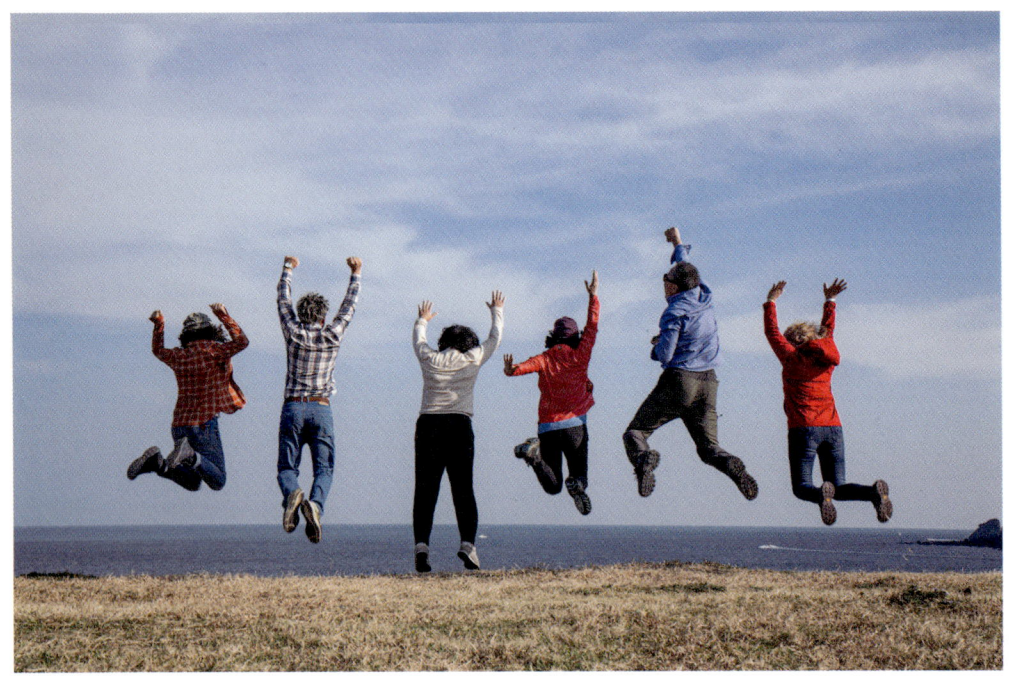

10강 병(炳), 질(疾), 환(患)의 비밀

주요 주제
육체, 정신, 영혼의 차이
대체의학의 필요성과 중요성

다음 할 일
병의 원인 파악 및 대체의학 연구
하늘의 도를 닦는 방법 체계 구축

비는 하늘에서 온다. 땅에 떨어지면 물이 된다. 물은 땅에 있다. 비나 물이나 성분은 똑같다. 비가 땅에 떨어지면 흙탕물이 되지만 물 자체는 똑같다. 비가 하늘에 있을 때는 천격(天格)이지만, 땅에 떨어지면 지격(地格)으로 바뀔 뿐이다.

물은 생명이다. 물 없이 생명을 유지하는 아무 것도 없다. 금식 기도할 때 안 먹어도 되지만 물은 반드시 마셔야 한다. 탈수가 되면 생명이 견디질 못한다. 물이 곧 생명이니 물을 가지고 하늘을 이해해야 한다.

몸은 그릇이고 이 안에 영혼이 들어 있다. '살아 있다'는 것은 몸의 그릇 속에 영혼이 살아 있다는 것이다. 영혼이 몸에서 빠져나가면 죽었다고 한다. 그렇다면 몸안에 있던 영혼은 어디로 가는가? 갈 곳은 하늘밖에 없다. 땅에는 뼈만 남는다.

하늘에는 물이 있고 생명이 있다. 또 영혼이 있다. 따라서 우리가 건강하게 살려면 영혼이 살아있는 하늘을 알아야 한다. 나는 몸 안에 있는 생명 에너지가 하늘로 빨려 들어가는 것을 체험했다. 이런 체험을 통해서 하늘을 알았다. 사람이 죽으면 영원히 하늘로 간다는 막연한 생각을 하고 있었는데, 나는 완전히 현실 감각적으로 알게 된 것이다. 그래서 나는 생명 에너지를 인류 최초로 규명한 사람이다.

하늘에 생명 에너지가 있다는 것은 병질환하고 연결이 된다. 흉몽을 꾸면 병이 들어온다. 꿈에 먹는 것을 봐도 병이 들어오는 것을 경험을 하는 이들이 있다. 자다 벌떡 일어나 부엌으로 가서 밥을 꾸역꾸역 먹어도 병이 들어온다. 형이상학적인 것이다.

우리가 병으로 병원에 갔는데 치료가 안 되면 그 다음에 기도를 한다. 자기가 믿는 종교에 기도를 한다. 종교가 없는 사람은 돌아가신 부모한테라도 기도를 한다. 아프니 좀 낫게 해 달라고. 그러면 하늘은 간절한 사람의 소원을 들어주는 경우가 많다. 하늘을 믿는 이에게는 병원도 고치지 못하는 병을 고쳐주고, 하늘을 믿지 않는 이에게는 '엄마 손은 약손'으로도 고칠 수 있는 병도 고쳐주지 못하는 현실이다.

따라서 병을 낫고 싶다면 모든 병이 하늘에서 온다는 것을 알고 하늘을 연구해야 한다. 그것이 곧 '**하늘의 도**'를 터득하는 길이다.

> **생명 에너지의 근원**
> • 생명 에너지는 하늘에서 온다.
> • 모든 병은 하늘과 연결이 되어 있다.
> • 모든 병을 고치려면 하늘의 도를 알아야 한다.

현대의학은 현대과학에서 나왔다. 과학은 혈액 검사부터 많은 검사를 한다. 양방은 '세균 의학'이다. 따라서 세균으로 병의 원인을 규명한다. 하지만 우리는 우울 세균이라는 말을 들어보지 못했다. 우울증을 세균으로 잡으려 하고, 정신질환도 세균으로 잡으려고 하는 것이 양방이다. 어린애들 깜짝깜짝 놀라는 병까지 세균을 원인으로 규명하고 고치려고 하니 답이 안 나온다. 세균으로 생긴 혹이나 뼈에 생긴 이상 증상을 볼 뿐이지 그걸 만든 원인을 찾지 못하고 있다. 병질환의 원인을 세균으로만 보니 그렇지 않은 것은 잡을 재간이 없는 것이다.

현대과학을 기초로 한 현대의학만으로는 인류의 모든 병을 고칠 수 없다는 결론이 1980년대부터 일어나기 시작하였고, 대체의학이 생기기 시작했다. 기존의 양방 의학만으로 고칠 수 없는 병은 다른 것으로 고쳐야 한다는 인식에서 나온 것이다. 그때부터 음악으로 사람을 치료하고, 아로마 향으로 치료하는 대체의학이 나오기 시작했다. 요가도, 기치료도 대체의학의 하나로 자리잡고 있다. 한방에서 기치료를 하면 보험회사에서 보험을 받아주게 되었다. 진통제와 항생제를 먹이는 것보다 기치료를 하고 요가를 하니까 사람이 좋아진다는 것이 결과로 나타났기 때문이다.

미국에서 육체의 병이 생기면 병원을 가고, 정신의 병이 생기면 정신병원으로 간다. 정신 이상을 치료하는 곳으로 정신병원이 새로 인정받은 것이다. 정신 이상은 상식을 벗어난 생각이나 행동을 하는 이에게 내리는 진단이다. 그런데 여기에 문제가 있다. 세상에 천재 중에 상식을 벗어난 생각이나 행동을 하지 않는 사람이 없다. 정부가 평범한 사람을 기준으로 해서 상식을 만들고 여기에서 벗어나면 이상이 있다고 하는데, 정신이상자와 천재의 구분이 모호한 경우가 있다.

육체적 능력이 뛰어난 사람은 막노동일을 좋아한다. 정신적 능력이 뛰어난 사람은 화이트 칼라의 일을 좋아한다. 각 종교의 큰 자리에 있는 사람들은 영혼이 뛰어난 사람이다.

현실이 이런데 정신병원에서는 독한 약으로 정신질환을 고치려고 한다. 그러니 내장을 상하게 해서 육체를 더욱 병들게 하고, 정신은 더욱 피폐하게 만든다. 그러다 보니 그 중에는 천재의 훌륭한 능력을 가지고 있었는데 제대로 펼치지 못하고 세상을 떠나는 영혼도 있다. 안타까운 현실이다.

현대의학의 한계
- 현대의학은 인류의 모든 병을 해결할 수 없어 대체의학이 나왔다.
- 약에 의존하는 정신병원은 천재마저 정신 이상으로 만들 수 있다.

육체에 이상이 생기면 병(病)이 생긴다. 정신에 이상이 생기면 질(疾)이다. 정신질환이라고 할 때 바로 이 질(疾) 자를 쓴다. 질이라는 한자를 보면 그 안에 화살을 품고 있다. 정신적인 충격을 받으면 '골 때린다.'고 하는데, 마치 화살이 찌르듯이 파고 들어온 것이 질이다. 이 한자의 맛을 아는 사람들은 정신이상의 고통 속에서 벗어날 수 있다. 영혼에 고장이 나는 것이 환(患)인데 이 글자는 마치 입 두 개에 대나무를 꽂은 모양이다. 마음에다 입을 찍으라는 것으로 영혼의 병을 나타낸다.

이제부터 '아프다.'는 것은 용어에 따라 원인이 다르다는 것을 알아야 한다. 다시 한번 강조하지만 몸이 아프면 병, 정신이 아프면 질, 영혼이 아프면 환이다. 아프다는 말 하나도 이렇게 뜻이 다르다. 이것을 알아야 치료할 때 각 증상에 따른 다른 처방을 내려 병을 고칠 수 있다. 즉 훌륭한 의사가 되려면 병을 육체적인 원인이냐, 정신적인 원인이냐, 영적인 원인이냐로 볼 수 있어야 한다. 그저 모든 환자에게 약을 먹으라고 하면 결코 훌륭한 의사가 될 수 없는 것이다.

영혼은 정자하고 난자가 만날 때 들어온다. 정자 따로 있고 난자 따로 있을 때 영혼은 들어오지 못한다. 남자가 나올지 여자가 나올지, 앞으로 큰 장군이 될 사람인지, 또는 뛰어난 학자가 나올지 알 수 있는 것이 태몽이다. 영혼이 하늘과 연결되어 있다는 것을 무시할 수 없는 것이 태몽이라는 것을 알아야 한다. 이렇게 병의 원인이 하늘에 있다는 것을 알면 현대의학으로 고치지 못하는 병을 고칠 수 있다.

우리는 3차원과 4차원과 5차원이 합의된 생명체라는 걸 알아야 한다. 마음의 골병, 정신의 골병, 영혼의 골병, 삼골병이 들어있으니 되는 게 없다. 병을 고치려면 '병=육체, 질=정신, 영혼=환'의 관계를 알아야 한다.

현대의학의 한계 극복 방법
- 병(病)은 육체, 질(疾)은 정신, 환(患)은 영혼의 문제가 생긴 것이다.
- 병(病), 질(疾), 환(患)에 따라 처방이 다르다는 것을 알아야 한다.

지금 나이가 70이라고 다 살았다고 하지 말자. 이제 '**본 케어(Bone Care)**'를 통해 뼈를 공부하면 150년을 살 수 있으니 아직 절반밖에 안 온 것이다. 어중간히 망한 사람은 못 일어나도 폭삭 망한 사람은 일어선다. 어중간히 망하면 상처만 남는데, 폭삭 망하고 나면은 혼비백산했다가 다시 역정(逆情)이 생기는 것이다. 나이 70에 아픈 몸이라고 해서 결코 좌절하거나 병에 굴복해서는 안 된다. 폭삭 망했다는 생각이 들면 이제 바닥을 쳤으니 올라가는 길밖에 없다는 것을 알아야 한다.

나 자신이 대단한 존재인 줄 알아야 한다. 지금 우리는 도를 통해 창조주가 되고 있다. 신을 부릴 수 있는 것이 인간이다. 그런데 신은 몸이 없다. 우리는 몸을 갖고 있으니 얼마나 대단한 존재인가?

내가 대단한 존재인 줄 알면 병, 질, 환은 한낱 내 몸에 붙어 있는 때에 불과하다. 물로 몸에 붙은 때를 씻어내듯이 육체와 정신, 영혼에 붙은 때를 이제 씻어내기만 하면 된다.

때를 씻는 방법이 바로 도를 닦는 길이고, '**미라클터치**'를 쓰는 길이다. 도는 가장 아무것도 아닌 게 도다. 도가 대단한 줄 알면 죽었다 깨도 못 따라간다. 몸 속에 병, 질, 환을 씻어내기 위해 물을 마시면 된다는 것을 알았으니, 이제 평소보다 물을 더 마셔서 때를 씻어내는 것이 도라는 것을 알아야 한다. 도는 통달과 달통을 하고 나면 결국 아무것도 아니라는 것을 알게 된다. 우리의 일상이 곧 '**도**'이기 때문이다.

도에 대한 올바른 이해
- 신은 육체가 없지만 육체가 있는 창조주인 우리는 대단한 존재다.
- 내가 대단한 존재인 줄 알면 도 닦는 길에 들어선 것이다.
- 도는 병질환처럼 내 몸에 붙어있는 때를 닦는 길이다.

뼈를 알아야 산다-의술혁명

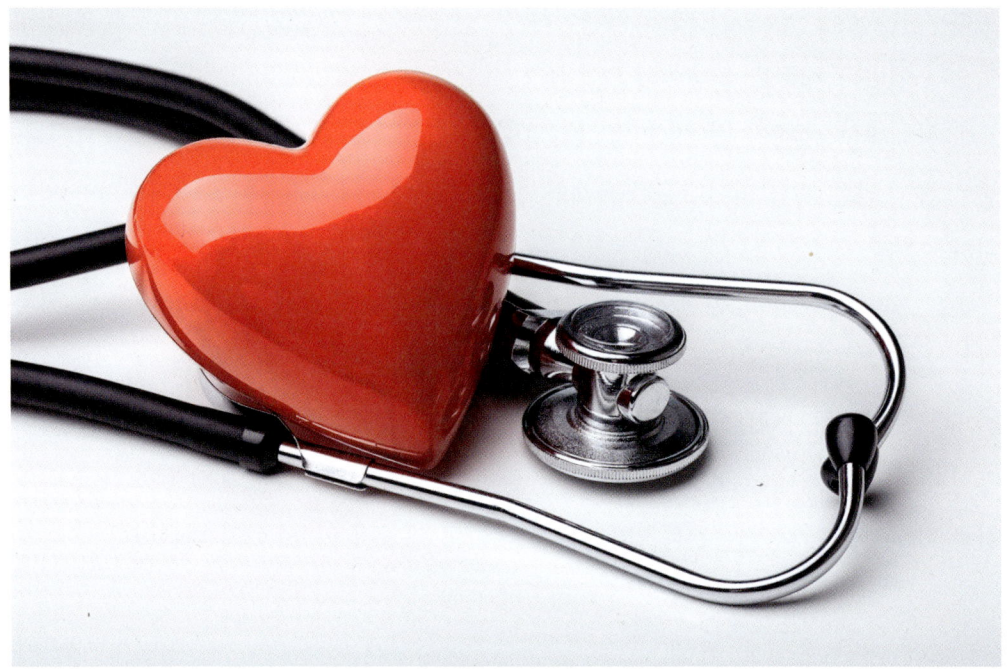

11강 인체의 **심장**은 4개
(심장병을 **치유**하려면)

주요 주제
심장에 대한 연구
심장병 치유에 대한 이야기
심장, 골반, 두 발목

다음 할 일
인체 내에서 뼈가 움직이는 원리 파악
심장병 예방 및 치유 방법 모색
발가락 무좀에 대한 연구 진행

심장에는 생명의 근본이 있다. 따라서 심장을 보완하고 유지 관리하는 방법이 중요하다. 생과 사의 길을 좌우하기 때문이다. 허파는 두 개 있다. 폐병이 걸려서 허파를 절제해도 하나 가지고 산다. 신장 기능에 이상이 있으면 하나를 절제하기도 하고, 남을 주기도 한다. 하지만 심장은 그럴 수 없다. 하나뿐이기 때문이다.

생과 사는 심장에서 판가름한다. 심장이 안 뛰면 죽었다고 결정을 내린다. 사람이 겁을 먹으면 심장에 영향을 준다. 한자로 겁(怯)은 마음이 떠나가 버렸다는 뜻이다. 이런 심리적인 요소가 심장에 큰 영향을 준다. 심장에 영향을 주는 심리는 마음이 맑아야 한다. 그만큼 정신적이고 영적이다.

그런데 심장병에 대한 연구는 유치하고 졸렬하다. 심장에 이상이 생기면, 박동 수만 모자라도 수술부터 하라고 한다. 심장은 심리적이고 정신적인 것에 많은 영향을 받는데, 현대의학은 이걸 다루지 못하고 있다. 따라서 이제 심장 의사들은 심리학 박사가 되어야 한다. 심장은 콩닥콩닥 뛰는데 이를 살리려면 여러 가지 고민이나 고뇌를 카운슬링해서 심장에 부담을 주지 않게 해야 한다.

> **심장병의 치유**
> - 심장은 생과 사를 판가름하는 생명의 근본이다.
> - 심장은 심리적이고 정신적인 요소가 중요하다.
> - 심장병은 고민이나 고뇌를 카운슬링해야 고칠 수 있다.

심장의 기능 장애만 해소하면 전부 원 위치가 된다. 그것은 심장 박동의 근본적인 에너지와 주체가 찾아야 한다. 심장을 움직이는 것은 뼈다. 심장하고 혈액하고는 불가분의 관계다. 그런데 뼈가 혈액을 만드니 뼈가 심장으로 가는 관계만 규명하면 심장병은 100% 예방할 수 있고 좋아질 수 있다.

뼈 중에 골반뼈는 심장과 가장 밀접하게 연결되어 있다. 어린애가 태어날 때 의사는 탯줄을 끊고 아기를 들어서 엉덩이를 친다. 여기서 골반이 심장에 박동을 주는 근본 기관이라는 걸 알 수 있다. 골반을 탁 치는 것은 그 에너지가 심장으로 돌아가 심장을 가동하는 것이다.

코미디언 중에 흥을 이끌기 위해 박수를 치지 않는 사람은 심장이 나쁘다고 하는데, 그 코미디언은 박수가 심장하고 연결되어 있다는 것을 아는 사람이다. 실제로 박수를 잘 치면 심장이 좋아진다.

여자들이 남자보다 오래 사는 이유는 골반이 커서라고 한다. 애 낳을 때 골반이 벌어진다. 인체 내에서 뼈가 벌어지는 곳은 골반밖에 없다. 원만한 성생활이 심장에 좋다는 말도 골반과 관련이 있다. 남녀 생식기는 골반에 자리하고 있다. 인간에게 골반은 엔진이라 할 수 있다. 성행위할 때 막 두드리는 것은 엔진에 피톤치드인 것이다. 골반에서 좋은 혈액을 만들어준다.

심(心)이라는 글자는 사이의 골반을 의미있다. 호흡이 불안할 때는 골반에 자극을 주고 발목을 쭉 뻗어야 한다. 사람이 걸을 때 땅을 박차는 것은 발목이 박동력을 갖고 있기 때문이다. 사람이 열을 받으면 머리 위로 확 올라간다. 그때 몸을 보호하기 위해 압력을 발바닥으로 내려버린다. 평상시 발목에 이상이 없는 사람은 그 열이 땅바닥으로 흘러나간다. 그런데 발목에 이상이 있어 막혀버리면 다시 올라온다. 이때 혈관이 나가는 것이다. 따라서 열을 받아 앞이 캄캄하면 얼른 뒤꿈치를 쫙 편 채 고개를 제끼고 숨을 쉬면 열이 싹 내려가 버린다. 벼락을 치면 피뢰침을 이용해 땅으로 보내듯이 심장을 보호하기 위해 발목을 통해 땅으로 열을 내려보내는 것이다.

죽음은 심장하고 밀접한 관계가 있다. 병의 목적은 사람을 죽이는 것이다. 만병이 몸에서 생긴다. 그 병은 다 심장으로 향하고 있다. 전쟁에서 이기기 위해 적의 심장부를 강타한다는 말이 여기에서 생겼다. 그만큼 인간에게 심장은 중요하다. 심장이 뛰면 살고 있는 것이고, 심장이 멈추면 죽은 것이다.

그런데 심장이 뛰는 것은 근육 때문만은 아니다. 골반하고 발목의 박동력에 의해 움직이는 것이다. 한 집에 살고 있는 부부나, 또는 자식들이 숨이 막혀 컥컥거릴 때는 먼저 몸을 돌려야 한다. 그리고 주먹을 쥐고 골반을 막 쳐야 한다. 다음으로 발목을 제끼면 숨이 심장으로 들어온다. 그러면 숨이 막혀 컥컥거렸던 것들이 봄날에 눈 녹듯이 쫙 녹아내린다.

무좀은 발톱이 썩는 것이다. 발톱이 썩는 것은 뼈가 썩고 있는 것이다. 그 썩은 것이 심장으로 들어간다. 우리가 무좀을 경시하면 안 되는 이유가 여기에 있다. 사람이 죽는 것은 발목의 박동력이 정지 되어 그렇다. 발목에서 심장의 박동력이 올라와야 하는데 이게 정지가 되는 심장이 멈추고 죽게 되는 것이다. 무릎을 오래 꿇었다가 일어나면 다리에 쥐가 나는데, 이때는 일어나서 발목을 눌러줘야 한다. 그러면 종아리에 난 쥐가 금방 가라앉는다.

심장의 중요성과 관리법
- 심장이 뛰면 살고 멈추면 죽는다.
- 원만한 성생활은 심장에 좋은 혈액을 공급해준다.
- 심장을 위해 골반과 발목을 잘 관리해야 한다.

심장병은 완전히 예방할 수 있다. 완치도 가능하다. 협심증이든 심근경색이든 이름은 관계없다. 심장이 약하면 어떻게든지 강하게 하면 된다. 그 방법은 뼈 호흡에 있다. 우주에는 생명 에너지가 있는데 이것을 호흡으로 받아들여야 한다. 이 에너지는 등에서 앞으로 오게 돼 있다. 여자들의 유방이 앞으로 봉긋한 것이 등에서 에너지를 앞으로 쏘기 때문이다. 등이 아프면 힘을 못 쓴다.

심장병이 있는 사람은 등판이 두껍다. 또 심장이 안 좋은 사람은 목덜미가 두툼하다. 이 상태에서 어깨를 앞으로 굽히면 심장이 압박을 받는 것이다. 이때 아무리 가슴을 펴라고 해도 쉽게 펴지 못한다. 병이 병을 만드는 것이다. 병이 눌러 가슴을 펼 수가 없어 어깨를 잡고, 심장병으로 죽을 정도가 되면 반드시 명치를 잡아야 한다. 명치 주위에 병들이 쫙 깔려 있는 것을 잡아야 심장병을 고칠 수 있는 것이다.

심장의 치유법
- 심장은 등판, 목덜미, 어깨, 명치와 연결되어 있다.
- 심장병은 등판을 바로 잡아야 한다.
- 심장병은 목덜미를 풀어줘야 한다.
- 심장병은 어깨를 쫙 펴줘야 한다.
- 심장병은 명치를 바로 잡아줘야 한다.

뼈를 알아야 산다-**의술혁명**

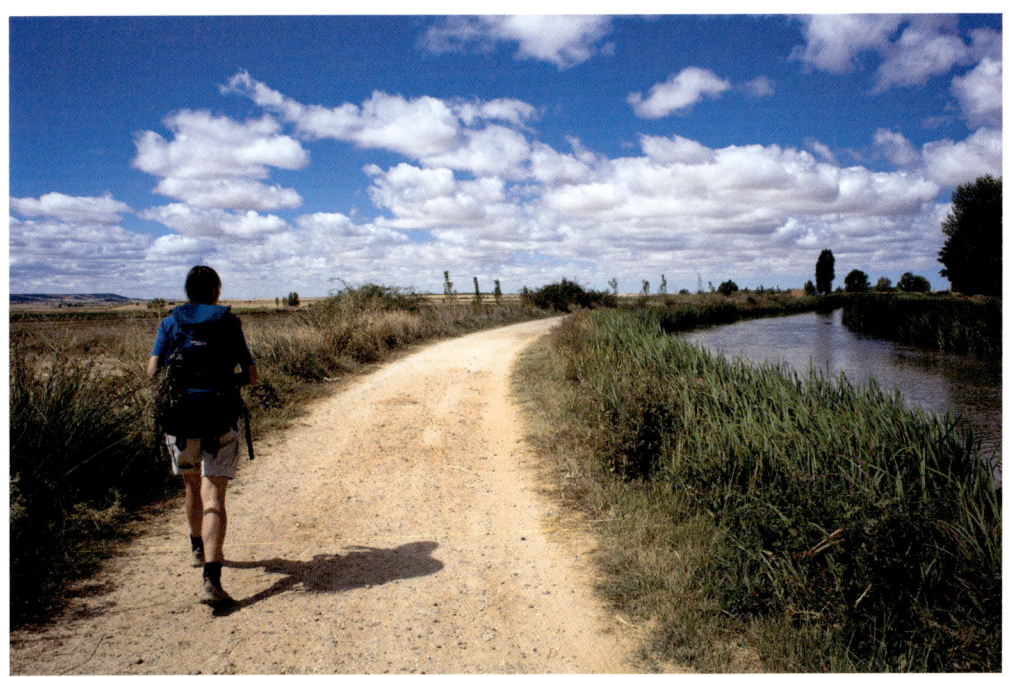

12강 땅은 **가로길**, 하늘은 **새로길**

주요 주제
병을 고칠 수 있는 치유법 개발
뼈에 대한 연구 계속 진행

다음 할 일
심장병 예방 및 치유 방법 모색
발가락 무좀에 대한 연구 진행

사람은 크게 두 가지로 나눠진다. 형이하학적인 사람하고 형이상학적인 사람이다. 형이하학적인 사람은 땅에서 출세하고 복과 영화를 누리는 영을 갖고 있다. 형이상학적인 사람은 하늘을 생각한다. 하체를 주로 쓰는 사람은 땅을 신경쓰고, 하체가 부실한 사람은 하늘을 신경 쓴다. 형이하학적인 사람은 발로 걷고, 형이상학적인 사람은 머리로 걷는다. 형이상학적인 사람이 형이하학적인 사람을 보면 답답하다.

우리는 땅에 발을 붙이고 살고 있다. 그러나 머리는 떠가지고 하늘에 있다. 나이가 들면 걸음걸이가 자꾸 부실해진다. 그러면 땅하고 거리가 멀어져 버린다. 우리나라는 50대가 되면 명예퇴직을 시킨다. 가장 큰 문제점이다. 말처럼 듣고 뛰고 설쳐야 잘하는 일이 아니다. 경륜을 중요하게 여겨야 한다. 아무리 잘 뛰는 말이라도 다른 길로 들어서면 아무 소용이 없다. 자기 갈 길을 못 찾으면 길을 더 잘 가는 것이 오히려 손해다.

> **세상의 두 가지 사람**
> - 하늘을 생각하는 형이상학적인 사람과 땅을 생각하는 형이하학적인 사람이 있다.
> - 하체를 쓰는 사람은 땅을 신경쓰고, 하체가 부실한 사람은 하늘을 신경쓴다.

우리는 만 병이 하늘에서 오기에 하늘을 알아야 한다. 꿈으로 미래를 예견하는 사람들이 있다. 꿈으로 병을 예견하는 사람도 있다. 꿈에서 무엇을 먹으라고 해서 먹으면 병이 난다는 것을 알고 있는 사람은 결코 먹지 않는다. 그런데 이걸 모르고 믿지 않는 사람은 덜컥 받아먹고 병에 걸리곤 한다. 지병을 갖고 있는 사람이 꿈에 뭔가를 쏟아 버리는 꿈을 꾸고 나면 깨끗이 낫는 경우도 있다. 우리가 하늘과 연결되어 있다는 것을 보여주는 사례다. 영감이 발달한 사람도 있다. 아버지가 꿈자리가 시끄러워서 멀리 떨어져 있는 딸에게 전화했더니 딸이 아프다는 소리하는 것을 경험하는 사람도 많다. 이런 것은 하늘을 모르고는 죽었다 깨도 알 수 없는 일이다. 과학 타령하는 사람은 절대로 모른다. 과학은 무생물이다. 인간은 생물이다. 인간에 올 수 없는 것이 과학이다. 종교를 예로 들 수 있다. 교회에 가서 찬송가 부르고 절에 가서 불공 드리는 것은 로봇이 아니다. 과학이 할 수 없는 것이다. 더구나 지금은 과학이 발달하기 전에 없었던 질병이 무수하게 나오고 있다. 하늘을 모르고는 해결할 수 없는 일들이 많이 일어나고 있다. 그래서 우리는 지금 더욱 하늘에 대해 알아야 한다.

땅에서 가는 길은 가로길이다. 하늘은 새로운 길을 가야되니 새로길이다. 하늘은 영혼이라는 것이 움직인다. 영감을 느껴 세상을 살아가게 한다.

우리가 살아가는 데는 동력이 있어야 한다. 걷는다. 동력의 동(動)자는 중력(重力)이다. 중력이 붙어야 동이 된다. 아무리 추진력이 좋아도 동력이 없으면 쉽게 못 걷는다. 중력이 없기 때문이다. 하늘은 무중력이 돼야 올라갈 수 있다. 우리가 하늘을 알기가 쉽지 않은 이유다. 지금까지 사람들은 하늘이 시키는 대로, 또는 하늘이 하는 대로 맥을 못 춰왔다. '인명은 재천'이라고 하늘이 시키는 대로 살아왔다. 지금도 보통 사람들은 이렇게 살고 있다.

병은 사람에게 해를 끼친다. 심지어 살인까지 한다. 피해를 주고 그것도 모자라 살인까지 하는데, 이 병에게 맞선 사람은 없다. 병에서 당하는 해꼬지와 살인을 당연한 것으로 받아들이고 있다.

나는 하늘한테 인권을 주장했다. 병은 사람에게 해를 주고 당연한 듯이 살인한 권리가 없다고 했다. 사람은 하늘과 땅을 좌지우지할 능력을 갖고 있다고 했다.

하늘에는 바른 하늘이 있고 삐딱한 하늘이 있다. 병은 전부 삐딱한 하늘에서 내려온다. 우리가 이걸 차단해야 한다. 미국 사람이 "굿 럭"이라고 하는데 이것은 눈에 보이지 않지만 "굿 럭"을 불러온다. 사람한테는 불행도 있지만 이런 행운도 있다. 행운은 하늘에서 온다. 그래서 꿈자리가 시끄러울 때는 조심만 해도 나쁜 일의 90%는 피해갈 수 있다.

일반적인 사람은 1살에서 20살까지 부모의 품에서 아무것도 모르고 산다. 그래서 남자 같으면 군대갔다 와야 하고, 여자는 시집을 가야 철이 든다고 한다. 30살쯤 돼야 자기 주장을 하는데 세상에 통하지 않는다. 30에서 50까지 자신의 삶을 산다고 할 수 있는데 기껏해야 20년밖에 안 된다. 그렇게 겨우 20년을 살고 나면 50이 되면서 병원 출입하고 장례식 출입하다 인생 다 보내고 만다. 사람이 70~80 살면 이제 수명을 다했다고 하는데 이렇게 보면 인생은 참 서글프기 짝이 없다.

가로길 새로길
- 땅의 길을 가로길이고, 하늘의 길은 늘 새로운 새로길이다.
- 인간은 생물이라 무생물인 과학으로 고칠 수 없는 병이 많다.
- 하늘을 알아야 생물인 인간의 병을 고칠 수 있다.

나는 인간이 150살은 살아야 한다고 본다. 그래야 세상을 떠나더라도 이것저것 다 먹어보고 해보고 이제는 가도 되겠다 해서 스스로 선택해서 갈 수 있어야 한다고 본다. 지금 '**미라클터치**'가 그런 기적을 쓰고 있다. 앞으로 그런 날이 반드시 올 것이라 믿는다.

병을 고치면 좋은데 못 고치면 기적을 기대할 수밖에 없다. 간단하다. 기적 행위를 하면 된다. 미력을 다 바쳐 기적 행위를 해버리면 된다. 이것은 의료법에 해당이 안 된다. 미국이나 한국이나 의료법은 있어도 기적법이 없어서 이것은 해당이 안 된다. 내가 나와 가족을 고치니까 의료법에 해당 안 되니 얼마든지 기적을 이뤄낼 수가 있다.

종교의 힘을 빌려서라도 아픈 사람을 고쳐주면 된다. 사람의 영적 반응을 일으키는 데가 골반이다. 그래서 와이프를 눕혀놓고 골반을 눌러주고, 척추를 쭉 따라 올라가서 목도 눌러주고, 머리까지 눌러주고, 마지막으로 발까지 눌러주면 영적 반응이 일어난다. 병으로 찾아오는 액운을 막을 수가 있다. 또한 함께 자던 와이프나 남편이 악몽이나 흉몽을 꾸면 절대로 손으로 흔들어 깨우지 말아야 한다. 손으로 흔들면 흉몽이 그대로 타고 들어오기 때문이다. 이때는 팔꿈치를 가지고 툭 쳐서 깨워야 한다. 손등도 좋다. 어쨌든 손바닥으로 깨우면 장심을 타고 액이 들어오기 때문에 조심해야 한다.

이런 것은 하늘을 공부해야만 알 수 있다. 이것은 남녀의 부부생활에서도 마찬가지다. 가로는 여자고, 세로는 남자라고 볼 수 있다. 따라서 남녀가 결혼해서 성생활을 원만히 유지하면 그 삶은 극락이요, 천국인 것이다. 이 세상에 그 무엇도 성생활을 능가하는 것은 없다. 성생활이 원만해야 돈을 벌든지 출세하든지 할 수 있다. 종교도 성생활이 100% 만족이 되어야 믿음도 진하고 강하고 세게 된다. 성생활이 부실하면 다 내려버리게 된다. 부부라면 성생활에 눈을 제대로 떠야 한다. 우리나라 사람은 이것을 잘못하고 있다. 다행히 지금은 미국 사람들처럼 길이나 엘리베이터에서 뽀뽀도 하는데 잘 하고 있는 일이다. 이것을 결코 나쁘게 보지 말아야 한다.

미라클터치가 일으키는 기적
- 미라클터치는 기적행위라 의료법에 해당이 안 된다.
- 기적 행위는 하늘을 배우고 미력을 다 했을 때 가능하다.
- 영적으로 하늘의 새로길을 열고 있다.

뼈를 알아야 산다-의술혁명

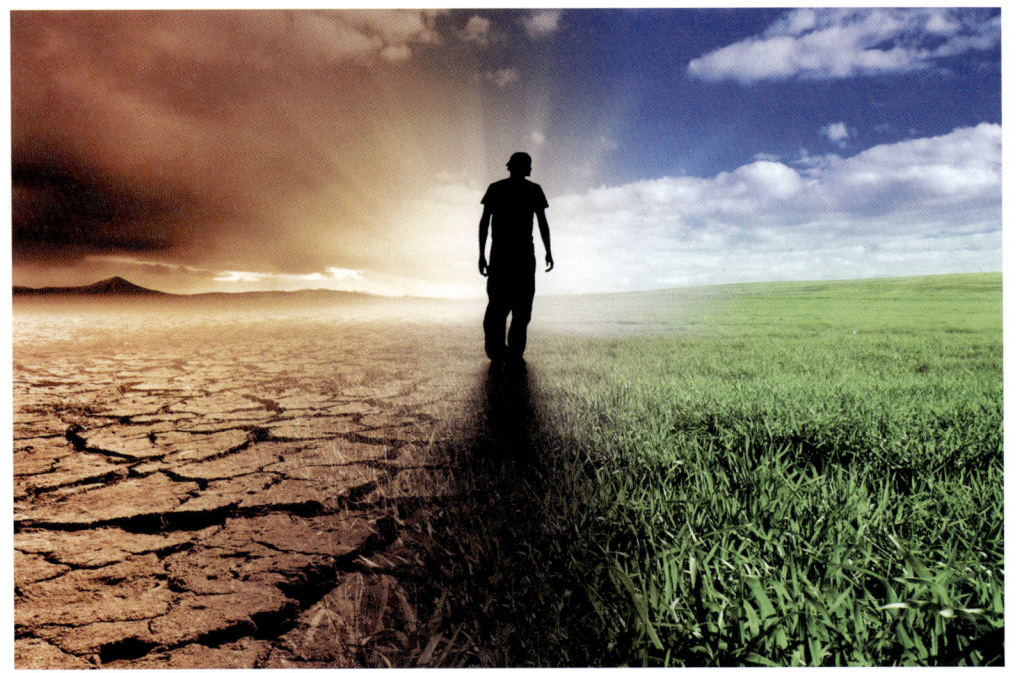

13강 길복의 신비와 흉화의 비밀

주요 주제
운명과 선택의 중요성
침묵과 불평의 차이

다음 할 일
우주에 대한 이해 확장
뼈에 대한 연구 진행

길복(吉福)은 신비를 갖고 있고, 흉화(禍)는 비밀을 갖고 있다. 우리가 비밀을 알면 흉화를 피할 수 있다. 우리나라는 하늘의 뜻을 가진 글자가 많다. '몫'이라는 글자를 봐도 그렇다. 길흉화복도 몫이 있는데 이것은 팔자에 가깝다. 사람한테 길복의 몫이 적으면 키우는 방법을 알아야 하고, 흉화의 몫이 많으면 줄이는 방법을 알아야 한다.

이때 가장 중요한 것이 마음이다. 고용주가 사람을 부릴 때 입이 무겁고 묵묵하게 일을 잘하면 자꾸 돈을 올려주고 싶고, 일은 안 하고 앉아서 불평만 해대면 쫓아내고 싶은 것과 같다. 일제강점기에 일본 사람이 운영하는 공장에서 일하는 사람 중에 뺀돌이들은 해방 후에 일본이 물러난 다음에 아무것도 차지하지 못했지만, 그저 묵묵하게 일한 사람은 일본 사람이 도망갈 때 중요한 걸 받아서 공장을 차지한 사람들이 많았.

어느 시대든 이 마음 씀씀이가 중요하다. 욕 많이 얻어먹으면서 자기만 잘 먹고 잘 사는 사람은 끝에 가서 비참하게 살게 된다. 그만큼 하늘이 무섭다. 그건 사실 끝이 무서운 게 아니라 바로 지금이 무서운 것이다. 지금 먹는 마음이 아름다워야 삶도 아름다운 것이다. 그것이 길복을 자신의 몫으로 챙기는 길이다.

태어날 때 아주 어려운 과정, 또 힘든 과정을 거쳐도, 즉 화흉을 전화위복으로 바꿔 길복이 되게 하는 것이 마음이다. 운명은 60% 정해져 있다. 나머지 40%는 마음으로 반드시 바꿀 수가 있다.

현재 여러 가지로 힘든 과정이 있어도 여유를 가져야 한다. 예를 들어 비싼 차를 타고 다니다 이제 못 타게 되면 싸구려 차라도 잘 타면 된다. 이것도 없으면 버스를 잘 타면 된다. 버스 탈 형편이 아니라면 잘 걸어다니면 된다. 아무리 힘들어도 중풍에 걸려서 걷지도 못하는 사람보다는 고마운 일이다. 이렇게 마음을 먹으면 잘 걸어다닌 것으로 건강을 찾고, 그렇게 찾은 건강이 화흉을 길복으로 바꿔 다시 비싼 차를 탈 수 있게 되는 것이다.

운명을 바꾸는 힘

- 사람에겐 길흉화복의 몫이 있다.
- 운명은 60% 정해져 있지만 나머지 40%는 바꿀 수 있다.
- 운명을 바꾸는 것은 마음이다.
- 아무리 어려워도 마음의 여유를 가져야 길복으로 바꿀 수 있다.

나는 살아 생전에 불치병에 걸려본 사람이다. 뼛속에 충이 있어서 나를 갉아먹었다. 나는 이 과정을 통해 이걸 고치는 법을 만들었다. 내가 당해봤기에 나쁜 것들이 어떻게 나를 농락하는지 알고 퇴치법을 만든 것이다.

흉화가 나를 괴롭힐 때는 침묵을 지키는 것이 가장 좋은 방법이다. 흉화는 사람을 쥐어박아서 아프다고 울면 더 재미있다며 더 박아대는 것이다. 이때 아무 소리 안 하고 있으면 깡패들도 그냥 가버리듯이 흉화도 그냥 가버린다. 불평이 병이 좋아한다. 병을 몰아내고 싶으면 병이 좋아하는 불평을 안 하면 병도 학을 떼고 나에게서 떠나간다.

흉도 한계가 있고 화도 한계가 있다. 액운도 마찬가지다. 나도 엄청난 액운을 당한 사람이다. '젊을 때 고생은 사서라도 한다.'라는 말이 있다. 자기 몫으로 있는 것 같으면 싫든 좋든 당해야 한다. 몫을 다 해야 다른 게 올 차례다. 흉화를 내가 안 받고 고생하더라도 계속 버티다 보면 나중에 반드시 고진감래를 선물로 받게 된다.

고가 지나고 나면 빈 터에 길복이 안 올 수가 없다. 나쁜 일은 언제나 꼭 도사리고 있다. 우리가 도사리는 이것을 감지하면 나쁜 일을 방지할 수 있다. 차를 몰다 경찰이 숨어서 도사리고 있다는 걸 감지하면 속도를 줄여서 안 걸리는 것과 같다. 이처럼 나쁜 건 항상 도사리고 있다는 것을 알면 반드시 피할 수가 있다.

불평하지 않는 것의 힘

- 내 몫이라면 흉화라도 꼭 받아야 한다.
- 흉화가 괴롭힐 때는 침묵을 지키는 것이 제일 좋다.
- 불평을 안 하는 것이 정말 무서운 힘이다.
- 흉과 화는 한계가 있어 반드시 고진감래로 온다.

뼈에는 나쁜 것을 감지하는 능력이 있다. 사람들은 뇌에 감지 능력이 있다고 생각하는데, 그게 아니라 뼈가 한다. 기분 나쁘면 먼저 몸이 으스시한데 이게 바로 뼈가 감지하기 때문이다. 뭔가 섬뜩하다, 소름 끼친다는 것은 뼈가 먼저 감지하는 것이다. 뼈의 감지 능력을 알면 우리는 이제 뭔가 조짐이 안 좋을 때 얼른 조심하면 된다.

그런데 망하는 사람은 고집이 세다. 이 고집이 감지능력을 무시한다. 그러니 망할 수밖에 없다. 사람의 뼈를 진찰하면 고집덩어리가 담처럼 중간중간 걸려 있다. 이 고집을 미리 제거해버리면 되는데, 고집이 나올 때는 꼭 감정이 나온다. 이 감정이 고집을 더욱 세게 하는 것이다. 기분이 좋으면 그냥 넘어가는 것도 기분이 나쁘면 짜증을 내며 고집으로 빠지는 것이다.

친구끼리 돌아서는 이유 중에 가장 큰 것이 별거 아닌 농담을 했을 때다. 평상시에 얼마든지 할 수 있는 농담인데, 한 친구가 감정이 곤두섰을 때 농담을 하면 화를 내버리고 서로 고집을 부리며 완전히 돌아서게 되는 것이다.

뼈가 불편하면 감정을 느끼게 돼 있다. 따라서 뼈를 고치면 나쁜 운은 오라고 해도 오지 않는다. 금년에 운수가 삼재에 걸려 있고 뭐 있고 해도 뼈 청소만 잘 해놓으면 그냥 지나간다. 불편한 감정이 설 자리가 없으니 나쁜 운도 자리를 잡을 틈이 없는 것이다.

감정이 상해서 뱉고 싶은 말이 있어 입이 근질근질할 때가 있다. 이때는 꾹 참는 것이 좋다. 꾹 참고 이튿날 보면 그 말을 안 하기를 잘했다 싶은 때가 많다. 그때 참지 못하고 한마디 했다면 그 말을 주워담지 못하고 10년 20년 두고 골치 아픈 일을 만드는 사람들이 비일비재하다. 부부간도 마찬가지고, 동기간도 마찬가지다. 감정이 상한 상태로 내뱉은 말 한 마디가 모든 흉화를 불러 들일 수 있다.

길복이 올 때 뼈속을 보면 뼈가 환하게 밝다. 기운이 좋다. 그러니까 사람이 무슨 일이 잘될 때 신수가 훤하다고 그러는 것이다. 신수가 훤할 때는 뼈가 잘 돌아가는 것이고, 일이 안 될 때 병이 터지는 것이다.

평소에 뼈 관리를 잘 하면 자기한테 좋은 몫이 적더라도 나중에 더 크게 좋은 몫을 불러들일 수 있다. 길복은 더욱 늘리고, 흉화는 더욱 줄여서 우리가 삶을 아주 여유 있게 운영해 나갈 수 있다.

뼈의 감지 능력
- 뼈는 나쁜 것을 감지하는 능력이 있다.
- 으스스하고 소름 끼치는 것은 뼈가 나쁜 것을 감지한 것이다.
- 뼈가 감지하면 감정이 올라온다.
- 감정이 상할 때는 가만히 있어야 한다.
- 길복이 올 때는 뼈가 환하게 밝다.

뼈가 상하면 시기심이 발동된다. 뼈가 안 좋으면 심통이 나온다. 심통이 나오니까 뭘 하면 자꾸 이제 시비를 걸게 된다. 남 잘 되니 배가 아픈 것이다. 그런데 뼈가 편하면 이런 감정들에 전혀 관여하지 않는다.

미국 사람을 치유해보면 뼈가 전체적으로 평탄한 경우가 많다. 한국 사람을 보면 뼈가 뻔데기나 빨래판 같은 경우가 많다. 이런 것을 모르니까 안 좋은 일을 접하면 겁이 나는 것이다. 겁은 사악할 때 나온다. 마음을 크게 먹으면 죽는 것에도 겁은 일어나지 않는다. 마음을 적게 먹으니까 죽는 것을 겁내는 것이다. 죽으면 그냥 무로 돌아갈 뿐인데 겁을 낸다.

나는 먼지 한 톨이니까 우주의 무게가 엄청나게 무겁다. 병에 걸리면 그 무게가 나를 누르는 것이다. 나는 압박감을 이기고 살아서 왔다. 우리가 가지고 있는 최대의 보물은 마음이다. 이것이 얼마나 위대한 것인지 모를 뿐이다.

사람 몸은 인체, 우주는 천체라고 한다. 대우주는 엄마와 같다. 태아하고 모체는 탯줄로 통해 모체에서 태아로 생명이 내려간다. 이처럼 천체에서 인체로 가는 탯줄이 바로 뼈다. 뼈가 하늘의 생명 에너지를 받아들이는 탯줄 역할을 한다. 대우주와 소우주가 탯줄과 같은 뼈로 통하는 것이다.

이때 중요한 것이 생명 에너지가 들어와야 한다. 몸이 좋으려면 천체의 생명 에너지를 가져올 줄 알아야 한다. 그래야 생명이 연장되고 병을 물리칠 수 있다. 뼈가 탯줄과 같은 역할을 하므로 뼈 관리를 잘 해야 한다.

천체가 '길흉화복'을 가지고 있다. 좋은 거는 많이 받고 나쁜 거는 밀어내면 된다. 이때 중요한 것은 내가 길복에 줄을 서느냐, 흉화에 줄을 서느냐이다. 흉화에 줄을 서면 흉화를 당하고, 길복에 줄을 서면 길복을 받게 된다.

하늘의 이런 위치를 알면 누구한테 줄을 서야 하는지 알게 된다. 어느 사람이 하늘에서 내린 사람인가를 알고 줄을 설 줄 안다. 하늘이 낸 사람은 이처럼 하늘의 이치를 알기에 굳이 점쟁이한테 줄 서지 않아도 길복을 불러들이는 줄이 어디인지 알게 된다.

길복을 불러들이는 방법
- 뼈가 하늘과 나를 이어주는 탯줄이라는 것을 안다.
- 길복은 내가 불러들인다는 것을 알아야 한다.
- 뼈 관리를 잘 해서 길복에 줄을 서야 한다.

뼈를 알아야 산다-**의술혁명**

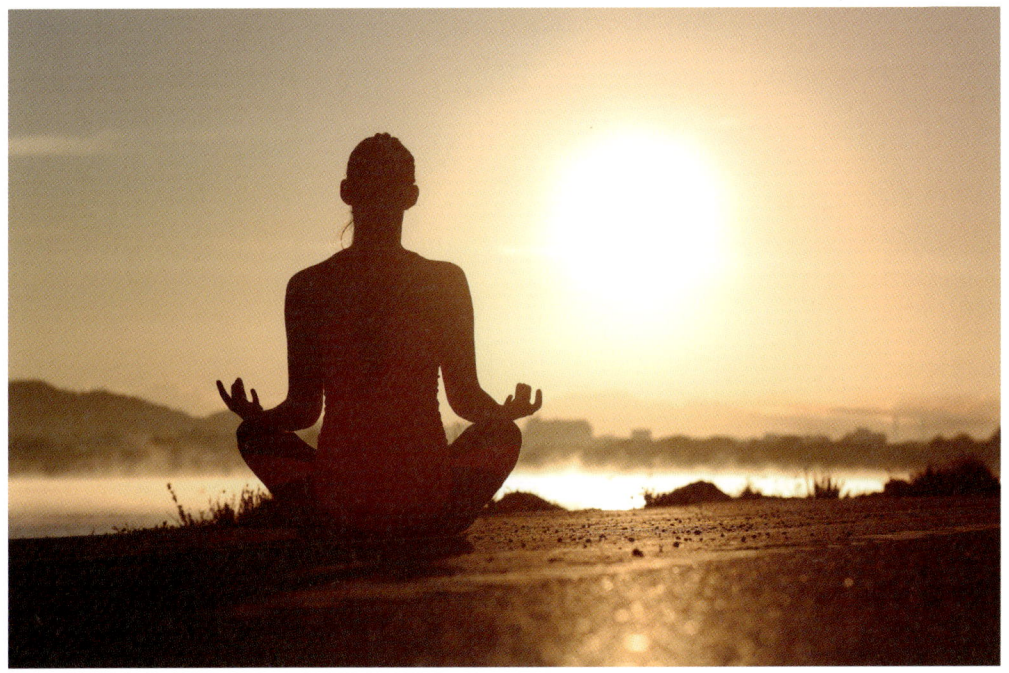

14강 4차원의 천(天)과 요(夭)

주요 주제
천성을 바꾸는 방법
의술과 뼈의 관계

다음 할 일
뼈에 대한 연구 진행
오래 살고 볼 일

천(天)자와 요(夭)자를 보면 차이가 보인다. 천은 지붕이 반듯하다. 요는 지붕이 삐딱하다. 천은 정(正)이고 요는 곡(曲)이다. 천성이 천(天)에 있으면 공명정대해서 밝다. 하지만 요(夭)에 있으면 자나 깨나 못된 짓만 생각하고 못된 짓만 하다 죽는다.

우리 민족은 출생이 천이다. 그런데 자라면서 요가 된다. 여자도 처녀 때는 다리가 쭉 곧지만 애 낳고 나면 다리가 부으면서 휘어진다. 그렇게 곡이 되어 천에서 요로 되어버리는 것이다.

태극(太極)이라는 말은 태초부터 상극이다. 영원히 화합할 수 없는 것이 태극이다. 죽고 살기로 서로 죽이는 것이 태극이다 보니 우리나라에는 성격이 날카로운 사람이 참으로 많다. 부부나 자식 간에도 갈수록 날카로운 사람들이 늘어나고 있다. 참으로 안타까운 일이다.

우리나라가 잘 되려면 태극을 없애고 이제부터 무극(無極)으로 바꿔야 한다. 무극, 극이 없어야 화합으로 갈 수 있다.

천성은 타고난 성품이라 바꿀 수가 있다. 이것을 바꿀 수 있는 것은 당사자의 심경변화가 있어야 한다. 이 심경변화는 감동이 있어야 가능하다. 사회를 저주하고 인질을 잡고 난리를 피우던 사람도 누군가에게 감동을 받으면 심경변화를 일으켜 자수하고 나온다. 감동의 힘은 매우 크다.

건강도 마찬가지다. 건강하지 못한 사람은 천성으로 자기 하던 대로 해서 병을 얻게 된 것이다. 천성을 바꿔야 하는데 결코 쉽지가 않다. 당사자가 감동을 받아 심경의 변화를 일으키기 전에는 결코 바랄 수 없는 일이다.

지구상에 수많은 나라가 건설되고 망했지만 홍익인간(弘益人間)이란 말은 우리 민족밖에 없다. 건국이념이 홍익인간이다. 얼마나 대단한 일인가? 그런데 지금은 홍익대학과 철도청의 홍익회밖에 남지 않았다. 더 이상 이래서는 안 된다. 내가 일어난 이유가 여기에 있다. 홍익인간의 이념을 더욱 널리 펼쳐야 한다. 이것이 바로 예수님의 사랑이고, 부처님의 대자대비한 마음이다.

우리 민족은 이제 '**홍익인간**'으로 세계를 지배한다. 징기스칸처럼 활과 칼로 사람을 죽이며 지배하는 것이 아니고, 홍익인간의 의통력(醫通力)으로 사람을 죽음에서 구해 인류를 지배하는 것이다.

내가 이런 이야기를 하는 것은 여러분의 의통력을 완성시켜주기 위해서다. 지금 양방이나 한방은 상당히 불안하다. 병을 고친다고 고쳐도 못 고치는 병이 더 많다. 불치병, 고질병, 난치병, 희귀병 등 수천 년부터 내려오는 병들이 지금도 계속 이어지고 있는데 과학이 아무리 발달해도 이런 병들은 못 고친다. 미국에서는 5년 전부터 종합병원에 메디테이션룸(meditation room)을 두기 시작했다. 큰 병원은 없는 데가 없다. 현대의학을 하고 있는 사람의 수준이 이렇다. 과학과 기계를 이용해서 잠시 눈에 띄는 치료 효과를 나타낼 수는 있어도 완전히 고치지 못하고 있다. 병이 요(夭)에서 오는 것으로 보고 있기 때문이다.

> **우리 민족의 저력**
> - 우리 민족은 '**홍익인간**'이 건국이념이다.
> - 우리 민족은 의통력으로 인류를 지배할 것이다.

사람은 육체, 정신, 영혼의 삼위일체로 이뤄졌다. 그래서 육체에서 병이 들어도 올 수가 있고, 정신에서 병이 들어도 올 수 있고, 영혼에서 병이 들어올 수 있다. 육체에서 들어온 병은 지금 의술로 거의 다 효과를 본다. 그러나 정신과 영혼에서 들어온 병은 현대 의술로 효과를 못 보고 있다.

일례로 미국은 최첨단 과학기술을 이용해서 MRI CD 창을 만들었다. 이를 개발해서 병이 무엇인가 찾아내기 시작했는데 아무리 찍어도 병이 나오지 않는 것들이 많다. 아무리 최첨단 기술을 동원해서 스캔을 해도 병은 안 잡히고 상처만 잡혔다. 그래서 20년 전부터 대체의학이 나왔다. 현대의학이 가지고 있는 의학 이론으로는 병을 고칠 수 없다는 것을 깨달은 것이다.

육체는 어떨까 해서 열어봤는데 골(骨)이 90%인데 육(肉)이 10%밖에 안되는 것으로 나왔다. 나는 식물인간이 돼서 뼈에 가죽을 도배할 정도로 완전히 말라 봤는데, 심장하고 장기 창자 다 줄어버렸다. 6개월 동안 미음만 먹고 주사를 맞고 살다 보니까 뼈만 남았다. 이때 비로소 우리의 육체는 골이 90%이고 육이 10%밖에 안 된다는 것을 알았다.

의술은 반드시 뼈를 알아야 한다. 혈액을 생산하는 뼈에서 병이 나오는 걸 알아야 한다. **'어떤 병도 뼈를 알아야 병이 보인다.'** 이것은 의학의 아버지 히포크라테스가 2500년 전에 한 말이다. 하지만 그런 히포크라테스도 나한테 욕을 먹었다. 그가 2500년 전에 치료법까지 만들었으면 인류 역사가 바뀌었을 텐데 왜 안 만들어놨냐는 것이다.

뼈는 혈액을 생산한다. 글을 못 읽으면 문맹이라고 한다. 글자를 읽어야 사람이 깨어나니까 문맹을 깨치려고 교육을 한다. 인류는 뼈를 모르니 거의 다 골맹이라고 할 수 있다. 뼈를 알아야 병에서 깨어나니까 골맹을 깨치려고 내가 교육을 하는 것이다.

> **의술인이 알아야 할 것**
> - 사람은 육체, 정신, 영혼의 삼위일체로 이뤄졌다.
> - 뼈를 알아야 병이 보인다.
> - 뼈가 혈액을 생산한다.
> - 골맹을 깨쳐야 어떤 병이든 고칠 수 있다.

나는 무술인이다. 나는 한 50년 무술을 했다. 무술은 뼈를 개발한다. 플라스틱 봉을 막 문지르면 전기가 생해서 열을 냈다. 종이를 찢어서 갖다 대면 자력이 종이를 붙였다. 나는 여기서 전기를 찾아냈다. 무술을 하면서 뼈를 자극하면 전기가 발전된다는 사실을 찾은 것이다.

  사람의 몸에도 전기가 작동한다. 그런데 이게 무슨 전기인지 모르니까 아기가 경기(驚氣)를 일으키고, 간질병 환자가 발작을 하고, 중풍 환자가 몸을 움직이지 못하는 것의 원인을 찾지 못한다. 그러니까 치료법도 제대로 찾지 못하는 것이다. 아기는 태어나면 꼼지락거린다. 한두 살이 되면 일어나서 걷기 시작한다. 발가락을 꼼지락거리면서 일어나 걷는 힘을 키우는 것이다. 이때 발뒤꿈치 뼈에서 전기를 발전한다는 사실을 찾아냈다. 여러 가지 병의 원인이 이런 전기 이상에서 비롯됐다는 사실을 알아낸 것이다.

  병은 사람에게 고장이 난 것이다. 고장난 거는 무조건 약으로 고치는 게 아니다. 여러분이 이걸 알면 된다. 집안의 전기가 고장 났다고 약을 뿌려서 고치지는 않는다. 마찬가지로 사람이 고장났다고 해서 약부터 뿌릴 필요가 없다. 고장난 곳을 찾아 고치면 다시 전기가 들어오니까 병이 깨끗이 낫는 것이다.

병의 원인과 치유 방법
- 사람의 몸에도 전기가 발동한다.
- 사람의 몸속의 전기는 뼈로 통한다.
- 병이 났으면 전기가 통하는 뼈의 이상을 살펴야 한다.

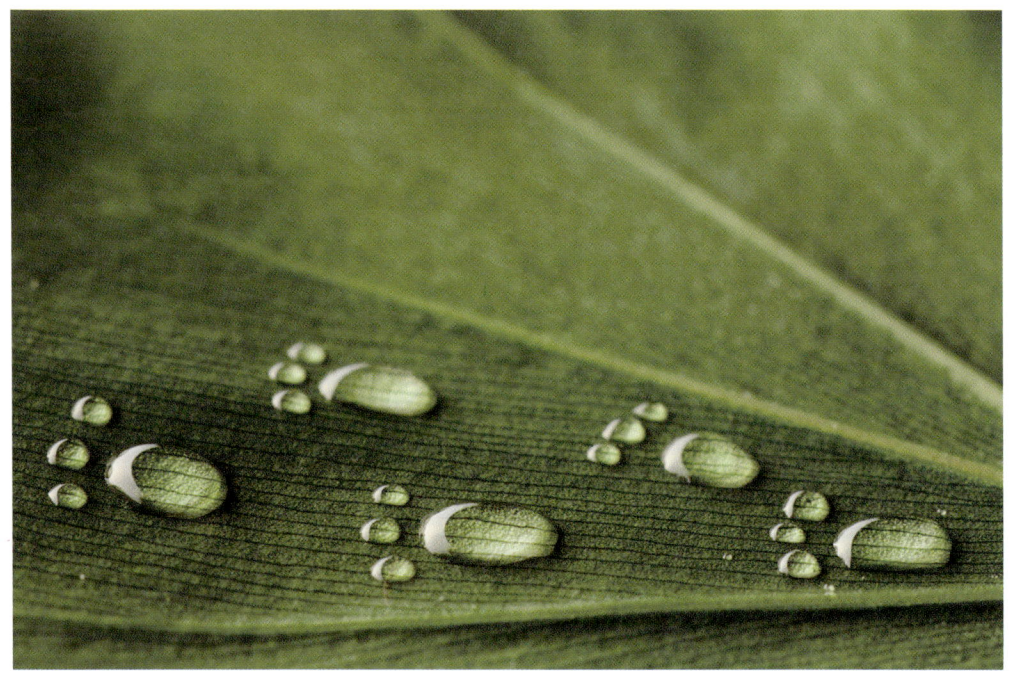

15강 4차원의 생명, 운명, 숙명

주요 주제
인생의 정의와 건강한 삶의 중요성
생명, 운명, 숙명에 대한 접근
사주팔자의 액운에서 벗어나는 방법

다음 할 일
인생의 정의를 내리는 작업 진행
도통력을 닦는 방법

인생이란 무엇인가? 자신있게 답할 사람이 누가 있을까? 아무리 공자왈 맹자왈을 배웠어도 인생의 정의를 내리기란 쉽지 않다.

"너 자신을 알라."

그 유명한 소크라테스도 인생의 정의를 내린 바가 없다. 칸트, 헤겔, 니체 같은 철학자들도 딱히 정의를 내리지 못했다. 사람이 살아 있으면 인생이고, 죽으면 인사(人死)인걸 보면 인생의 정의를 내리기란 쉽지가 않다.

인생의 대접을 못 받는 것은 죽는 것이다. 따라서 인생은 어떻게 사람 대접을 받으며 오래 건강하게 사느냐에 초점을 맞춰야 한다. 사람은 100살 넘게 사는 사람도 있고, 나자마자 죽어버리는 사람도 있다. 또 어떤 사람은 부잣집의 자식으로 태어나고, 찢어지게 가난한 집에 또 태어나는 사람도 있다. 인생의 정의를 내리는 것보다 어쩌면 이런 것에 대해 깊은 성찰을 해보는 것이 더 중요할 수 있다. 사람으로 태어나서 오래 건강하게 살면서 사람 대접을 받는 삶은 누구나 꿈꾸는 인생이기 때문이다. 그래서 우리는 도를 닦아야 한다. 도하고 학문은 다르다. 학문은 가르쳐 주는 대로 공부하면 되지만, 도는 스스로 깨달아야 한다.

> **인생의 의미**
> - 인생의 정의를 내리기는 쉽지 않다.
> - 인생은 어떻게 사람 대접을 받으며 오래 건강하게 사느냐에 초점을 맞춰야 한다
> - 학문은 가르쳐 주는 대로 공부하면 되지만, 도는 스스로 깨달아야 한다.

생명이라고 할 때 명(命)자는 운명에도 붙어 있고, 숙명에도 붙어 있다. 이 명에는 하늘하고 관계가있다는 해석이 나온다. 세상을 살면서 우리는 법령(法令)의 제약을 받는다. 이때 법령의 영(令)자는 땅이고, 인명의 명(命)자는 하늘이다.

이 명(命)은 영혼의 세계인 5차원이다. 3차원은 우리가 지금 살고 있는 이승이고, 4차원은 저승이고, 5차원은 원(元)승이다. 이때 원(元)은 '**모든 것의 시작이자 으뜸이 된다.**'는 뜻이다. 생명은 3차원이고, 운명은 4차원이고, 숙명은 5차원이다. 우리가 이 구도를 알아야 한다.

우리가 살아가면서 착한 사람도 만나고 나쁜 사람 만나는 것은 운명이다. 숙명은 천적을 말한다. 주변을 보면 누가 돈을 빌려달라고 하면 아예 귀를 막다가도 천적을 만나면 뭐에 씌인 듯이 돈을 쏟아붓는 사람이 있다. 아무리 보아도 아닌데 콩깍지가 쓰여서 히죽히죽 웃으며 돈을 빌려준다. 결국 털려 버리고 나서야 알아차린다. 이처럼 손해를 보면서도 쏟아붓는 것이 숙명이다.

이런 걸 피하려면 도를 배워야 한다. 하늘의 이치를 알아야 한다.

생명, 운명, 숙명의 관계
- 생명, 운명, 숙명의 명(命)인은 하늘과 관계가 있다.
- 생명은 3차원, 운명은 4차원, 숙명은 5차원이다.
- 숙명은 피할 수 없는 천적을 말한다.

우리 민족은 세계에서 가장 뛰어난 하늘의 백성, 천민(天民)이다. 천민(天民)은 하늘에서 비를 내려주고, 공기를 만들어 주고, 생명을 내려 보내준다. 그런데 이게 잘못 쓰이면 천민(賤民), 즉 완전 양아치가 된다. 우리나라 부자들 양아치가 참 많다. 개처럼 벌어서 정승처럼 산다고 그러는데, 개처럼 버는 것은 봤어도 정승처럼 쓰는 것은 못 봤다. 천민(天民)임을 잊고 천민(賤民)이 되어 살고 있는 것이다.

미국의 유명한 대학에서는 한국 사람이 들어오는 걸 싫어한다. 그 대학을 졸업해서 성공하는 사람은 꼭 모교에 기부를 하는데, 한국 사람은 그런 사람은 전부 자식들에게 물려주고만 있다. 말 그대로 천민(賤民)이라 그렇다.

천민(天民)은 아주 고생해서 번 돈 5억, 10억 이런 것을 좋은 일 하는데 서로 내놓는다. 그런데 천민(賤民)은 전경련이나 하면서 정책적으로 몇 억씩 생색으로 내놓는 것 말고는 사회를 위하여 내놓는 사람이 없다. 3차원밖에 모르기 때문이다. 우리나라가 잘 되려면 이제 제발 천민(賤民)들이 없어져야 한다.

옛날 사람들은 하늘을 알았다. 종교를 떠나서 하늘에 생명이 있는 걸 알았다. 지금이라도 다시 예전의 천민(天民)으로 돌아가야 한다. 선한 것을 알고 선행을 하면 옳은 것이다. 제일로 여기는 것은 착함을 실천하는 것이다. 도를 닦는 사람은 이걸 안다. 그래서 자신의 운명도 볼 줄 안다. 천(天)에서 내려오는 사람은 다 옳고 좋은 것을 내려주는 특징이 있다.

천민(天民)과 천민(賤民)
- 천민(天民)은 하늘에서 내려준 사람이고 천민(賤民)은 양아치다.
- 천민(天民)은 기부를 잘 하지만 천민(賤民)은 자식만 챙긴다.

나는 숙명을 바꾸는 능력을 가르치고 있다. 누구든지 한 2년 정도 배우면 자기 운명의 판을 바꿀 수가 있다. 60% 정도 맞는 사주팔자도 내가 원하는 쪽으로 바꿀 수 있다. 얼굴로 보는 관상도, 손금으로 보는 수상도 내가 원하는 쪽으로 바꿀 수 있다.

내 손금은 24살 때 식물인간이 되면서 생명선이 끊어졌다. 이 생명선을 건너오는데 5년이 걸렸다. 유명한 관상쟁이를 만났는데 그때 내 수상을 보더니 놀랐다고 했다. 수상에 의하면, 현재 사주팔자면 죽어서 없을 사람이라고 했다. 그런데 지금 환갑도 지나 멀쩡히 살아있다.

숙명을 피해가는 힘을 '도통력'이라고 한다. 자동차 사고는 양쪽 차가 부딪혀 일어난다. 사고가 나면 그 원인을 연구해야 재발을 막을 수 있다. 어떻게 그 시간에 그 장소에서 부딪혔냐는 것이다. 사고가 날 조건들이 딱 들어맞아서 사고가 나는 것이다.

과학적이고 기계적인 사고로는 원인을 찾기 힘들다. 도를 공부해서 도통력을 가져야 찾을 수 있다.

병도 마찬가지다. 병이 찾아들어올 조건이 딱 들어맞으면 병이 되는 것이다. 따라서 병에서 벗어나려면 이렇게 딱 맞아 떨어진 원인이 어디에 있는지 알아야 한다. 사람에게는 그 원인이 뼈속에 들어있다. 비행기가 착륙하려면 활주로에 불을 켜줘야 된다. 나쁜 액운이 있어서고 병을 일으키는 것은 뼈속에 있는 액운이 들어오도록 불을 켜주는 끄나풀이 있기 때문이다. 이때 뼈속에 병의 원인이 들어있는 걸 알고 그것을 제거해버리면 금방 낫게 된다.

천생연분이 있고 평생원수가 있다. 소위 숙명이다. 100가지를 다 잘 해주면 천생연분이고, 99가지를 잘 해주고도 하나를 못해주면 평생원수가 된다. 도통력은 이런 걸 감지해서 위기를 피하는 지혜와 슬기를 갖추게 해준다.

숙명과 사주팔자
- 숙명과 사주팔자는 얼마든지 바꿀 수 있다.
- 숙명과 사주팔자를 바꾸는 힘이 도통력이다.
- 도통력은 액운을 감지해서 위기를 피하게 해준다.

뼈를 알아야 산다-**의술혁명**

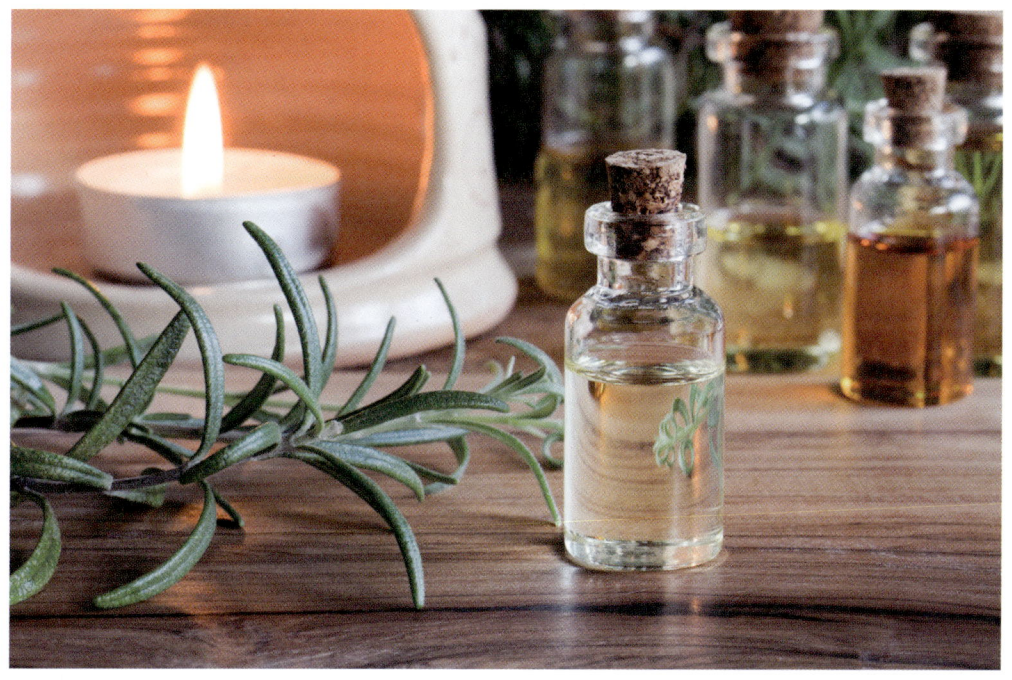

16강 생로병사 (生老病死)

주요 주제
사후 세계와 질병의 근원에 대한 이해와 대처 방법

다음 할 일
미라클터치에 대한 연구 진행
병의 근원에 대한 연구 진행

하늘에서는 좋은 것만 주는 게 아니라 나쁜 것도 엄청 많이 준다. 병도 내려오고 액운도 내려온다. 우리는 하늘에 침입에 일방적으로 당하고 있다. 나는 이 점이 불만이다. 당하는 것은 우리인데 왜 우리는 주인이 되어 선택하지 못하는가?

희노애락이 있다. 그 위에 길흉화복이 있다. 그 위에 흥망성쇠가 있다. 개인의 흥망성세, 가문의 흥망성세, 국운의 흥망성세, 민족의 흥망성세가 있다. 그 위에 생로병사가 있다. 주몽이 고구려를 세웠다 망하고, 대조영이 발해를 일으키고 망하고, 200년, 300년 이렇게 하면 나라가 늙어 망하는 것이다. 개인이나 가정이나 나라나 민족이나 전부 바둑판처럼 들어간다.

생은 무엇이냐? 인간이 태어나는 것이다. 생은 밥 먹는 것이 것이 아니라 어디에서 와서 살아있냐는 것이다. 어떻게 태어나느냐? '인과응보'를 알아야 한다. 선행을 한 사람은 선행으로 보답받고, 악업을 지은 사람은 악업으로 보답을 받는다. 도를 배워 운명을 보는 사람은 인과응보를 볼 줄 안다. 이런 애를 낳으면 집안이 일어난다, 이런 애를 낳으면 집안이 망한다는 것을 안다. 전생에 어떤 업을 지었느냐에 따라 자식이 그대로 태어나서 갚는 것이 인과응보이기 때문이다.

평생 원수는 죽지도 않는다. 자식도 마찬가지다. 부모보다 먼저 죽는 자식은 옛날에 집 안으로 시체를 들이지도 않고 화장을 해버렸다. 부모보다 먼저 죽는 것은 원수지간이다. 부모한테 고통을 주기 위해 먼저 죽는 것이다.

인과응보의 법칙
- 선행을 한 사람은 은혜로 보답을 받는다.
- 악업을 지은 사람은 벌로 보답을 받는다.
- 도를 배운 사람은 인과응보를 알고 자신이 선택한다.

노는 늙는 것이다. 인간은 100세가 넘어야 노화가 시작된다. 뼈를 잘 관리한 사람은 120세부터 노화가 시작된다. 그 전에는 늙으면 안 된다. 그 전에 늙는 것은 여러분이 다 반칙하는 것이다. 육(肉)이 늙는다고 하는데, 어차피 이런 것들은 숨 떨어지면 3일 후에 썩어간다. 그런데 뼈는 천년이 가도록 남아 있다. 여러분 몸속에 이렇게 중요한 걸 가지고 있다. 이것을 관리할 줄 모른다. 이래서 전부 안 늙을 나이에 늙고 안 걸릴 때에 병 걸리고, 아주 얼마든지 살 나이에 죽는 것이다.

병은 지식으로는 알 수 없는 하늘에서 오는 것이다. 지식인들이 병의 원인을 풀지 못하는 것은 알량한 지식 때문이다. 몇 가지 아는 것을 가지고 전부를 다 안다 생각하지만 정작 가장 중요한 하늘을 모르기 때문이다.

옛날 노인들은 글도 모르고 자기 이름도 못 썼지만 하늘이 있는 줄은 알았다. 그래서 필요한 것이 있으면 하늘을 보고 기도해서 찾았다. 병에서 벗어나려면 생명 에너지가 내려오는 하늘을 공부해야 한다. 생명은 하늘하고 직접 관계가 있다는 것을 알아야 한다.

병의 원인과 해결책
- 병은 지식으로 알 수 없는 하늘에서 온다.
- 병을 고치려면 알량한 지식에서 벗어나야 한다.
- 생명 에너지가 내려오는 하늘을 공부해야 한다.

사(死)는 죽음이다. 지금 우리가 살고 있는 건 이승이다. 저쪽에 있는 건 저승이다. 이승에서 저승으로 가는 것이 죽음이다. 별세했다는 말은 자기 살 만큼 살았다는 말이다. 별세는 보통 90에서 100살을 우선으로 본다. 사람이 100살을 못 살면 병한테 암살을 당하는 것이다.

생과 사가 하나로 이어져 있고, 병과 노가 하나로 이어져서 교차해서 당기는 것이다. 생사가 하나로 당기고, 병로가 하나로 당기며 살아간다. 죽음이 아니고 갈 거(去)자가 되려면 150년은 채워야 한다. 150세 전에 죽는 것은 나이도 어리게 죽는 것이다.

늙기 시작하면 수족이 냉하다. 손가락을 잡으려면 잘 안 펴지고 마비가 일어난다. 마치 나뭇잎이 마를 때 끝에서부터 마르는 것과 같다. 무릎이 까져서 상처가 생기면 딱지가 생기면서 낫기 시작했다. 이 딱지를 보고 혈액의 비밀을 찾아냈다. 왜 피가 났을 때는 빨간 색인가? 뼈가 혈액을 만들 때는 진물이 난다. 혈액이 물의 상태라는 것을 보여준다. 그래서 처음부터 붉은 색깔이 아니다. 이것이 혈관으로 들어가면서 농도가 강해져서 진물로 나타난다. 혈액이 혈관에 들어가면서 9배나 강해지니까 검붉은 색깔로 나타난다. 혈관이 밖으로 나오면 퍼지니까 색깔이 빨간 색으로 변한다. 늙는 것은 수액이 혈관 끝까지 가지 못할 때 생긴다. 여기서 중요한 것은 노화된 것을 도로 어떻게 젊게 만들어 노화를 방지하느냐다. 노화되면 쓸데없는 병을 많이 만나기 때문이다.

병은 벌이다. 본인한테 벌이고, 아내에게 벌이고, 남편에게 벌이다. 가족 모두에 대한 벌이다. 죽음도 마찬가지다. '암살'은 병이 나를 죽이는 것이다. 죽음은 여러분 몸 안에 있는 자기 생명을 암살하는 것이다.

생노병사의 비밀을 알면 신비는 더 키우고 비밀은 막아서 없애는 능력을 갖게 된다.

생로병사의 관계
- 생은 사와 병은 노와 연결되어 있다.
- 병은 벌이고 병으로 죽는 것은 암살이다.
- 생로병사의 비밀을 알면 신비는 커지고 비밀은 막아서 없애는 능력을 갖게 된다.

뼈를 알아야 산다-**의술혁명**

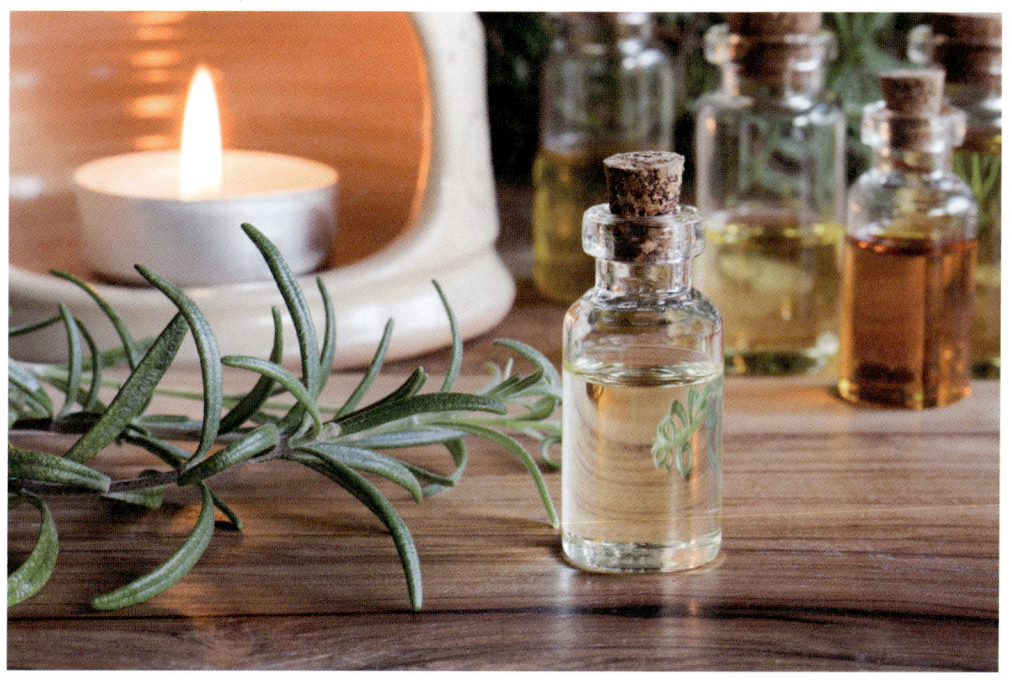

17강 인간의 99.99%가 병에게 암살당하고 있다

주요 주제
희노애락과 생로병사에 대한 이해
길흉화복과 생로병사에 대한 이해
이원법에 대한 이해

다음 할 일
운명과 숙명에 대한 연구 진행
병과 치유에 대한 연구 진행

사람이 태어나면 기쁨도 있고, 화도 나고, 슬픔도 있고, 즐기는 것도 있다. 이런 것이 연결되어서 점철된다. 죽을 때까지 '희노애락'은 끊임없이 돌고 돌며 이어진다. 그런데 사람에겐 몫이 있다. 자신에게 주어진 기쁨의 몫이 어느 정도며, 화낼 몫이 얼마며, 슬픈 몫이 얼마며, 즐길 수 있는 몫이 얼마인지 아는 것이 매우 중요하다. 이 몫을 분명히 해야 내가 내 인생의 주인이 되어 내게 주어진 몫을 늘리거나, 줄이거나 선택할 수 있기 때문이다.

사후 세계는 말 그대로 죽어야 들어가는 4차원이다. 모든 종교는 사후 세계가 있다. 우리가 이것을 사전에 안다면 삶을 유익하게 살 수 있다. 시험을 볼 때 분명한 답을 안다면 답을 몰라 볼펜도 굴리고, 컨닝도 하면서 애를 태우지 않아도 되는 것처럼 지금 내 앞에 닥친 생로병사의 문제로 애를 태우지 않아도 될 것이기 때문이다.

희로애락, 사람은 기분이 좋으면 웃는다. 슬프면 운다. 이는 본능적인 반응이다. 그런데 우리가 건강하게 오래 살려면 본능적인 반응에 나를 맡길 것이 아니라 내게 주어진 본능을 적절히 통제하며 내가 원하는 대로 바꿔가는 능력이 필요하다.

생로병사는 희노애락과 서로 연결되어 있다. 태어나면 기뻐하거나 즐거워 하고, 늙고 병들고 죽으면 화를 내거나 슬퍼한다. 모든 것이 다 본능적으로 이뤄진다. 하지만 태어나면 반드시 죽기 마련이다. 기뻐한다고 늙지 않는 게 아니고 슬퍼한다고 죽는 것이 아니다. 태어났기 때문에 늙고 병들고 죽는 것은 당연한 과정이다. 그런데 무엇을 기뻐하고 무엇을 슬퍼한단 말인가?

희노애락과 생로병사
- 희노애락은 생로병사와 함께 끊임없이 이어진다.
- 본능에 따르면 희노애락은 생로병사에 따를 뿐이다.
- 건강하고 오래 살려면 자신의 희노애락을 스스로 선택해야 한다.

길흉화복도 말도 못할 정도로 많다. 희노애락, 생로병사와 연결되어 있다. 기쁘려면 흥함이 있어야 하고, 성해야 하고, 길해야 한다. 복이 있어야 기쁘고, 지금 복이 없는데 복이 생기려면 다음에 태어나야 한다. 살아가면서 항상 기쁘려면 흥과 성, 길과 복이 서로 연결돼야 한다. 몫으로만 본다면 이래서 항상 기쁘기가 힘이 든 것이다. 그런데 사람은 살면서 기쁜 것을 떠올려 보라고 하면 손가락으로 헤아려도 얼마 안 되는 것처럼 여긴다. 기쁨의 조건을 흥성과 길복에만 두고 있기 때문이다.

죽을 때 눈 감고 편안하게 죽는 사람이 몇 명이나 되는가? 살려고 발버둥치는 사람들이 많다. 아직 못한 게 많다고 생각하기 때문이다. 60살된 사람이 "10년만 젊었으면" 하는 말은 "난 참 바보처럼 살았군요."라는 유행가와 같은 것이다. 60된 사람이 "내가 인간으로 태어나서 이만하면 됐지"라고 하는 사람이 얼마나 될까? 엄마 아빠를 잘 만나서 사랑을 독차지하고, 또 자기를 중심으로 산 사람이라면 가능할까? 또 신혼부터 지금 한 몇십 년 금실 좋게 살았고, 자식을 낳았는데 알아서 건강하고 공부도 잘 하고 출세도 하고 늙은 부모한테 잘 하는 사람이 얼마나 될까?

길복과 흥성에서만 락을 즐기려고 하니까 도박이 나오고 마약이 나오는 것이다. 괴로움이 많으니까 그것을 잊으려고 도박과 마약을 하는 것이다. 온전하게 생활에 만족하면 도박과 마약은 하지 않는다.

진정한 낙을 찾으려면 그 몫을 내가 스스로 선택할 수 있는 능력을 갖춰야 한다. 나는 이 능력이 뼈 속에 있음을 찾아냈다. 사람의 뼈를 만져보면 이런 것이 얼마나 많은지 모니터처럼 펼쳐진다. 기쁘고, 즐거웠던 모습이 한눈에 보인다. 인생을 즐기며 산 사람들의 뼈는 아스팔트 깔아놓은 길처럼 노면이 고르다. 그러나 산전수전 겪은 사람들은 노면이 엉망으로 나온다. 올라가고 내려가고 이런 굴곡을 보면서 내가 그 사람의 운명을 찾아내는 것이다.

여러분은 뼈도 한번 본 적이 없다. 뼈를 모니터처럼 만져본 적이 없으니까 **'미라클 터치'**를 해야 한다. 그러면 거문고 타듯이 부드럽게 탈 수 있다.

진정한 낙을 찾는 방법
- 생로병사 길흉화복과 관계없이 스스로 희노애락을 선택해야 한다.
- 인생을 즐기면 산 사람은 뼈가 고르다.
- 미라클터치로 뼈를 고르게 하면 낙을 찾을 수 있다.

길흉화복은 운명이고, 생로병사는 숙명이다. 지진이 일어날 때 진앙지에서 주파수가 나온다. 그걸 알면 살 수 있다. 사람이 죽을 때도 주파수가 온다. 내가 그걸 안다. 앞으로 나한테 배우면 여러분도 이런 능력을 갖게 된다. 그래서 사람을 살릴 길이 있다. 나는 사후 세계를 미리 알아봤다.

하늘에서 주파수가 내려오면 뼈에서 그걸 받는다. 오래 살아본 사람은 상대방의 안색만 봐도 건강한지 안다. 안색이 좋으면 신수가 좋다고 한다. 통찰력을 갖추면 이런 능력을 개발해서 몸 안에 들어 있는 나쁜 것들을 나가게 할 수 있다.

유명한 사주 보는 사람은 흉(凶)과 화(禍)가 되는 걸 안다. 이게 뼛속에 들어 있다. 그걸 끄집어내야 한다. 그러면 그걸 길복(吉福)으로 바꿀 수 있다. 망하는 것을 성한 걸로 바꿀 수 있다. 쇠하는 것을 흥한 것으로 바꿀 수도 있다.

모든 법칙은 이원법으로 움직인다. '호사다마'는 좋은 일에 마가 많다는 것인데, 전화위복, 새옹지마는 길흉화복이 얼마든지 바뀐다는 말이다. 하늘이 있고 땅이 있는 것처럼 이처럼 길흉화복은 이원법으로 이뤄져 있다. 길이 있으면 흉이 있고, 화가 있으면 복이 있다. 이것들은 사람이 어떻게 하느냐에 따라 바꿀 수 있다.

기독교는 '성령'과 '악령'이라는 이원법이 있다. 불교도 선(善)과 악(邪惡)이라는 이원법이 있다. 생명이 있으니까 죽음이 있는 것도 이원법이다. 좋고 나쁨은 있는데, 중요한 것은 그것을 바꾸는 것은 인간의 선택에 있다는 것이다.

예를 들어 제1차 세계대전이 끝나자 연합국은 독일이 무기를 못 만들게 화약 공장을 폐쇄해버렸다. 그런데 히틀러는 집권하자 무기를 만들기 위해 염료공장을 만들었다. 당장 국제법으로 화학공장을 못 만드니까 옷을 물들이는 염료공장을 만든 것이다. 화학공장과 염료공장은 원소 기호에 딱 하나의 차이가 있을 뿐이었다. 전쟁 준비를 마친 히틀러가 명령을 내리자 24시간 내에 염료공장이 화약공장으로 바뀌었다.

운명과 숙명
- 길흉화복은 운명이고, 생로병사는 숙명이다.
- 길흉화복은 선악처럼 이원법으로 이뤄졌다.
- 이원법은 어느 쪽을 선택하느냐에 따라 쓰임이 달라진다.

이게 이원법이다. 병이 있으면 건강도 있다는 것도 이원법이다. 예를 들어 아파서 병원을 찾아갔는데 그곳에서 못 고치면 어떻게 하는가? 실제로 불교 신자는 부처님한테 매달리고, 기독교 신자는 예수님 기도에 매달려서 고친 사람이 많다. 목사님 안수기도, 장로 집사 안수기도를 해서 병을 고친 사람이 많다. 그래도 못 고치면 부처님도 찾아간다. 큰스님 작은스님 보살들이 병을 고쳐준다. 반대로 부처님을 통해 못 고치면 교회를 찾아가서 고치는 이들도 많다. 이것도 안 되면 무당, 점쟁이를 찾아가서 고치는 이들도 많다. 과학적으로 증명할 수 없는 일들이 많이 벌어지고 있다. 이렇게 과학으로 증명할 수 없는 병을 고치는 것들의 공통점은 하나로 이어진다.

병이 하늘에서 오니까 종교인들이 고칠 수 있는 것이다. 물론 종교인들도 한계가 있다. 사후 세계를 못 봤기 때문에 이원법으로 이뤄진 병과 건강이 본인의 선택으로 뒤집어지는 걸 모른다. 병이 하나 생기면 건강하게 만드는 인자가 형성되는 걸 찾아내서 고치는 방법을 알아내야 하는데, 그것을 모르기 때문에 그저 신에게 매달리기만 하면 될 때도 있지만 안 될 때도 있는 것이다.

에너지는 우주에서 내려온다. 별들이 소멸되고 생성되는 것이 우주의 에너지다. 이 에너지를 가지고 과학인 기계로 봐서는 안 된다. 여러분들은 우주의 에너지가 주는 기쁨을 알아야 한다. 선한 사람의 기쁨은 남한테 줘서 기쁘고, 못된 놈의 기쁨은 뺏어가서 없애니까 좋다. 착한 사람은 남에게 잘해주는 것이 즐거우며 기쁘다. 그런데 못된 놈은 남을 두드려 패서 고통을 받아야 자기가 기쁘다. 기쁨이라도 질이 다르다. 마치 하늘의 에너지와 병의 에너지와 같다.

여러분은 나쁜 기쁨에 대한 응징력을 갖춰야 한다. 스스로 응징력을 갖춰야 기쁨을 누릴 수 있다. 깡패를 만나서 두드려 맞는데 무슨 기쁨이 있겠나? 깡패에 맞서 그들의 기쁨을 뺏어야 내가 기쁜 것이다. 마찬가지로 병에 두드려 맞는데 무슨 기쁨이 있겠나? 병에 맞서서 병의 기쁨을 뺏어야 내가 기쁜 것이다. 나쁜 것에 대한 응징력을 키워서 슬픈 일도 기쁘게 만들고 액운도 기쁘게 만들어야 한다.

그런데 여러분은 너무 무방비다. 그러니까 액운이 그대로 작동되고 위험으로 연결돼서 그만큼 피해를 보는 것이다. 이 짧은 인생에 액운을 물리치고 피해도 적게 보고 재미있게 살다가 이 세상을 떠날 때는 미소를 지으면 떠나야 한다. 이제라도 액운에 대한 응징력을 키워야 한다.

병을 고치는 인자
- 병과 건강이 이원법으로 이뤄졌음을 알아야 한다.
- 병에 대한 응징력을 갖춰야 건강할 수 있다.
- 이제라도 액운에 대한 응징력을 갖춰야 한다.

뼈를 알아야 산다-**의술혁명**

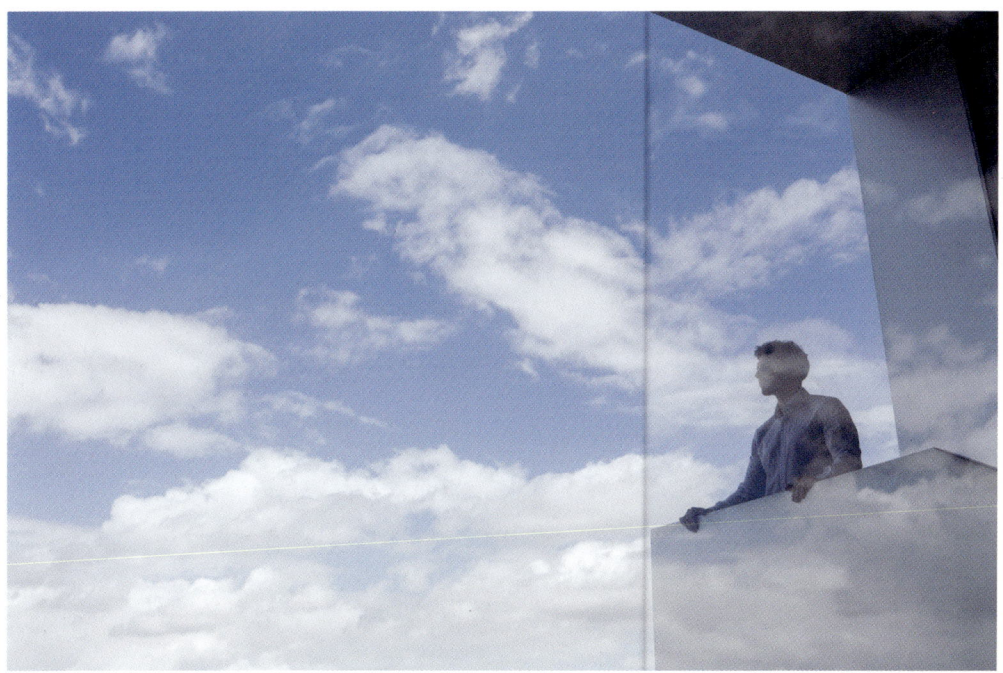

18강 **업장**은 무엇인가?

주요 주제
사후 세계와 영적 세계의 중요성
인과응보와 질병의 관계

다음 할 일
병의 근원에 대한 연구
악업과 악연에 대한 교육

우리는 살아있다. 죽으면 가는 곳이 사후세계다. 사전과 사후가 비포 애프터로 연결이 돼 있다. 불교는 극락, 기독교와 천주교는 천당, 다른 종교도 하늘을 중요하게 여긴다. 과학이 아무리 발달했어도 사후 세계를 아는 사람은 없다. 결국 우리가 아는 사후 세계는 종교적 차원으로 볼 수밖에 없다.

우리는 영적인 5차원이라 그곳을 사후 세계라 본다. 그곳은 생명이 있고 건강이 있는 곳이다. 불교나 기독교를 믿는 사람들은 아플 때 부처님과 하나님께 기도를 해서 현대의학으로 고치지 못하는 병을 고치는 기적을 경험하고 있다. 토속신앙을 가진 이들은 지금도 몸이 아프면 굿을 하는 사람들이 있다. 예전에는 이 동네 저 골목 굿소리가 하루에도 여러 군데서 났다. 실제로 그렇게 해서 효과를 본 사람들이 많았다.

우리도 이것을 알아야 병을 막아낼 수 있다. 부처님을 믿든 예수님을 믿든 사후 세계가 하늘에 있다고 믿는 것처럼 나도 그것을 믿어야 건강하게 살 수 있다.

나도 그중에 한 사람이다.

사후 세계에 대하여
- 사후 세계는 종교차원으로 봐야 한다.
- 사후 세계는 영적인 5차원의 세계다.
- 사후 세계를 믿으면 건강하게 살 수 있다.

"내가 전생에 무슨 죄를 지었길래 이런 병에 걸려 고통을 받나?"

옛날 노인들은 심한 병에 걸리면 이렇게 말했다. 이것을 업장, 업보라고 한다. 나는 경험을 통해 병이 실제로 업장, 업보와 연결돼 있다는 것을 찾아냈다. 그것을 알고 현대의학이나 동양의학도 못 고치는 병들을 이런 지도를 만들어 고쳐내는 것이다.

조선의 왕 태종과 세조는 사람을 많이 죽였다. 태종은 선죽교에서 정몽주 뒤통수를 쳤고 형 동생도 가리지 않고 죽였다. 세조도 조카와 김종서 등 수많은 사람을 죽여버렸다. 태종이 왕이 되었을 때는 하늘이 비를 안 내리는 벌을 내렸다. 흉년이 들자 민심이 무서운 태종이 참회하면서 기우제를 지내자 겨우 내려준 비를 태종우라고 했다. 내가 어릴 때 이런 걸 알고 도를 닦다 보니 지금도 잊지 않고 있다. 세조는 하늘이 죽은 이들을 꿈에 나타나게 하고 각종 종기를 내려보내서 벌로 내렸다. 세조는 이 병을 고치려고 온 팔도의 명산을 찾아다니며 제를 지냈다. 바로 악업에 의한 업장을 받은 것이다.

건강하게 오래 살려면 업장과 업보가 있다는 것을 알아야 한다. 그래야 악업을 알고 악연을 알아서 자신도 모르게 겪는 온갖 해괴망측한 악몽과 각종 질병을 예방하고 고칠 수 있다. 간단하게 생각해서 아프면 다 병이고, 그 병은 다 업보와 업장이라는 것을 알아야 한다.

사람은 영혼, 정신, 육체가 삼위일체로 돼 있다. 영혼이 있고 정신이 있고 육체가 온전히 있어야 건강한 사람으로 살 수 있는 것이다. 육체만 있고 영혼이 나가거나 정신이 나가면 사람 대접을 못 받는다. 육체가 중풍이나 치매에 걸려도 사람 대접을 못 받는다. 정신과 영혼만 있고 육체가 없으면 뇌사자가 되거나 귀신이 되는 것이다.

병원에 가면 혈액 검사하고 심전도 검사했는데 고혈압도 정상이고, 당뇨도 정상인데 아픈 사람이 있다. 이런 사람은 정신, 영혼적인 것에 병이 생긴 것이다. 이걸 모르고 병원에 매달리면 돈만 써버리고 병도 고치지 못하는 것이다.

병에는 크게 세 가지가 있다. 육체에서 생기는 것이 병이고, 정신에서 생기는 것이 질이고, 영혼에서 생기는 것이 환이다. 훌륭한 의사는 환자가 들어오면 육체적인 병이냐, 정신적인 병이냐, 영혼적인 병이냐를 알고 치료한다.

정신적으로 상처를 받으면 정신질환이 생기는데 귀신을 보고, 환청과 환각에 시달린다. 혼자서 겁을 내는 사람은 평소에 나쁜 짓을 많이 한 것이다. 실제로 원자 폭탄을 투하시킨 공군 대위가 나중에 정신병원에 입원해 죽어버린 사례도 있다. 자기가 터트린 원자폭탄에 사람이 죽는 것을 알고는 충격을 받아서 결국 정신질환으로 죽은 것이다.

 죄악을 지어놓으면 반드시 벌로 병질환을 받게 된다. 나쁜 짓을 하면 바로 악업이 된다. 악업은 반드시 병질환으로 업보를 받는다는 것을 알면 나쁜 짓을 안 하게 된다. 건강하게 오래 살고 싶으면 반드시 이런 것을 알아야 한다.

 최면을 아주 잘 거는 사람이 최면을 걸면 그 사람의 전생이 나타난다. 이처럼 여러분 뼈에도 이것이 다 기록이 돼 있다. 놀라운 사실은 이것이 병을 유발한다는 것이다. 이제 여러분은 이걸 알았으니 악업과 악연을 통해 생기는 질병을 예방하고, 또 완치해서 살아생전에 편한 삶을 즐겁게 누리다 세상을 떠날 수 있다.

 70대가 되면 기다리는 것은 질병하고 죽음밖에 없다. 사는 것이 서글프다. 여기에 집착하면 우울증이 걸린다. 인간으로 태어나서 내가 한 것이 뭐가 있나 생각하면 한심하다고 생각하는 것이 우울증이다. 이제 이런 우울증도 거뜬히 이겨내야 한다.

> **병의 발생과 예방**
> - 병은 악업에 의해 받는 업장과 업보다.
> - 나쁜 짓을 하면 악업이 된다.
> - 건강하게 오래 살려면 나쁜 짓을 안 해야 한다.

 자동차가 공장에서 나오면 비싸든 싸구려든 10만 마일은 기본으로 몰 수 있다. 그런데 운전을 잘못해서 5만 마일에 고장이 나면 섣부르게 폐차하는 이들도 있지만, 잘 관리해서 20만 마일도 거뜬히 타는 이들도 있다. 우리의 몸도 마찬가지다. 잘 관리하면 그보다 두 배 이상은 살 수 있고, 잘못 쓰면 기본의 반도 못 쓰고 죽음에 이르게 되는 것이다.

사람은 심장이 박동해야 산다. 심장이 멈추면 그냥 죽는 것이다. 그래서 누구나 심장이 중요한 줄은 안다. 그런데 그 심장이 품어내는 혈액을 만드는 것이 뼈라는 것을 아는 사람은 거의 없다. 정말 중요한 사실이다. 따라서 혈액을 생산하는 뼈만 물고 늘어지면 답이 나온다. 우울증 정신병까지 뼈만 잘 관리하면 100% 고칠 수 있다. 그 의술을 내가 만들어냈다.

우리의 직장 속에는 항상 변이 들어 있다. 그 일부가 성기와 항문을 통해 밖으로 나오는 것이다. 직장에는 항상 대변, 소변의 재고품이 차 있는데, 이것이 과하면 변비가 된다. 60~70대가 되면 수술할 일이 한두 건씩 생기는데 바로 장에서 생긴다. 따라서 내가 직장 속의 재고품인 변독을 제거하는 방법을 가르쳐 주는 것이다.

이제 여러분이 그 방법을 사용만 하면 이 독에서 완전히 해방되는 것이다. 육체적인 병인 콜레스테롤이니 뭐니 하는 것은 직장의 재고품인 대소변을 없앰으로 100% 완치할 수 있다.

육체적인 병을 치유하는 법
- 장 속에 들어 있는 대소변의 재고품을 제거한다.
- 장의 해독만 잘 해도 육체적인 병은 완치된다.

정신적인 병은 빙의한 귀신과 관련이 있다. 안수 집사님이나 아주 고명한 능력자를 만나면 상대 몸속으로 들어간 빙의 귀신이 보여서 그걸 기도로 풀어내는 것이다. 문제는 안수기도로는 들어왔다 나갔다 반복하는 것을 끊을 수가 없다. 병의 근본을 모르고 현상만 치료하기 때문이다.

이걸 근본적으로 없애려면 뼈를 잡아야 한다. 그 뼈를 잡는 가장 좋은 방법이 양심적으로 편하게 사는 것이다. 남을 속이려면 많은 신경을 써야 한다. 사기꾼들이 오래 살지 못하는 이유다. 그들은 남을 속이며 사는 게 잘하는 것 같지만 그렇게 잔머리를 돌리다 보니까 오래 못 사는 것이다. 자기가 사기치는 게 악업이고 그 뒤에 응보로 단명의 벌이 떨어진다고 알면서 그 짓을 하는 사람이 얼마나 될까? 따라서 오래 살려면 먼저 인과응보의 법칙을 분명히 알아야 한다. 인과응보를 분명히 알면 좋은 일하고 사는 게 좋다는 것을 안다. 자연스레 악을 피하고, 좋은 일을 하기 위해 좋은 생각만 하니 뼈가 든든해 지고 건강하게 오래 살 수 있는 것이다.

정신적인 병을 치유하는 방법
- 영적인 병을 잡으려면 뼈를 건강하게 해야 한다.
- 뼈를 건강하게 하려면 편하게 살아야 한다.
- 편하게 살려면 인과응보를 믿고 착하게 살아야 한다.

뼈를 알아야 산다-**의술혁명**

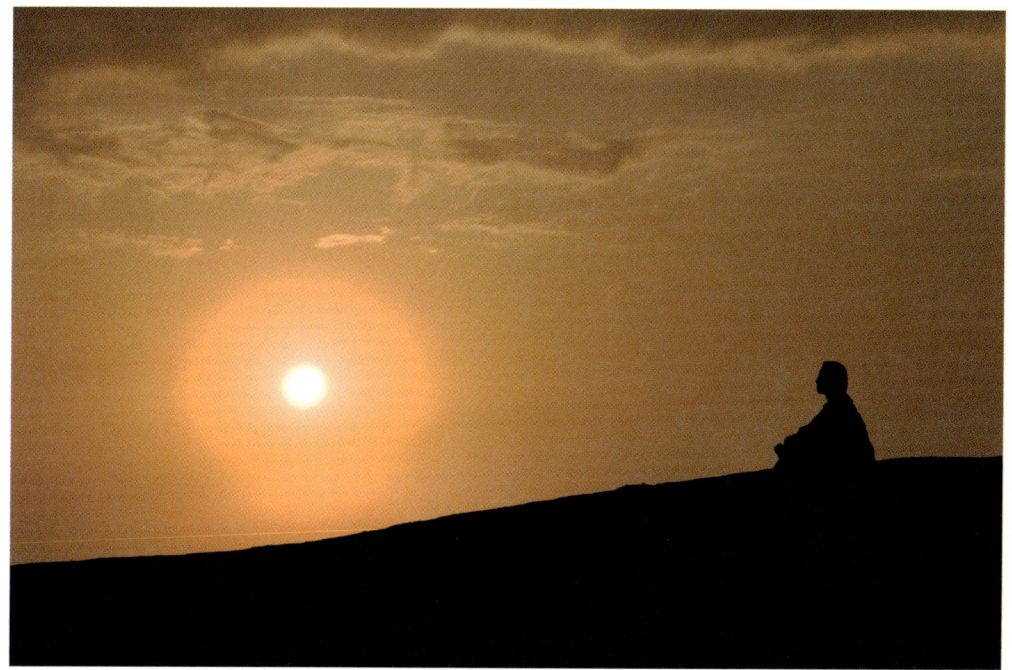

19강 동방의 의통력

주요 주제
사후 세계와 영적 세계의 중요성
동방의 의통력과 21세기 대예언의 연결성

다음 할 일
동방의 의통력에 대한 학습
뼛속 치유기 미라클터치 사용

21세기의 대예언 두 가지가 있다. 첫째는 빛은 동방에서, 둘째는 IT시대에서 TT시대가 된다는 것이다. 대예언 두 가지는 '동방의 의통력' 하나로 연결이 된다.

우리나라는 불교신도 1천만 명, 기독교 신자 1천만 명, 가톨릭 신자 300만 명으로 추산하고 있다. 이 세 종교에는 하나의 공통점이 있다. 즉 '동방박사'로 연결되어 있다는 것이다.

불교의 석가모니는 '팔만대장경'을 설했다. 팔만대장경 마지막에 부처님이 열반하는 이야기가 있다. 부처님이 누워 있는데 쭉 둘러있는 제자들이 슬퍼하니까 "슬퍼하지 말라. 나는 기름이 없는 등잔불이다. 앞으로 야소라는 분이 나온다. 이 분은 기름을 가득 채운 분인데 세상을 밝힌다."라고 한다.

불경과 성경은 공통점으로 착한 것을 추구한다. 인간이 착하게 사는 길을 제시하고 있다. 예수님의 생애 중에 18년은 기록이 없다. 도대체 뭘 했는지 아무도 모른다.

그런데 성경에 나오는 동방박사와 팔만대장경 마지막에 석가모니 부처님의 말을 연결시켜보면 엄청난 사실을 알 수 있다. 그 동방박사가 다른 아닌 한국 사람이라는 것을 알 수 있기 때문이다. 나는 동방이라는 말이 한반도를 지칭한다는 것을 중학교 때 알았다. 그래서 동방박사가 우리의 조상일 수 있다는 생각을 했다. 도학을 한 아주 높은 사람을 만나서 예수님이 이스라엘에서 출발해서 티베트를 거쳐 가야국까지 내려왔다는 말을 들었다. 마르코폴로의 동방견문록을 보듯이 동방박사가 우리와 인연이 있겠다는 추론을 했다. 그런데 6.25한국전쟁 직전에 미국의 종군기자가 정찰기를 타고 38선에서 예수님이 나타난 것을 목격했다는 사실을 알았다. 그것을 통해 성경의 동방박사가 한국 사람이라는 것에 방점은 찍었다.

동방의 의통력
- 21세기 대예언은 '빛은 동방에서, IT시대에서 TT시대로'
- 불경과 성경은 야소와 동방박사로 연결되어 있다.
- 성경의 동방박사는 한국 사람이라는 것을 알 수 있다.

지금은 핸드폰, 전자물리학 등이 IT시대, 컴퓨터 시대다. 이것이 TT시대로 간다. TT시대는 Tao Tech, 도술 시대, 또는 도의 기술 시대라는 뜻이다. 이것은 곧 우리나라가 앞으로 IT 강국에서 TT 강국으로 가게 된다는 것, 즉 '도술의 시대'로 간다는 것이다.

도술의 시대라고 하면 도로 병을 고치는 의통술하고 연결이 되어 있다. 약을 사용하지 않고, 수술하지 않고, 사람의 병을 고치는 것은 바로 의통술만이 가능한 일이다.

여기에서 21세기 대예언 두 가지를 다시 점검해 볼 필요가 있다. 첫째로 '빛(생명에너지)은 동방에서'라는 말은 곧 동방박사의 나라인 우리가 21세기 전 세계에 빛을 주는 나라가 된다는 것이다. 둘째로 'IT시대에서 TT시대로'라는 말은 현재 도로 의술을 펼치는 우리의 의통술이 대세가 된다는 것이다.

대예언 두 가지를 연결시키면 앞으로 21세기는 "빛은 동방에서 의통력으로 빛나는 세계"가 된다는 것이다. 빛으로 사람의 생명을 살려내고 도(道)로 병을 고치는 의통력이 우리 한반도가 세상의 중심이 된다는 것이다. 이건 예정이 돼 있다. 여러분들은 여기에 참여할 수 있는 조건이 갖춰졌다.

21세기 대예언 두 가지에 담긴 뜻
- '빛은 동방에서'는 우리 민족이 세상의 빛이 된다는 뜻이다.
- 'IT에서 TT시대로'는 앞으로 의통력의 시대가 된다는 것이다.
- 우리나라가 의통력으로 세상의 빛을 주는 중심이 된다는 뜻이다.

10년 전에는 아프면 무조건 약을 먹었다. 하지만 지금은 약을 거부하는 사람이 엄청나게 늘어나고 있다. 약으로 고치지 못하는 병이 있다는 것을 알고 도(道)로 병을 고치는 의통술을 배우는 이들이 늘어난 것이다. 약으로 고치지 못하는 병은 있어도 의통술로 고치지 못하는 병은 없다. 의통술은 빛을 사람 몸에 집어넣어 병의 원인을 예방하고 고치는 의술이다.

사람이 죽을 때 암흑 속으로 빨려 들어간다. 스티븐 호킨이 발견한 블랙홀로 빨려 들어가는 것이다. 그런데 의통술을 배운 사람은 블랙홀이 아니라 생명 에너지가 넘치는 화이트홀로 찾아 들어간다. 화이트홀은 환하고 밝은 빛이다. 빛은 생명을 품어낸다. 어두운 것을 빨아들인다.

블랙홀의 방향을 돌려버리면 화이트홀의 역할을 하게 되어 있다. 암흑과 광명이 모두 똑같다. 방향만 바꾸면 암흑이 광명으로 바뀌는 것이다.

앞으로 모든 병은 화이트홀의 생명 에너지 광명으로 고치는 의통술이 대세가 될 것이다. 이 빛을 움직이는 힘은 대한민국 사람, 우리 민족의 타고난 도성(道性)이 지구상에서 제일 강하다. 이제 우리가 제일 강한 도성(道性)을 개발해서 빛을 움직여야 한다. 그러면 만병을 고칠 수 있다.

모든 것은 흡입하는 힘을 가지고 있다. 냉한 것은 열을 빨아들이는 힘을 가지고 있다. 병은 냉해서 인체에 열을 빨아들인다. 병을 고치려면 빛이 들어가서 냉을 차단시켜 병의 성격을 없애버려야 한다. 옛날에 배 아프면 기왓장을 구워서 배를 따뜻하게 한 것이 결코 미신은 아니다. 바로 빛이 열하고 연결된 원리를 병 치료에 응용한 우리 조상의 지혜다. 그 사례를 가장 잘 담고 있는 것이 민족의 도성(道性)이다. 이것이 동방의 의통술이다. 지금 우리가 이 빛을 밝혀야 한다.

무슨 병이든지 밤이 더 심하다. 사람이 자려고 누워 움직이지 않으니까 병이 밤새도록 더 달라붙는 것이다. 병이 가만히 있는 것은 에너지가 빨아들이는 에너지 때문이다. '**미라클터치**'는 빛을 가지고 치유를 한다. 빛이 들어가서 흡입하는 힘을 차단하면 사람이 승자가 된다.

> **미라클터치의 치유법**
> - 병은 냉해서 빛으로 냉을 차단시키면 치유가 된다.
> - 동방의 의통술은 빛을 활용한 치유술이다.
> - 미라클터치는 빛을 가지고 치유한다.

우리 민족은 막 퍼주는 것을 좋아한다. 전 세계에 빛을 퍼주는 일을 하고 있다. 지금 우리나라가 선교를 안 가는 곳이 없다. 남미든 아프리카든 안 나가는 데가 없다. 우리 민족의 특성을 전 세계에 떨치고 있는 것이다.

우리 민족은 성격 자체가 발산력을 갖고 있다. 이제 여러분이 의통력을 배우면 전 세계가 우리 민족의 지배하에 들어가게 된다. 여기서 '지배'라고 하는 것은 예전의 강대국처럼 굴종을 강조하는 지배가 아니라 전 세계에 밝은 영향력을 끼쳐 '공경을 받는 지배'를 의미한다.

지금은 아프리카나 일부 지역 말고는 빈곤에서 벗어나 먹고 사는 문제는 거의 다 해결이 되었다. 이제는 건강하게 오래 행복하게 사는 문제가 우리 인류에게 소중한 과제가 되었다. 병의 원인이 무엇인 줄 알고 고치는 것만 알면 그 과제를 슬기롭게 풀어나갈 수 있다. 그것이 바로 동방의 의통력이고, 빛은 동방에서, 예수님께서 가야국까지 오신, 동방박사와 밀접한 일을 해나가는 것이다.

우리는 홍익인간을 건국이념으로 이화세계(理化世界), 이치로써 화합하는 세계를 추구하고 있다. 지금까지는 이화세계와 거리가 먼 힘 센 자들의 세상이었다. 그런데 지금은 아니다. 전 세계 사람들이 이치로 화합하면서 공존하는 세계, 이화세계가 현실로 다가오고 있다.

이화세계를 실현할 수 있는 민족은 지구상에 우리 민족밖에 없다. 우리가 한국 사람이라는 것은 정말 자랑스러운 것이다. 이제 여러분 몸 안에 건강만 있으면 더욱 든든한 것이다.

현실로 다가오는 이화세계
- 우리 민족은 전 세계에 선교 안 가는 곳이 없다.
- 동방의 의통력이 이화세계를 현실로 만들고 있다.
- 우리 민족은 이화세계를 실현할 수 있는 민족이다.
- 한국 사람이라는 것은 정말 자랑스러운 일이다.

뼈를 알아야 산다-**의술혁명**

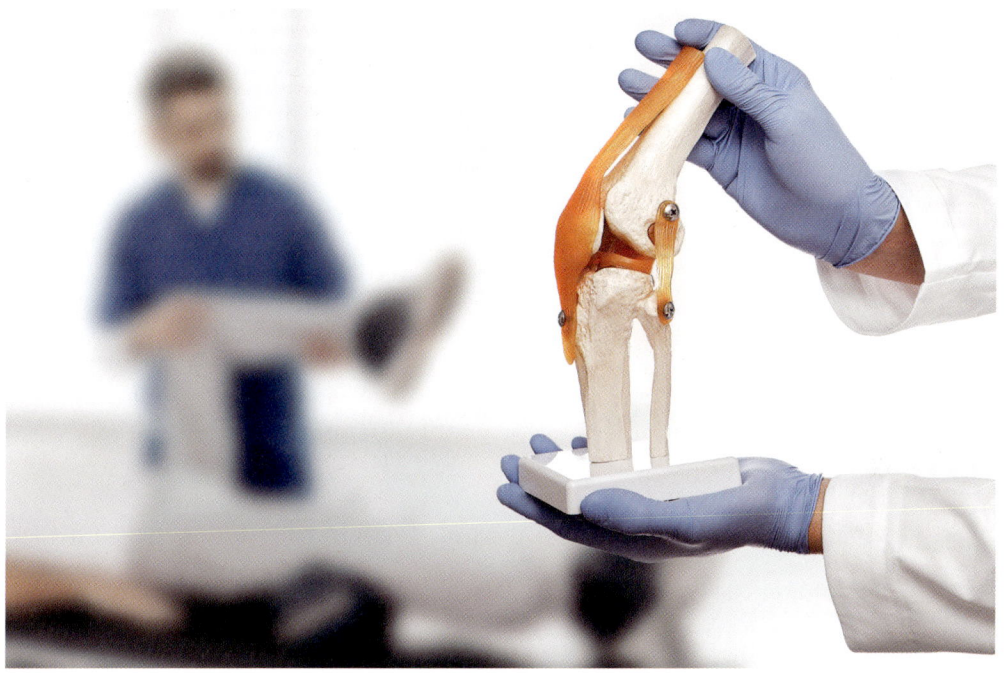

20강 뼈를 알면 건강이 **보인다**
(8살 어린아이의 꿈)

주요 주제
어린 시절의 질문과 대답의 중요성
뼈 연구의 중요성과 그 성과

다음 할 일
골맥과 도끼에 대한 연구 계획 세우기
냉기, 음기에 대한 정보 수집
병을 고칠 수 있는 치유법 개발
뼈에 대한 연구 진행

"너는 커서 무엇이 되겠느냐?"

"무엇을 하고 싶느냐?"

어른들은 아이들을 보면 이렇게 묻는다. 나도 어린 시절에 이런 질문을 많이 받았다. 그 질문을 들을 때마다 내 대답을 들은 어른들은 한결같이 깜짝 놀랐다.

"나는 커서 사람들의 만병을 고칠 겁니다."

"니가 얼마나 대단한 존재라고 이런 생각을 하느냐? 빨리 이걸 접어라."

어른들 중에는 이렇게 말하는 이들도 많았다.

나의 꿈은 8살 때부터 시작되었다. 그때 가라데 사범이 벽돌을 깨고 기왓장을 깨는 것을 보고 뼈와 병의 관계에 대해 눈을 떴다.

9살 때는 전기를 배웠다. 뼈끼리 부딪힐 때 아프기도 하지만 전기에 감전되고 하는 것을 느꼈다. 뼈에서 전기가 발전된다는 것을 알았다.

초등학교 3학년인 10살 자연 공부 시간에 혈액은 뼈에서 만든다는 것을 배웠다. 뼈가 혈액도 만들고 전기도 만들고, 벽돌보다도 더 단단한 것이라는 것을 알았다. 뼈에 대한 연구를 집중적으로 하기 시작해서 평생을 하게 되었다.

사람은 살다 보면 몸이 아프기 마련이다. 남녀노소를 불문하고 아파지는데 아프면 약을 먹고, 주사를 맞기도 하고, 심한 경우 수술도 한다. 그런데 이걸 다 해도 병은 재발되고 완전하게 고쳐지지 않는다. 그래서 불만하는 사람이 갈수록 많아지고 있다.

히포크라테스는 뼈가 중요한 걸 알았다. 그래서 모든 병이 뼈에서 발병하니까 뼈를 연구해서 병을 고치는 치료법을 만들라는 유언을 남겼는데 21세기가 올 때까지 아무도 뼈 연구를 못 했다.

제일 큰 뼈가 골반뼈다. 우리 몸속에 소변 주머니에는 항상 소변이 들어있다. 대변도 마찬가지다. 대변을 누더라도 싹 닦아내듯이 비우지를 못한다. 항상 잔량이 남아있다. 대변 주머니의 잔량, 소변 주머니 잔량이 연결되는 것이 딱 맞아 떨어진다.

그러면 독이 움직인다. 대변 주머니 꼬리뼈 바로 항문 위에는 미골이 있고, 소변이 나오는 치골이 있다. 그러니 몸의 뒤쪽에서는 대변 독이 올라오고 앞쪽에서는 소변 독이 올라오니 골반이 전부 다 독에 절어있다. 나이가 들면 전부 다 골반이 아프고 꼬리뼈가 아픈 이유가 여기 있다.

그래서 해독이 생겼다. 독소가 사람의 병을 만든다. 병의 속성은 냉기다. 밤이 되면 병이 더 세진다. 밤은 음기인데, 병을 고치려면 독기와 냉기와 음기를 다스리면 된다. 양방은 여기에 대한 어떤 답도 없고, 한방은 독기, 냉기에 대한 답은 있지만 뼈에 대한 답은 없다.

사람의 몸은 골맥과 육맥이 따로 있다. 사람은 골맥이 냉해서 병이 생기는 것이다. 너무 심하면 육에서 나오는 열이 뼈로 못 들어간다. 그러니까 열이 이완이 안 돼서 육맥만 열이 막 돌고 펄펄펄 체온은 올라가고 사람은 추워서 덜덜 떠는 것이다. 뼈를 안다는 것은 여기에 빛으로 열을 넣어서 뼈를 관리하는 것이다.

뼈의 속성

- 골반뼈가 제일 크고 몸속에 항상 소변과 대변의 잔량이 남아 있다.
- 병을 고치려면 독기와 냉기, 음기를 다스려야 된다.
- 빛으로 열을 넣어서 뼈를 관리하면 독기와 냉기, 음기가 빠진다.

무엇이든지 만들면 찌꺼기와 쓰레기가 나오기 마련이다. 혈액을 만들 때도 찌꺼기와 쓰레기가 나온다. 뼈속에서 혈액을 만드는데 이 찌꺼기와 쓰레기가 뼈속에 쌓여 있다. 여기에 변독이 들어가면 몸의 시스템이 전부 다 망가져서 온갖 병이 다 만들어지는 것이다. 뼈속은 이렇게 혈액을 만들면서 만병을 만드는 온상이 돼버렸다. 이제 이것을 알았으니 뼈속의 독소를 없애면 된다.

'**미라클터치**'가 그 독소를 없애준다. 몸 안에 냉기가 아무리 강하더라도 태양을 이기지 못한다. 여기서 냉기가 깨지는 것이다. 밤에는 마이너스 전기가 충전된다. 병이 마이너스인 이유다. 양전기를 가져와야 된다. 자외선과 전기를 들여보내서 몸의 음기와 냉기와 독소를 빨아내면 된다. '**미라클터치**'는 인류의 혁명을 일으키는 제품이다. 써본 사람들은 놀라지 않은 사람이 없다.

최초로 병의 근원이 뼛속에 있음을 발견한 서성호 교수, 병의 근원을 없애주는 자가치유기 미라클터치.

첫째, 몸에 산소와 독소가 뼛속의 철분과 결합하여 병의 근원이 된 산화철을 제거한다.

둘째, 노화로 인해 부족해지는 인체 전기를 공급하여 모든 장기와 근육을 활성화시켜 준다.

셋째, 뼛속에 산화철로 파괴된 면역체를 복원시켜 저항력을 키워준다.

이제 뼈를 알면 건강이 보인다. 뼈 터치 미라클터치.

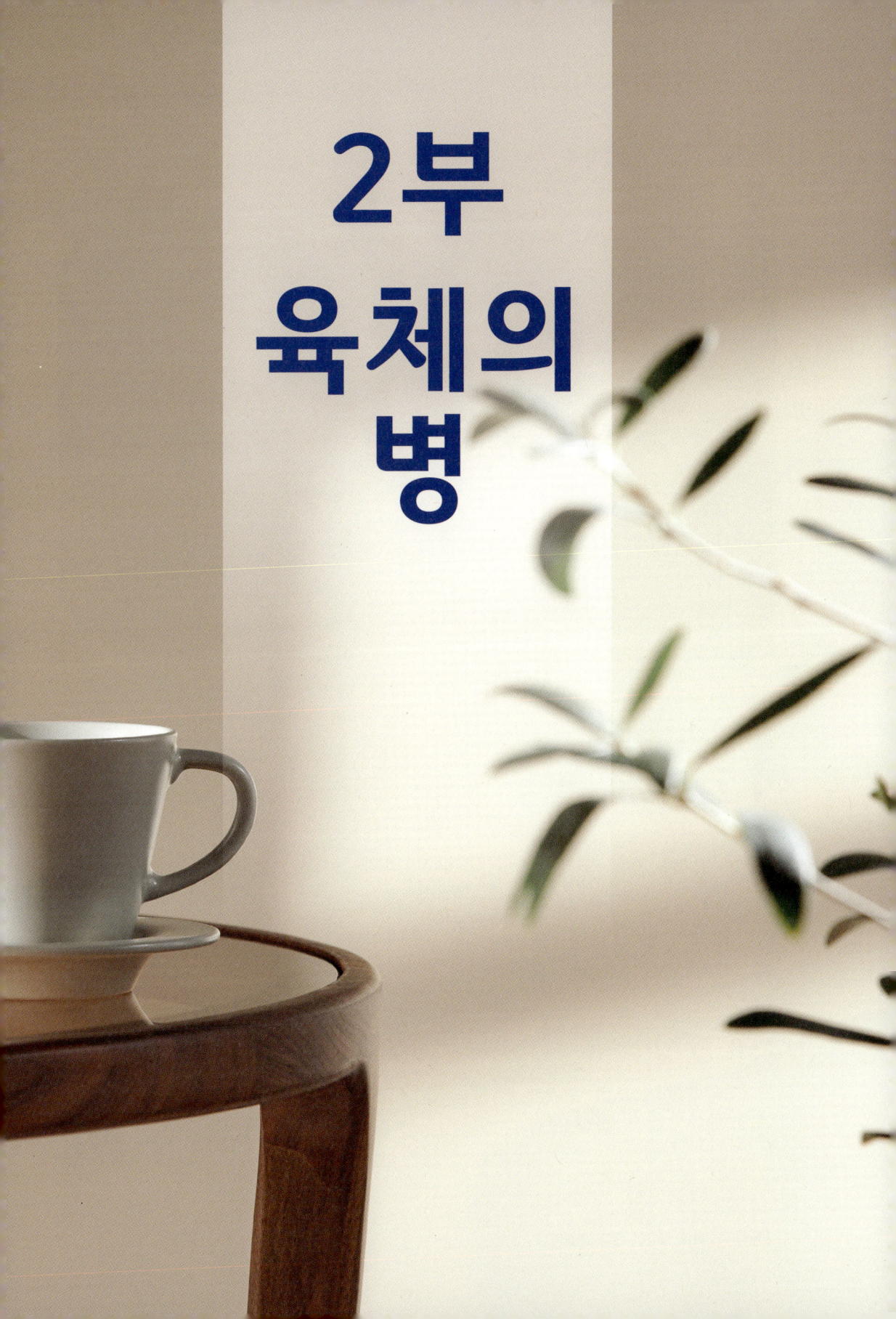

2부
육체의 병

뼈를 알아야 산다-의술혁명

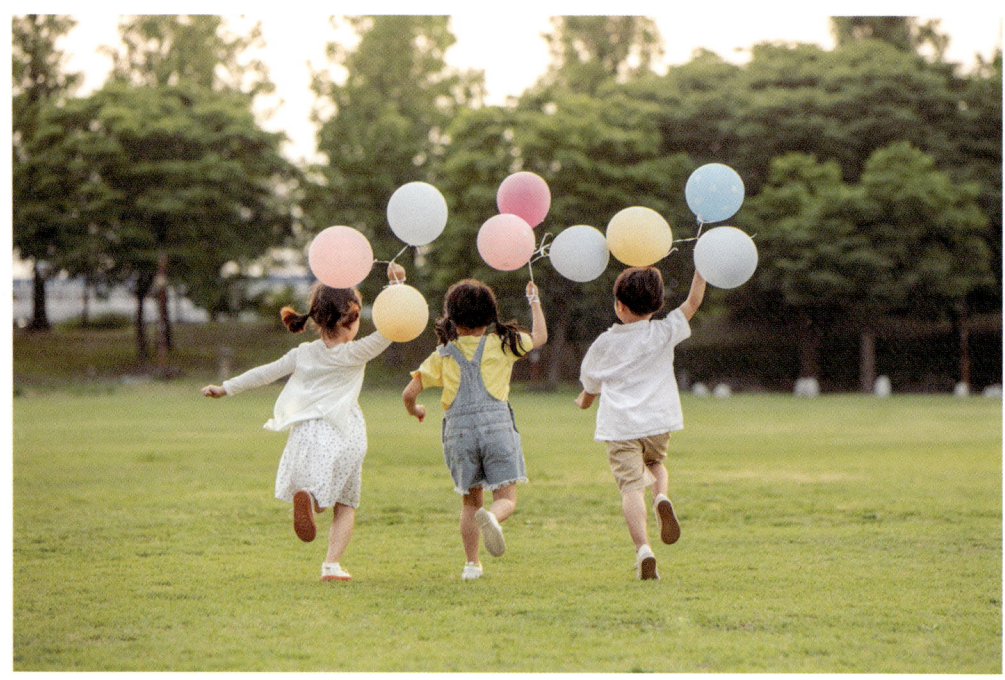

1강 신종플루

주요 주제
신종플루와 백신의 역할
감기와 생명 에너지의 관계
뼈 호흡의 의학적 가치와 활용 방안

다음 할 일
뼈 호흡에 대한 교육 진행
생명 에너지 축적 방법 개발

신종플루는 60억 인구의 공통적인 문제점이다. 유엔 산하의 세계보건기구에서 이 문제를 확실히 해결해 줘야 하는데 현실적으로 그렇게 못하고 있다. 우리가 획기적인 해결책을 찾아야 한다. 신종플루 전에는 사스가 나왔다. 많은 사람이 죽기도 했다. 백신이 개발되자 이제 조류독감이 나왔다. 또 백신이 나왔다. 이제 돼지 독감이 나왔다. 백신이 나오자 이제 신종플루가 나왔다. 백신이 나오면 다음에 꼭 센 것이 나온다. 백신은 더 센 놈을 만들어내는 징검다리 역할을 할 뿐이다. 이제 신종플루보다 더 센 것이 나오는 것은 당연한 순서이다. 보통 심각한 문제가 아니다.

이 감기 시리즈를 어떻게 없앨 것인가? 뼈 공부를 하시는 분들은 6.25를 경험한 60대 70대이다. 50년대 60년대는 감기 들었다면 부잣집에서 먹는게 판피린이었다. 돈이 없는 사람은 콩나물국 한 그릇에다 고춧가루만 주면 해결되었다. 그런데 지금은 사망으로 연결된다. 왜 이런 일이 생기는가? 감기에 대해 모르기 때문이다. 지피지기면 백전백승인데, 적을 모르니 이길 수가 없다. 이제 우리가 그 답을 찾아야 한다.

감기는 기를 느낀다는 뜻이다. 감기에 걸리면 콧물, 가래가 나오고 몸살이 난다. 이때 콧물, 가래 몸살의 책임을 다 감기에게 뒤집어 씌운다. 감기 입장에서는 억울한 일이다. 감기는 인체에서 이상이 생기면 잡아내는 감지 장치일 뿐이다. 엄밀히 말하면 감기는 병이 아니다. 예를 들어 재채기를 하면 시원하다. 몸 안에 뼈의 회로가 막히면 재채기로 응축해서 폭발시키는 것이다. 뼈속에 막힌 게 뻥 뚫리는 거다. 따라서 재채기가 나오니까 감기가 걸렸다고 하는 것은 오해다. 감기 이전에 피곤이 먼저다. 피곤한 것이 병을 일으키는 거다. 피곤은 몸을 찌부둥하게 하면서 휴식을 취하라는 신호를 보낸다. 그런데 이 신호를 무시하고 일을 열심히 하니까 감기가 오는 거다. 감기가 온 것은 감을 잡았다고 생각해야 한다.

신종플루도 마찬가지다. 여러분이 지금 살아있는 것은 몸 안에 생명 에너지가 있기 때문이다. 생명 에너지가 없으면 장례식의 주인공이 되는 것이다. 신종플루를 통해 생명 에너지의 중요성을 느껴야 한다.

사람이 죽으면 혼이 하늘로 간다. 인체는 소우주다. 소우주와 대우주와의 관계를 규명하면 인간상을 바꿀 수 있다. 이것이 신종플루를 이겨내는 방법과 연결 된다.

감기 시리즈의 정체
- 신종플루, 사스, 독감 등은 감기의 일종임
- 감기는 기를 느끼는 것임
- 감기는 인체 내에서 이상이 생기면 잡아내는 감지 장치임
- 감기는 뼈 치유로 예방하고 고칠 수 있음

사람의 머리가 하늘이고 발이 땅이다. 기를 연구하고 도를 닦는 사람들은 말뜻을 알아듣는다. 땅은 지기(地氣)가 있는데 이것이 바로 골로(骨路)이다. 에너지는 하늘에서 온다. 사람은 누워서 잔다. 이때 머리가 발처럼 딱 누워버린다. 그리고 잠을 자면서 눈을 감으니 신경 조직이 셧다운이 돼버린다. 의식이 셧다운되니 몸속에 있는 무의식이 뜨게 된다. 어린 시절을 꿈꾼 사람이 있다. 평상시에는 생각한 적이 없는데 잠잘 때 나오는 것이다. 잠재의식 속에 들어있다가 나오는 것이다. 꿈을 꾸면서 자신한테 발생될 좋은 일, 나쁜 일을 미리 보는 사람이 많다. 전부 다 무의식 구조에서 관계된 것이다.

'신종플루 이야기하다 무슨 말을 하는가?' 생각하는 사람이 있을 것이다. 이게 다 연결이 되어 있다. 우리에게는 '새로도'라는 하늘로 가는 길이 있다. 우리한테 닥치는 '길흉화복'을 알고 또 하늘을 제대로 아는 길이다.

명은 타고 난다. 부모가 기도해서 명이 길어질 수도 있다. 나는 요절할 명이었는데 어머니가 기도해서 살아난 사람이다. 기도는 하늘한테 한다. 종교는 하늘길로 가는 길이다. 생명이라는 것은 영혼의 세계인 5차원에서 선택한다. 영혼의 세계에서 4차원인 정신세계로 신경프로그램이 연결이 된다. 건강이 나빠서 여러 가지 치료해도 안 되다가 기도해서 낫는 경우가 바로 여기에 해당한다.

단잠은 생명 에너지를 받아내는 방법이다. 아무리 생각이 많이 올라와도 잊어버리고 자면 무의식의 에너지가 올라온다. 무의식이 올라오면서 5차원의 생명 에너지가 들어간다. 생명 에너지는 단잠을 자지 않고서는 들어오지 못한다. 단잠을 잘 때 뼈가 나온다. 뼈 근육은 신경을 써야 움직인다. 단잠을 잘 때 표식이 난다. 어린애는 잠을 자면서 몸을 한 바퀴 돌아버린다. 몸을 비틀며 몸부림친다. 자기 몸에 맞도록 에너지를 받아들이고 있다. 그대로 잠을 자면 예쁘게 잠자는 걸로 알고 있는데, 그것은 송장잠이다. 마누라 발이 신랑 입이 막 들어가고 하는 것이 건강한 마누라 잠이다. 그렇게 자면 우주 에너지가 뼈로 싹 다 돌아간다. 눈을 뜨면 몸이 평온하다. 그때 우주 에너지가 들어와야 혈액을 만든다.

신종플루는 몸이 쇠약해야 감염된다. 따라서 신종플루의 주 타깃이 70~80대가 되어야 하는데 그렇지 않은 것은 이들이 1920년대 30년대 태어났기 때문이다. 그때 우리나라에는 제약회사가 없었다. 그때는 감기 걸리고 배가 아파도 엄마손이 약속이었다. 엄마 손으로 머리를 만져주고 "너 대신 내가 아파야겠다"라며 배를 만지면 나았다. 그렇게 살아남은 세대가 70~80세가 되어 신종플루를 이겨내고 있는 것이다. 뼈 속에 면역 능력이 생겼기 때문이다. 그런데 현재 어린애들은 전부 다 걸리고 있다. 애를 낳을 때부터 주사를 놓고, 아프면 약부터 먹여서 신종플루에 걸리는 것이다.

독일의 유명한 화이자 제약회사는 히틀러 덕을 봤다고 한다. 대량 살상하기 위해 만든 생화학 무기가 전부 다 화이자 기술로 들어간 것이다. 몸 안에 세균을 죽이려면 생화학이 필요하다. 그래서 사람이 아프면 화이자 약물을 먹고 금방 낫는 것이다.

몸 안에는 인간의 능력으로 구명할 수 없는 수많은 미생물이 들어 있다. 화이자 약물이 몸 안에 미생물도 다 죽이는 것이다. 10년 전만 해도 약의 부작용에 대해서 아무도 언급을 못했다. 지금은 공공연하게 막 떠들고 있다. 인류를 파멸로 들어간 게 바로 제약회사다. 이들은 뼈가 혈액을 만든다고 하니 싫어한다. 이 혈액이 적혈구도 만들고 백혈구도 만들고, 몸에다 산소와 영양분을 공급해서 면역 능력을 갖고 병을 방어한다고 하니까 쇼킹한 것이다.

혈액형은 A형, B형, AB형, O형 RH 플러스 마이너스가 있다. 그런데 비타민이 혈액형에 맞는 것이 없다. 우리 몸에 맞는 호르몬은 A형에 맞는 호르몬, B형에 맞는 호르몬이 다 다르다. 그런데 이걸 구분하지 못한다. 한 마디로 불량품을 먹는 것이다. 먼지가 나는 길거리에서 사먹는 떡볶이보다 더 못한 것이다.

불면증 환자가 비타민을 먹는다. 그러니까 몸이 안 좋다. 속이 니글니글 화학 제품이 들어와 있으니까 소화가 안 되는 것이다. 잠도 안 온다. 제약회사 사장하고 나는 원수지간이 되겠지만, 나는 아프다고 해서 약을 먹지 않는다.

우리가 굶으면 몸 안에서 생명을 만들어낸다. 몸이 아프면 입맛이 쓰다. 모든 양약은 입에 쓴데, 쓴맛을 내게 하는 것이 약의 비밀이다. 그런데 없는 사람은 약을 먹지 않는다. 아프면 그냥 쉬다 보면 생약이 나와서 고쳐버리는 것이다. 아무리 돈이 많아도 아프면 굶어야 한다. 약 먹는 대신에 굶으면 상상을 초월하는 일이 발생한다. 우리 몸은 보통 몸이 아니다.

신종플루를 백신 안 맞고 100% 예방하고 고치는 것은 이렇게 전부 연관이 있다. 뼈를 알면 스스로 약을 만들어 내서 낫게 만든다. 뼈를 연구하면 사람의 수명이 몇 살까지 가는지 다 알 수 있다. 인간의 수명은 뼈에서 나온다.

신종플루 환자의 특징
- 신종플루는 몸이 쇠약한 사람에게 생김
- 뼈 치유하면 신종플루에 걸리지 않음

나이가 70~80 되면 영혼은 하늘로 가깝고 몸은 땅으로 가까우니까 분리되기 시작한다. 영육이 분리되면 바로 죽음이다. 내 손녀, 손자 결혼하는 거 보고 싶다 그러면 영과 육이 들어 붙어야 한다. 이걸 강하게 맺어주는 것이 바로 우주 에너지다. 이걸 우리가 써먹어야 한다. 그래서 만든 것이 뼈호흡이다. 이것은 내가 식물인간 됐을 때 만들었다. 단전호흡도 했지만 식물인간이 되고 나니 근육을 움직일 수가 없었다. 다리를 움직일 수가 없었다. 그러나 뼈는 있어서 뼈에 기를 모으기 시작했다. 그렇게 뼈호흡을 만들어낸 것이다.

나는 그동안 온갖 불치병 환자를 고치시는 걸 봤다. 난치병, 고질병, 원인 모를 희귀병이 나한테는 통하지 않는다. 이것을 의술로 가르치고 있다. 우리 민족을 세계 최고 민족으로 만들기 위한 노력이다. 역사에는 한민족이 모든 세계만방을 지배한다고 한다. 도학에 나와 있다. 이것을 80대가 2~3년 공부해서 마음 병을 다 고치게 된다. 세상이 놀랄 수밖에 없다. 수많은 사람의 병을 고칠 때 그 희열은 상상을 초월한다. 그걸 맛보자는 것이다.

신종플루는 면역의 문제다. 면역이 파괴된 데서 신종플루가 온다. 이 면역 파괴된 것을 '뼈호흡'으로 복구해야 한다. 뼈호흡을 해서 우주의 에너지를 받아들여야 한다. 뼈호흡을 들어본 사람은 이 말귀를 알아듣는다. 여태까지 상상해본 적도 없는 에너지가 들어와 존재하는 것이다. 그러면 면역이 파괴된 것이 복원된다. 이미 뼈가 많이 상한 사람은 '미라클터치'를 사용하면 몸 안에 축적이 되어 있는 철이나 지방 같은 노폐물을 배출하게 된다. 그러면 125살까지 좋은 뼈를 유지할 수 있다.

신종플루 치유법

- 신종플루는 면역의 문제임
- 면역이 파괴된 것은 뼈호흡으로 복구함
- 뼈호흡을 하면 우주 에너지가 들어와 면역 파괴된 것이 복원됨
- 기본 5가지
- 유신 기공법 25가지

뼈를 알아야 산다-**의술혁명**

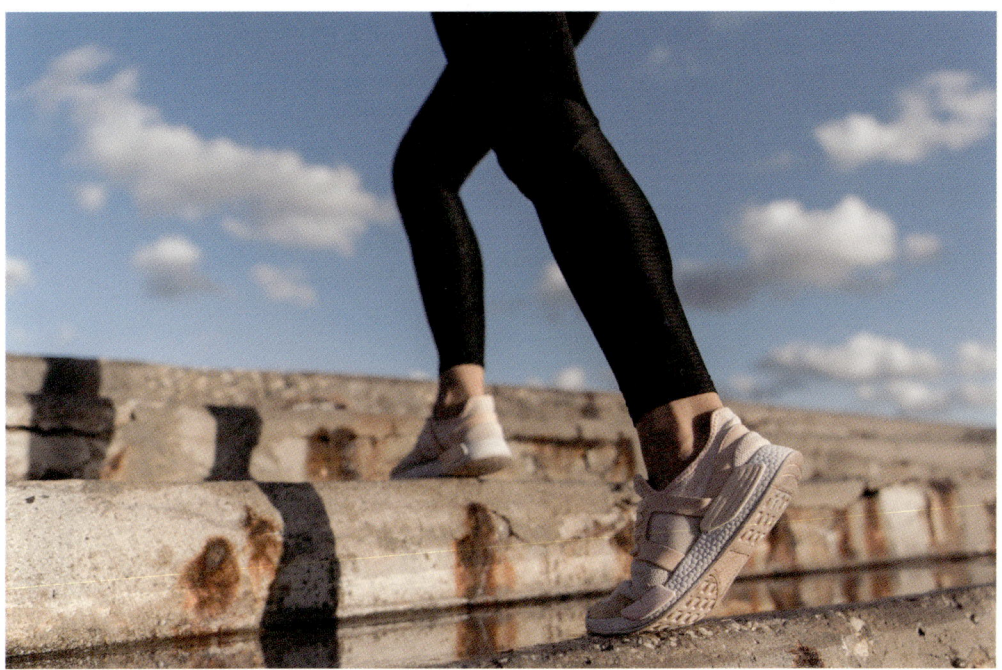

2강 당뇨병

주요 주제
당뇨병 치유법의 원리와 방법
인체의 병체와 그 치유법
인간의 주인 의식과 건강법의 중요성

다음 할 일
인체 병체 규명 연구 진행
당뇨 치유법 개발 진행

당뇨는 엿 당(糖)이고 오줌 뇨(尿)다. 즉 오줌에서 엿이 나온다는 뜻이다. 이것은 보통 일이 아니다. 서양의학에서는 혈당을 이야기한다. 하지만 혈당은 개념이 전혀 다르다. 소변에서 당이 안 나와야 하는데, 혈당만 이야기하면 고칠 수가 없다. 혈당은 췌장에서 인슐린이 나오는 양이 적으면 수치가 올라간다. 인슐린 주사로 혈당을 내리는데 효과는 있을 수 있다. 하지만 인슐린 주사를 맞으면 먹고 싶은 것을 다 먹을 수 있어야 하는데 그렇지 못하다. 못 먹게 하니까 당이 내려갈 수밖에 없다. 이렇게 먹지 않으면 당뇨는 고칠 수 있다. 하지만, 이것은 근본적인 당뇨병 치료법이 될 수 없다.

나는 10년 동안 천여명의 당뇨병 환자를 치유한 실적을 갖고 있다. 어떻게 자가 치료를 하느냐가 중요하다. 그러면 혈당이 내려가고, 식사도 자기 마음대로 할 수 있다. 꿈 같은 일이다.

당뇨병은 부자병이다. 가난한 사람은 당뇨병이 없다. 부자는 식도락으로 영양을 과잉 섭취하고 있다. 당(糖)자를 파자하면 쌀 미(米)가 있다. 쌀로 밥을 해서 씹으면 단맛이 난다. 쌀에는 탄수화물이 있다. 세계보건기구에서 쌀을 소비하는 아시아 지역에서 암 환자가 제일 많다는 보고가 있다. 쌀에 있는 탄수화물을 섭취하는데 완전연소를 못 시키는 데 그 문제가 있는 것을 찾아냈다. 그러면 이것을 어떻게 완전연소를 시킬 것인가? 과잉 섭취를 하지 않으면 된다. 결국 과잉섭취를 하고 완전 연소가 안 되니 소변에서 당이 나오는 것이다.

당뇨병의 원인
- 당뇨병은 과잉섭취로 생긴 부자병임
- 과잉섭취를 하면 완전연소를 못해서 소변에서 당이 나오는 것임

당은 연소해야 한다. 그런데 서양의학에서는 분열한다. 분열은 석탄에 불을 내서

연소하는 것이 아니고 석탄을 부쉬 버리는 것이다. 이게 현재의 당뇨 치유법이다.

당뇨를 치유하려면 분해가 아니고 연소해야 한다. 비가 왔을 때 나무에 불을 붙이면 연소가 안 되는데, 이때 풍로를 써서 바람을 집어넣으면 연소가 된다. 숯에 불이 안 붙을 때도 바람을 집어넣으면 연소가 잘 된다. 그래도 연소가 안 될 때는 산소를 용접해야 한다. 산소 용접기는 힘이 약하다. 그래서 전기 용접기가 나왔다. 나는 전기 용접에서 당뇨병을 치유시키는 원리를 찾아냈다.

산소만으로는 연소를 못 시켜서 전기가 많이 나야 한다. 사람 생명은 전기로 움직인다. 이 전기는 우주 공간에서 오는 생명 에너지다. 미국에는 당뇨 환자가 많은데, 이것을 알려주면 대박이 나겠다고 생각하지만 참 힘든 일이다. 미국에서는 이게 효험이 있다고 하면 취득세와 의사협회, 제약회사협회가 있어서 OK 받기가 힘들다. 독일은 '대체의학'이 발달되어 있다.

당뇨는 150 전후를 경증으로 본다. 중증은 200 전후를 본다. 종증은 300 이상으로 본다. 경증은 발뼈 치유만 하면은 치유된다. 몸의 인체 전기를 발뼈가 발전하기 때문이다. 옛날에 목양말 신으면 빵구 나는 그 장소에서 발전을 한다. 이 원자재는 지구에 없다. 태양계를 벗어나면 '코스믹'이라는 별이 생성된다. 바로 여기서 코스믹 에너지와 파워가 들어온다. 비몽사몽으로 꿈을 꾸면 개꿈이지만, 푹 깊은 잠을 자면 기가 막힌 예지몽을 꾼다. 좋은 일이 생길지 나쁜 일이 생길지 아는 능력이 생긴다. 이게 바로 코스믹 에너지를 받는 능력이다. 이 에너지는 생명을 연장시키는 힘을 갖고 있다. 목숨이 연장되면 병은 자동적으로 없어진다.

> **당뇨병의 치유**
> - 당뇨는 경증, 중증, 종증으로 나눔
> - 경증 당뇨는 발뼈 치유만 하면 100% 치유됨(전기치유)
> - 당뇨를 치유하는 원자재는 태양계의 코스믹 에너지와 파워임
> - 당뇨를 치유하려면 분해가 아니고 연소해야 함

병이 들었다는 말은 밖에 있는 병이 안으로 들어왔다는 뜻이다. 병이 잠복했다. 그러면 걸린 병은 어떻게 하느냐? 그냥 벗기면 된다. 병은 고치는 것이 아니라 벗기는 것이다.

뼈 속에 병이 들어 있다. 뼈는 밖으로 나온다. 병도 이렇게 밖으로 나오니까 고치는 것이다. 그런데 약을 먹으면 안으로 넣는 것이다. 안으로 들어오니까 처음에는 도망가느라 낫는 것 같지만 병은 더 강해진다. 그래서 약은 먹을수록 약발을 안 받는다. 이제는 병을 벗어버려야 된다.

인간은 질병의 노예였다. 지금은 노예들이 싸워서 주인이 되어 민주국가가 되었다. 그런데 병한테 달려드는 사람이 없다. 병이 때리는 대로 맞고 죽는 대로 얻어맞고 있다. 아직도 병의 노예로 살고 있다. 참 한심한 일이다. 왜 바보처럼 가만히 있는가? 이제 작살을 내야 한다. 그 방법을 내가 찾아낸 것이다. 내 몸의 주인이 나다. 내가 주인이 되어야 한다.

당뇨병 환자 중에 200 내지 300이 되는 사람을 보면 배가 탄탄하다. 여자들은 또 임신한 것 같다고, 배가 뛴다고 한다. 옛날에 밥을 자꾸 많이 먹으면 식충이 들어있냐는 말을 하곤 했다. 식이요법에서 굴이나 조개가 좋다고 하는데 이것들은 바다에서 나오는 것으로 음기를 갖고 있다. 우리 몸속에는 많은 양의 물이 있어 바다와 같다. 이에 반해 근육은 육지와 같다. 그런데 음기가 들어오면 몸 안에 식충이 들어오는

것이다. 결국 이런 것을 먹을수록 사람은 더 망가지는 것이다. 당뇨 200에서 300을 고치려면 이 식충을 잡아서 없애야 한다. 짧아도 1년 길면 3년이 걸리는데 잘 안 죽는다. 굉장한 번식력을 갖고 있다.

배에 식충이 있으면 배를 눌러줘야 한다. 갈비뼈, 서해부, 요골이 있다. 바로 갈비가 들려 있는 곳을 눌러줘야 한다. 집에 가서 샤워할 때 뼈가 나오는 곳을 자주 봐야 한다. 불치병이나 고질병을 보면 전부 뼈가 다 드러나 있다. 뼈 밑에 야구공 같은 것이 들어 있다. 병체인데 이걸 잡아야 한다. 이걸 모르고 자꾸 약만 먹는데, 약에 취해서 더 병이 깊어가는 것이다. 이 엉터리 삶에서 벗어나야 한다.

'**미라클터치**'는 구체적인 치유법이다. 개별적으로 치유가 된다. 400 이상 되는 사람들은 갈비 가운데 명치가 있는데, 소 혓바닥처럼 뼈가 내려와 있다. 여기를 치유해준다. 당뇨 치유법으로 노력해서 당이 내려가서 고쳐졌다고 생각하는데, 고쳐졌다면 식사가 자유로워야 하는데 그러지 못하면 고쳐진 것이 아니다.

당뇨가 완치되면 첫째 먹는 것이 완전히 자유로워야 한다. 둘째는 몸에 피곤한 것이 없어야 한다. 셋째는 상처 나는 게 빨리 치유가 돼야 한다. 그래야 비로소 완치됐다고 할 수 있다.

> **당뇨병의 완치 기준**
> - 먹는 것에 완전히 자유로워야 함
> - 피곤한 것이 없어야 함
> - 상처가 빨리 치유되어야 함

당뇨가 치유되려면 300 전후는 6개월, 150인 경우는 1개월 정도면 된다. 자기 몸에 전기 발전 능력을 향상해야 한다. 그래야 탄수화물이 연소된다. 그러면 식탐이 고쳐진다. 1차 연소가 있고 2차 연소가 있고 3차 연소가 있는데 탄수화물은 1차 연소를 시키고 2차 연소를 시켜서 3차 연소를 시키면 식욕이 많이 당기게 된다. 들어간 것이 완전연소가 되는 것이다. 뼈에서 전기를 발전하는 것이다. 기계는 무생물이다. 무생물은 음식을 안 먹는다. 2차원인 기계는 플러스, 마이너스다. 그런데 5차원의 전기는 곱하기로 이어 나온다. 기하급수적으로 나와서 생명이 탄생하는 것이다.

이게 바로 도(道)다. 뼈 호흡은 생명 에너지를 차지하는 방법이다. 5차원의 도사가 되는 길이다. 인체 병체의 사업 세계를 완성하게 되는 것이다.

몸 안에 인체를 복제하는 병체가 있다. 합병증은 병체를 죽여야만 인체를 살아나게 한다. 따라서 약은 치약만 찾고 목구멍으로 들어가는 약은 하나도 필요가 없다. 병체를 죽이는데 약으로 죽이는 것이 아니다. 사람이 약을 먹지 병이 약을 안 먹기 때문이다. 약을 먹으면 몸이 녹아나는 것이다.

당뇨에 걸린 사람들은 큰 특징이 하나 있다. 성격이 전부 급하다. 성격이 안 급하던 사람도 나중에 급해져서 짜증을 잘 낸다. 짜증은 몸 안에 인체 전기하고 연결된다. 당뇨병이 심하면 발가락이 썩는다. 전기는 발목에서 발전하는데 우주 에너지는 두개골이 받는다. 두개골이 안테나가 되어 척추와 경추를 타고 내려와서 골반을 지나 발목까지 내려온다. 하늘에서 내려온 에너지가 발목까지 내려와 땅을 밟을 때의 충격으로 인체 전기가 발전된다. 당뇨가 심한 사람은 걸음걸이가 반드시 어색하다. 이걸 저승걸음이라고 한다. 따라서 당뇨를 나으려면 걸음걸이부터 바르게 해야 한다.

당뇨병의 원인과 증상
- 당뇨에 있는 사람들은 성격이 전부 급함
- 당뇨가 심하면 발가락이 썩음
- 당뇨가 심한 환자는 걸음걸이가 반드시 어색함

뼈를 알아야 산다-**의술혁명**

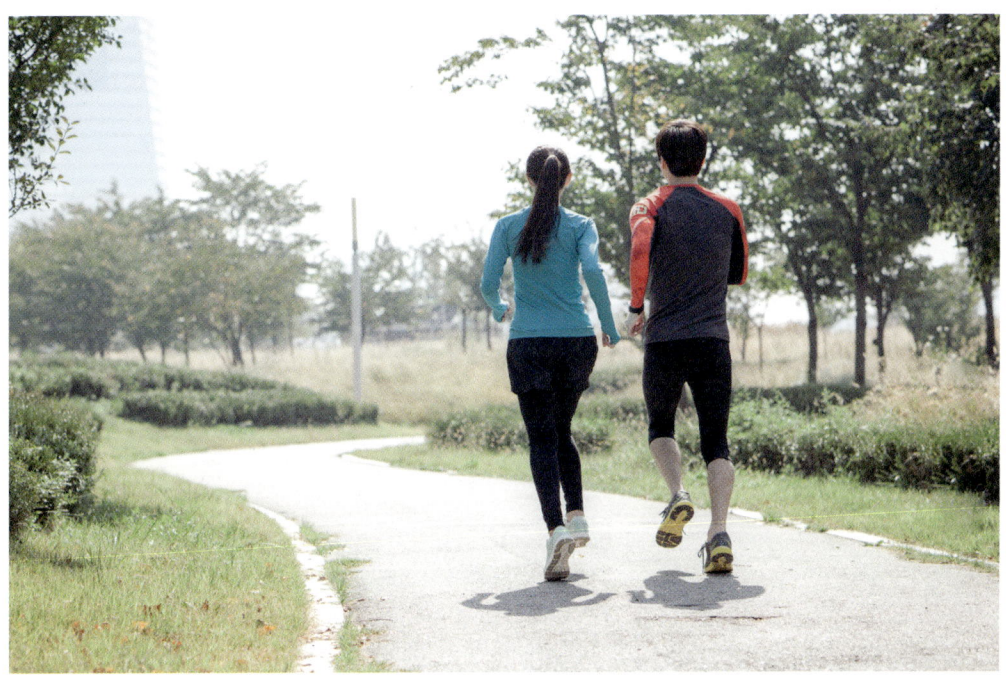

3강 고혈압

주요 주제
고혈압의 원인과 치유법
인체의 소우주와 대양의 관계
성생활과 고혈압의 관계

다음 할 일
고혈압 치유법에 대한 정보 수집
뼈 관리 방법에 대한 교육
성생활에 대한 교육

혈관 속에 혈액이 지나가니까 압력에 의해서 수치가 나온다. 그 혈압을 재서 고혈압이 나온다. 이처럼 고혈압 하면 혈관만 생각하는 이들이 많다. 참 아둔한 일이다. 내가 10년 동안에 3천명의 고혈압 환자를 100% 치유한 이유는 바로 뼈를 고쳤기 때문이다. 혈액이 뼈에서 생산되는데 혈관까지 가는 과정에서 고혈압이 되는 것을 고친 것이다. 그런데 어떻게 혈관만 따질 수 있냐는 것이다.

혈관 속에 클레스토롤이 들어있다. 혈관 속에 노폐물이 들어갈 때는 혈관 밖에 모든 것이 노폐물로 꽉 차 있어서 그런 것이다. 혈압을 잴 때 팔을 싸서 압력을 준다. 그런데 혈압을 재는데 왜 밖에서 압력을 주는가? 외압을 통해 혈관의 혈압을 역산하는 것이다. 혈압이 200이면 혈관 밖이 200이고, 혈압이 300이면 혈관 밖의 외압도 300인 것이다. 그런데 혈압을 고치는데 왜 압을 고쳐야 하는가? 이 이치를 모르니까 엉터리 치료를 받고 있는 것이다.

고혈압에는 골압을 고쳐야 한다. 콜레스테롤은 혈관 안에 있는 것이 아니라 뼈속에 들어 있으니 골압이다. 양의 차이는 혈관 속에 있는 것이 1이라면 뼈속에는 9가 들어 있다는 사실을 알아야 한다. 뼈를 깨끗이 해서 고혈압을 치유하는 것이다.

머리 부분에는 두압이 있다. 두압이 올라가면 골이 아픈 것이다. 두통이 날 때는 두압을 내려줘야 한다. 그런데 여러분은 진통제를 먹는다. 너무나 잘못 가고 있다.

눈에는 안압이 있고 귀에는 이압이 있다. 비행기 타고 다닐 때 고공에 가면 귀가 먹먹한 이유다. 그때 침을 꼴깍 넘기면 뚫리곤 한다. 코에는 비압이 있다. 머리는 안압, 이압, 비압의 삼압으로 움직이고 있다. 압력이 흘러가는 것이 속도가 안 나면 정체가 돼버린다. 눈에 동공뿐만 아니라 안구가 상해서 녹내장, 백내장, 근시, 난시 같은 눈병이 생긴다.

골반은 배설 기관이다. 배설 기관에 압력이 가해지면 몸 안에 제일 큰 압력이 생긴다. 그래서 소변이 나오고 대변이 나온다. 압력이 없으면 못 나온다. 전립선염으로 고생하는 것은 소변에 힘이 약해서 그런 것이다. 정력이 좋은 사람이 요강 구멍을 뚫는다고 한다. 힘이 세면 방광 속에 들어있는 여러 가지 오물질이 한몫에 다 뿜어져 나온다. 대변도 마찬가지다. 변비는 몸 안에 온갖 병을 다 만든다. 여자들 월경도 마찬가지다. 건강한 여인의 월경과 병자의 월경은 다르다. 남자가 사정하는 것도 마찬가지다. 사정도 압력이다. 정력 좋은 사람은 엄청나게 사정하는 힘이 좋다. 이것이 다 배설 기관의 압력에 의해서 파워가 나오는 것이다. 발뼈도 그렇다. 노인이나 병자의 걸음걸이는 어둡다. 발이 건강한 사람은 걸음걸이조차 밝고 건강하다.

고혈압에 왜 이런 이야기를 하는가 하면 고혈압의 원인이 두압에 있는 사람이 있고, 골반에 원인이 있는 사람이 있고, 발뼈에 원인이 있는 사람이 있기 때문이다.

고혈압의 원인
- 고혈압은 혈관만 아니라 뼈에서부터 있다는 사실을 알아야 함
- 고혈압을 고치려면 골압을 고쳐야 함
- 콜레스테롤이 혈관 안에 있는 것이 아니라 대부분 뼈속에 들어 있음
- 고혈압은 사람마다 두압, 골반, 발뼈 등에 원인이 각각 다르게 있음

고혈압으로 15년을 하루도 안 빠지고 약을 먹은 75세 할머니가 있었다. 딸이 강의를 듣고 '미라클터치'를 보고 엄마에게 사 주었다. 엄마가 사용법을 모르니까 강의장에 직접 왔다. 그때 내가 이판사판 처방을 내렸다. 나이가 많으니까 고치려면 이판사판 매달리라고 한 것이다. 부뚜막에 소금도 집어넣어야 짜다. '미라클터치'도 실행을 해야 병이 낫지, 들고만 다닌다고 고혈압이 안 떨어진다. 이 분은 실제로 해서 상태가 호전되었다.

74세 된 화백이 있었다. 70대여서 의사들이 포기한 사람이다. 자꾸 아프다고 하면 쓴 약을 잔뜩 준다. 이분이 그림을 많이 그리려고 은행에서 2만 불이나 빌려 캔버스

를 샀는데 세필(細筆)을 못하겠다는 것이다. 자세하게 그려야 하는데 눈이 자꾸 흐리니까 세필을 못해서 안과를 갔더니 백내장, 녹내장 처방을 내리며 그림을 그만두지 않으면 실명을 한다고 했다는 것이다. 화가한테 완전히 너 죽으라 하는 것보다 더한 악담을 한 것이다. 그분이 라디오로 눈병 고치는 강의를 듣고는 죽기살기로 나를 찾아왔다. 나한테 치유를 받고 병원에 가니까 녹내장, 백내장이 클린이 된 것이다.

뼈를 깨끗이 관리하면 상상도 할 수 없는 치유의 기적이 일어난다. 죽으나 사나 여기에 매달려 보는 것이다.

고혈압은 머리를 봐야 한다. 몰두(沒頭)라는 말이 있다. 무엇엔가 신경을 바짝 쓰는 것을 말한다. 그만큼 신경을 쓰고 나면 머리를 흔들게 된다. 그러면 당연히 중압이 나온다. 너무 몰두하니까 신체 기능의 문제가 발생하는 것이다.

사람에겐 뇌가 있다. 몰두할 때 열이 가장 많이 나오는 것이다. 신경 많이 쓰면 한마디로 뒤집어지는 것이다. 그래서 신경 많이 쓰는 사람들은 남자나 여자나 목이 타버린다. 이게 매운탕처럼 끓어 전부 다 나온다. 골반에 신경을 많이 쓰면 대소변 조절이 안 된다. 배설하려면 마음이 편안해야 한다. 마음이 편해야 하는데 그러지 못해 탈이 나면 고혈압이 되는 것이다.

고혈압은 부지런히 뛰어다녀야 산다. 목구멍이 포도청이라 그러는데, 그렇게 먹고 살려고 뛰어다니면 발뼈가 성할 수 없다. 자신이 끌고 다니는 리어커 타이어는 갈 줄 알아도 자신의 발에 타이어는 갈 줄 모른다. 그게 다 멍이 되고 찌그러져서 만신창이가 된다. 발뼈가 전부 다 울퉁불퉁하고 되는 것을 뼈를 모르기 때문이다. 뼈를 모르니까 여기에서 고혈압이 생기는 것이다. 뼈를 알면 머리에서 나오느냐, 배설에서 나오느냐, 골반이냐, 발이냐에 따라 치유법이 바뀐다. 자기 혼자서 고혈압을 다 고칠 수 있다.

> **고혈압의 치유**
> - 마음을 편하게 먹어야 함
> - 두압, 골반, 발뼈를 편하게 해야 함
> - 고혈압은 부지런히 뛰어다녀야 함

고혈압이 있으면 성생활을 못한다. 인간한테 가장 완벽한 운동이 성생활이다. 정상이면 성생활을 126세까지 할 수 있어야 한다. 굳이 골프를 칠 필요가 없다. 우리의 몸은 하나님이 짝짓기 하라고 만들었다. 실제로 애기를 많이 낳은 노인들은, 소위 6남매 이상 8남매 10남매를 본 노인들은 거의 병이 없다. 성생활을 잘 했기 때문이다. 성생활은 호르몬을 배출하는 것인데 이걸 못하면 썩는 것이 제일 무서운 병으로 된다. 콜레스트롤이 문제가 아니다. 치유법은 머리 치유를 어떻게 하느냐에 있다. 뾰족한 것을 가지고 머리를 눌러준다. 그러면 머리가 낫게 된다. 머리를 눌러서 심한 통증이 나오면 두개골에 산화철이 잔뜩 쌓여 있어서 그런 것이다. 머리를 자꾸 눌러주면, 일주일 정도 하면 통증이 사라진다.

중추 신경이라는 것이 있다. 다음에 좌골 신경이 있다. 그 다음에 말초 신경이 있다. 이것이 전부 다 똑같이 하나로 연결돼 있다. 이 신경이 어디를 가더라도 연결돼 있다. 이것을 고치면 고혈압이 고쳐지는 것이다.

중추신경 → 좌골신경 → 말초신경

고혈압 환자는 대개 중풍으로 연결된다. 고혈압이 있어도 성격이 유순한 사람은 중풍이 안 오는데 꼭 성질이 급한 사람이 중풍으로 연결돼 버린다. 화가 팍 나니까 두압이 올라간다. 화가 머리를 침범하면 눈에 불이 막 나게 된다. 화가 확 나서 올라가면 몸에서는 뇌를 보호하기 위해 빨리 밑으로 내려 버린다. 이것이 좌골로 거쳐서 땅속으로 쫙 내려간다. 여러분은 평상시에 발뼈를 관리해본 적이 없다. 발뼈를 모르고 사니까 그 기운이 내려갔다 걸리니까 다시 치솟아 뇌의 혈관을 터트리는 것이다. 화가 팍 나서 욱 해서 내려갔다 다시 올라와서 터지는 것이 중풍이다.

의사들은 중추신경의 이상인 줄 알고 있다. 하지만 뇌의 세포를 움직이는 것은 명령을 내리는 중추신경이지만 모든 느낌과 움직임은 말초신경이 움직일 수 있다. 그러니 노인이 되면 말초 신경이 마비가 돼서 150을 못 채우고 전부 70~80에 저세상으로 가는 것이다. 그래서 나는 발뼈 치유를 중점적으로 다루고 있다. 그래서 여러분이 걸음걸이가 어둔하다 하더라도 이 발뼈를 딱 치고 나서 30분간 한 발을 눌러준 다음에 걸어 보자. 이 발은 막 날아갈 것이다. 발뼈가 튀어나와 있으면 고쳐야 한다. 뼈가 튀어나왔으니 발이 제대로 안 놀게 되는 것이다. 발뼈를 눌러주고 하면 발의 뼈가 제대로 들어가서 70세 발이 60세 되고 50이 되고 30세 발이 돼버리면 건강에 혁신을 일으킬 수 있다.

고혈압과 중풍의 관계
- 당뇨도 그렇고 혈압도 높은 것이 문제가 아님
- 성생활을 제대로 안 하면 호르몬이 배출이 안 돼서 병이 생김
- 고혈압에 성질이 급한 사람은 중풍으로 연결됨

고혈압은 머리를 누르면 거의 70%가 정상의 혈압으로 된다. 뭘 했는데도 효과가 없다면 발로 내려가 눌려주면 25% 치유가 된다. 이제 남은 것은 5%의 골반이다. 골반까지 하면 고혈압은 완전히 정상이 돼버린다. 꼬리뼈를 잡으면 완전히 고혈압이 잡힌다. 꼬리뼈에는 항문이 있다. 여기는 항상 썩어 있다. 여기를 집중적으로 해주면 독이 다 변으로 빠져나온다. 그러면 고혈압도 고쳐지는 것이다. 이제 고혈압과 놀지 말고 **'미라클터치'**를 가지고 놀아야 한다.

고혈압의 치유

- 고혈압은 오염이 많이 돼서 생기는 병임
- 고혈압과 놀지 말고 미라클터치를 가지고 놀아야 함

뼈를 알아야 산다-**의술혁명**

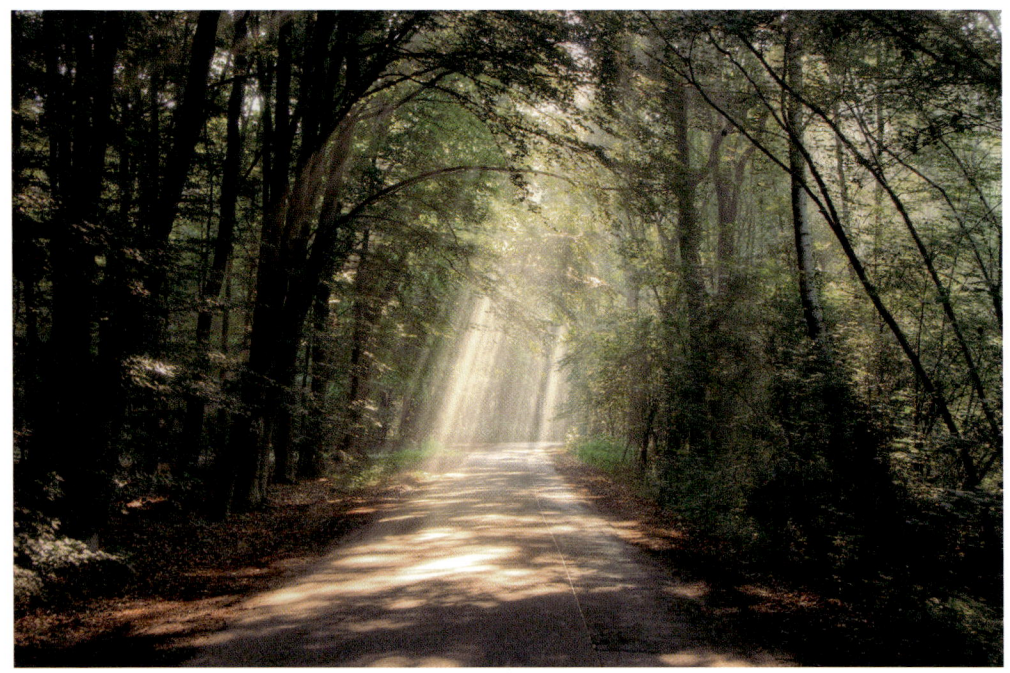

4강 관절염

주요 주제
물과 함수 관계가 관절염 치유에 미치는 영향과 물 섭취의 중요성
소화와 침의 역할과 음식의 중요성
혈액형과 혈액 공장인 뼈의 중요성

다음 할 일
관절염 치유법 연구
물 섭취 권장

관절염으로 고생하는 사람이 인구의 절반이라고 봐야 된다. 어린애도 관절염이 있다. 60억 인구로 보면 30억을 관절염으로 볼 수 있다. 남녀노소가 다 해당된다.

한방이나 양방이나 관절염 치유는 진통제로 통증을 감소시키는 것으로 하고 있다. 근본 치유가 되지 않는다. 이제 근본 치유를 위해 '도방'이라는 것이 생겼다. 도방에서는 관절염을 평상심으로 고칠 수 있다.

고관절은 골반에 있다. 골반에 뼈 중에 가장 큰 뼈가 대퇴골인데 이게 바로 고관절이다. 손가락에도 관절이 있는데, 손가락에 병이 있는 게 아니라 바로 고관절에서 올라오는 것이다. 그래서 손가락이든지 발가락이든지 어깨든지 모든 관절을 고치려면 반드시 고관절을 고쳐야 한다.

고관절의 병은 왜 생기는가? 꼬리뼈 밑에 항문이 있는데 항문의 독이 고관절로 침투해서 생기는 것이다. 변독이 인체 내 관절 마디마디 올라가서 관절염이 생긴다. 관절염을 고치려면 반드시 변독을 제거해야 한다. 약을 먹는 것은 진통을 시킬 뿐이지 근본 치유가 되지 않는다. 도방에서는 병을 근본적으로 고치는 것을 그 목표로 하고 있고 또 그렇게 효과가 나타나고 있다. 의학적으로 관절은 뼈와 뼈를 연결하는 마디로 본다. 하지만 도학에서는 관절을 사람이 하늘과 땅 사이에 있는 것으로 본다. 여기서 관절염을 고치는 답을 찾아냈다.

인간은 하늘과 땅 사이의 관절이다. 하늘의 생명이 땅으로 흐른다. 생명의 에너지가 하늘에서 땅으로 내려오고 있다. 사람이 죽으면 영혼이 하늘로 올라간다. 영혼은 몸 안에 들어 있을 때 육체의 모든 기능을 작용한다. 영혼이 빠져나가면 몸이 식어버린다. 영혼은 몸 안의 혈액을 만드는 역할도 한다. 영혼이 있어야 생명이 있고 그래야 혈액도 만들어진다.

사람은 심장이 멎으면 죽는 걸로 알지만 심장이 멈춰도 안 죽는 경우가 허다하다. 뇌가 살아 있다. 관절염을 고치려면 이것을 꼭 알아야 한다. 사람은 하늘과 땅 사이에 에너지가 흘러야 한다. 이것이 멈추면 죽게 된다. 병은 죽음을 불러온다. 따라서 병을 고쳐 살리려면 하늘을 알고 땅을 알면서 전기라는 것이 흐르게 해야 한다.

> **관절염의 치유법**
> - 관절염을 고치려면 반드시 변독을 제거해야 함
> - 관절염을 고치려면 반드시 하늘과 땅에 흐르는 에너지를 알아야 함
> - 관절염 → 물 마셔야 한다.

뇌파에는 전기가 흐르는데, 이 전기는 뼈에서 발전된다. 뼈에는 항상 기가 돌아야 한다. 물을 마셔야 하는 이유다. 물이 뼈로 들어가서 혈액을 만들고 이것이 몸의 모든 신진대사를 한다. 근육이 있고, 팔맥이 있어 관절로 지나간다. 뼈와 뼈 사이도 팔맥이 지나간다. 뼈가 살아있는 것이다.

관절염에는 전기에 이상이 있어 오는 관절염이 있고, 수액이 막혀 오는 관절염이 있고, 근육에 응어려져서 오는 것이 있고, 뼈가 꼬여서 오는 것이 있다. 여러분 몸의 뼈는 다 꼬여 있다. 50이 넘으면 한쪽이 기울어져 있다. 걷는데 찔룩거리는 사람은 다 뼈가 꼬여 있는 것이다. 이것이 다 관절염이다.

관절염을 고치려면 전기가 흐르게 하고, 기가 흐르게 하고, 물이 흐르게 하고, 뼈골이 흐르게 해야 한다. 혈은 항상 마지막이다. 이것이 흐르면 자동적으로 흐르게 되어 있다. 관절염은 소심한 사람들이 더 많이 걸린다. 소심하다는 것은 근심 걱정이 많아 무슨 일이든지 수동적이고 소극적이다. 소심한 사람은 대범할 필요가 있다. 근심 걱정을 할 필요가 없다. 그런데 의외로 근심을 안 하면 불안해 하는 사람도 많다. 걱정도 팔자다. 우리는 항상 남의 눈을 의식한다. 그러다 보니 걱정이 많다. 이것이 다 관절염으로 연결되고 팔맥이 막히는 병의 요인이 되는 것이다.

관절은 골반 뼈가 기반이다. 골반에 독을 줄여야 한다. 야구공을 땅바닥에 놓고

골반을 자꾸 문질러서 독을 빼내야 된다. 돈 안 들이고 할 수 있는 가장 쉬운 방법이다.

관절염은 여자가 많이 걸린다. 살림살이 안 하는 사람들은 좀 적게 걸린다. 문제는 살림살이다. 제일 나쁜 것이 더운 물로 설거지를 해야 되는데 돈 아낀다고 찬물로 하는 것이다.

관절은 손가락에서 들어오는 것이 있고, 골반에서 들어오는 것이 있고, 발가락에서 들어오는 것이 있다. 어느 쪽을 하더라도 골반부터 독을 빼야 한다. 어떤 사람은 손가락이 휘어졌는데 발은 안 그런 사람이 있고, 손가락은 괜찮은데 발가락이 튀어나온 사람들이 많다. 세부적으로 손은 손등으로 올라가면 되고 발은 발등으로 가면 된다.

관절염은 내 몸에 변독이 많아서 그러니까 물, 생수를 하루에 11리터는 먹어야 한다. 이렇게 물을 마시는 사람은 5% 밖에 안 된다. 관절염하고 물하고 밀접하게 연결되어 있다. 우리가 하루에 2리터의 소변을 보는데, 물은 그렇게 안 먹는다. 물이 충분히 들어와서 나가야 하는데, 나가는 것은 2리터인데 들어오는 것이 없으니 병이 생기는 것이다.

> **관절염의 원인**
> - 관절염은 마음이 편해야 하는데 그러지 못함
> - 관절염은 물을 많이 마셔야 하는데 그러지 않음
> - 소변으로 2리터가 나오면 그 이상의 물을 마셔야 함

오늘날 무슨 노력을 해도 병을 못 고치는 것은 물에서 시작된다. 물이 몸으로 안 들어가면 갈증이 난다. 그래도 안 마시면 갈증도 안 난다. 체질이 바뀌면서 뼈에 이상이 생기는 것이다. 물을 많이 안 마신 사람은 수족이 냉하다. 배가 차다. 암모니아가

뻗어 나가서 그런 것이다. 몸이 더우면 수분이 증발하는데, 몸이 그걸 위해서 뼈는 비상조치에 들어간다. 그것이 관절의 이상으로 오는 것이다.

지금 차를 마시고 건강 음료를 마시는데 이것이 병을 만드는 것이다. 고지혈증 있는 사람 치고 물을 많이 마시는 사람이 없다. 관절염을 고치려면 첫째 골반의 독을 없애고 둘째는 물을 많이 마셔야 된다.

암 환자도 마찬가지다. 내가 천여 명의 암환자를 봤는데 물에 참 인색하다. 사람이 죽을 때가 되면 산행하고 싶어서 내려오다 마을 목에서 약수터를 만난다. 여기에 답이 있다. 물을 떠서 먹으면 물맛이 피부 세포로 가고 뼈로 가고 암을 물리치는 힘을 만든다. 약수의 물을 먹고 사람이 사는 욕심이 생기기 시작한다. 그래서 물을 먹기 시작해서 투병에 성공한 사람을 많이 봤다.

관절염으로 고생하는 사람은 기를 쓰고 물을 마셔야 한다. 창조주가 인간을 만들었을 때 약 먹고 살라고 하지 않았다. 요즘에 밥 먹을 때 물을 먹지 말라고 하는 이들이 있는데 너무나 잘못된 이야기다. 소화는 침에서 나온다. 침이 소화액이다. 이에 반해 위액은 산이다. 위산은 소독하는 것이다. 따라서 밥 먹을 때는 연신 물을 먹어줘야 잘 내려간다.

무슨 음식이든지 맛있게 먹으면 된다. 기분 나쁜 사람하고 밥을 먹으면 아무리 좋은 음식이라도 얹히고, 기분 좋은 사람하고 먹으면 길가에서 떡볶이를 먹어도 맛있고 소화도 잘 된다. 보리개떡 먹고도 피가 되고 살이 되고 건강할 수 있다. 그러니까 너무 좋은 것 찾지 말고 잘 먹어야 한다. 그래야 소화도 잘 되고 몸도 좋다.

관절염을 고치려면 뼈를 알아야 한다. 뼈는 혈액을 생산하고, 피는 호르몬을 생산한다. 이 호르몬을 조절하는 것이 뼈다.

소화의 비밀
- 소화는 소화액이 하는 것이고 위산은 소독하는 것임
- 특별한 음식이 몸에 좋은 것이 아니라 맛있게 먹어야 함

    과학이 발달된 나라는 약을 먹임으로써 불면증 환자를 만들어버린다. 신경 환자를 만들어 버린다. 케미칼을 먹이니까 몸 안이 부글부글 끓어 밤에 자려고 누워도 잠이 안 오는 것이다. 이 약에서 빠져나와야 한다.

    옛날에는 농사를 지을 때 거름을 활용했다. 그런데 지금은 비료를 쓰면서 케미칼을 뿌리니까 땅이 산성화가 되었다. 비까지 산성비로 내린다. 우리 몸이 전부 다 산성화가 됐길래 이 산성을 중화시키려면 알카리를 먹어야 한다. 우리 몸안에는 암모니아가 있다. 이게 알카리다. 알카리가 들어간 약을 먹으면 병이 생긴다.

    내 방송을 보고 임신이 안 된다며 찾아온 이가 있었다. 수족냉증이었다. 관절염으로 인해 사타구니가 붙어 있으니까 뼈가 냉해서 냉기가 난소로 들어가고, 자궁으로 들어간 것이다. 적절한 온도가 안 맞아서 수태가 안 되는 것이다. 한마디로 정자 난자가 추워서 둘의 결합이 안 되는 것이다. 그래서 '**미라클터치**'로 관절 부위를 계속 문질러주었다. 수족냉증이 치유가 되어서 임신도 하게 되었다. 온몸이 펄펄 끓어 39도까지 올라가면 사람이 추워서 덜덜 떨면서 열을 낸다. 사람 몸에는 뼈가 있고 육이 있다. 골맥이 있고 육맥이 있다. 손톱은 골맥이다. 연골을 만든 물질이 똑같은 물질이다. 손톱 물질은 골맥으로 가야 된다. 그런데 골맥이 막히니까 냉기를 갖고, 뼈가 차니까 열이 상호 회전으로 순환해야 되는데 체온이 뼈로 못 들어가는 것이다. 그러니까 열이 육에만 뱅뱅 돌아 몸과 근육은 더욱 펄펄 끓고 뼈는 차가워지면서 덜덜덜 떠는 것이다. 해열제로 고치는 게 아니라 뼈를 막 문질러 주면은 뼈가 다시 열이 들어가서 풀려버린다.

관절염은 관절에 염증이 나서 아프다. 골반에 있는, 고관절에 쌓여 있는 변독을 근본적으로 없애고, 그 다음에 발가락이 그러면 무릎을 거쳐서 발가락으로 내려오고, 손가락 같으면 팔꿈치를 거쳐서 문질러주면 된다. 팔, 어깨, 팔꿈치를 거쳐서 내려오고 그러면 관절염이 몇 달 지나서 씻은 듯이 나아진다.

관절염은 어차피 병원 가서 못 고친다. 여러분 스스로가 고쳐야 한다. 원리만 알면 약한테 맡길 필요가 없다. 약은 진통제로 신경을 죽이는 것이다. 마비시키는 것에 불과하다. 뼈에서 생기는 병은 이제 여러분 자신이 고쳐야 한다.

관절염 치유
- 약은 진통제로 신경을 마비시키는 것에 불과함
- 뼈를 알고 뼈를 고쳐야 근본치유를 할 수 있음

뼈를 알아야 산다-**의술혁명**

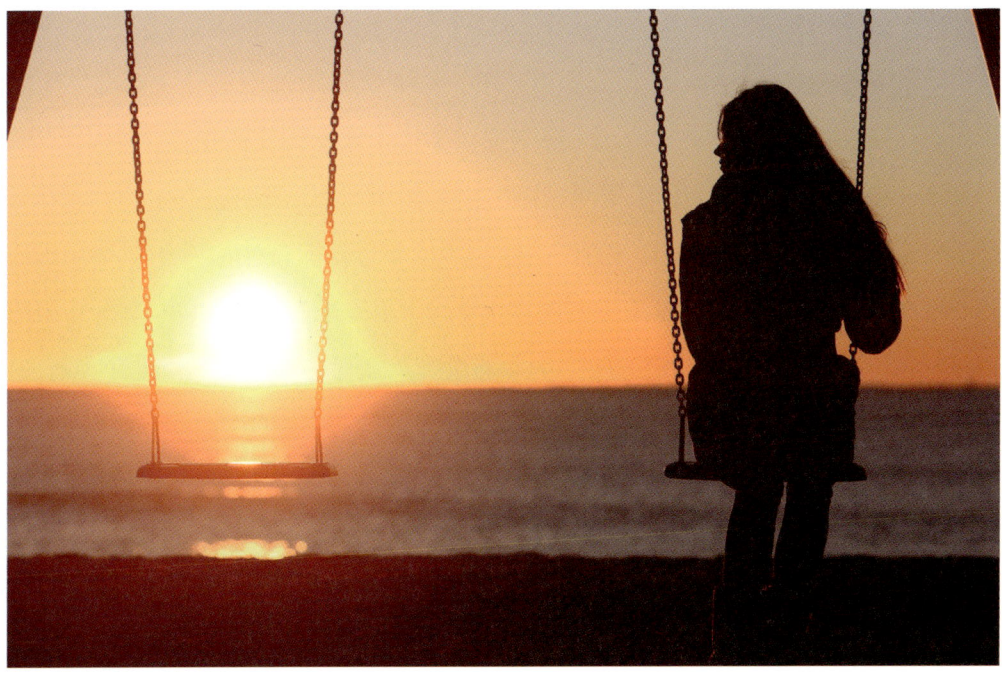

5강 불면증

주요 주제
뼈의 중요성과 연구 결과
불면증 치유 방법과 그 원리

다음 할 일
뼈와 혈액 생산에 대한 연구 진행
불면증 치유 방법 개발

사람은 살다 보면 몸이 아프기 마련이다. 남녀노소 불문하고 아프면 약을 먹고, 주사도 맞고, 심한 경우 수술도 한다. 그런데 이런 걸 다 해도 병이 재발되고 시원하게 안 고쳐진다. 제대로 못 고치는 것이다. 왜 현대의학에서 병을 제대로 못 고치는 걸까?

현대의학에는 한방과 양방의 양대 산맥이 있다. 한방은 중국의 춘추전국 시대에 편작이라는 사람이 집대성했다. 고대로부터 내려온 민방을 모아서 집대성한 것이 21세기까지 내려오고 있다. 양방은 고대 히포크라테스가 원조라고 할 수 있다. 그것이 21세기까지 내려오고 있다. 한방은 동양 사람 체질이고 양방은 서양 사람 체질이다. 이 둘을 훑어보면 한 가지 빠진 것이 있다. 바로 뼈에 대한 연구이다.

사람이 태어날 때 통뼈라는 말이 있다. 통뼈는 건강하다. 약골이라는 말도 있다. 태어날 때부터 약골은 뼈가 약하다. 그래서 병이 많이 걸린다. 그런데 살아가면서 뼈가 약해지는 경우가 많다. 이 원인을 규명한다면 사람의 병을 예방도 하고 고칠 수 있다.

사람의 몸에 제일 큰 뼈가 골반뼈다. 그리고 대퇴골이 제일 긴 뼈다. 뼈가 붙어 있는 곳에 대변 배설기가 있다. 항문이 있고 몸의 뒤쪽에 앞쪽에는 소변 통로가 있다. 대변 쪽을 보면 대변 주머니인 직장이 있다. 큰 창자의 마지막 부분이 변을 만드는 공장이라고 보면 된다. 소변도 역시 주머니가 있는데 그것이 방광이다. 요강에 대소변을 보면 썩는 냄새가 매우 강하다. 그 요강이 우리 몸 속에 항상 들어 있는 것이다. 잔량이 남아 있어서 싹 닦아내지를 못한다. 숙변은 잔량에서 나오는 독소다. 트림과 방구가 냄새가 독한 이유는 독기를 품고 있기 때문이다.

대변의 독은 주머니 쪽에서 꼬리뼈인 바로 항문 위에 있다. 소변의 독은 앞쪽인 치골에서 나온다. 몸의 뒤쪽에서는 미골에서 대변독이 올라오고 앞쪽에서는 치골에서 소변 독이 올라오면 골반이 전부 다 독에 절어버린다. 나이가 들면 골반이 아프고 꼬리뼈가 아픈 이유가 여기 있다.

이 독소가 사람의 병을 만든다. 아픈 사람을 만져보면 손발이 차서 냉기가 올라온다. 냉기는 병의 속성이다. 밤이 되면 음기가 올라와서 병이 더 세진다. 따라서 병을 고치려면 독기와 냉기와 음기를 다스리면 된다는 답이 나온다.

> **병의 원인**
> - 대변 주머니의 잔량, 소변 주머니의 잔량이 독소와 연결됨
> - 독소가 사람의 병을 만듦
> - 병을 고치려면 독기와 냉기와 음기를 다스리면 된다는 답이 나옴

노인들은 무릎팍에 찬 바람이 난다고 그런다. 무릎에 냉기가 생긴 것이다. 이것은 뼈에서 나오는 것이다. 사람이 열이 나서 38도 펄펄 끓는데 추워서 덜덜덜 떠는 것을 볼 수 있다. 뼈에 냉기가 차서 그런 것이다.

사람은 골과 육으로 되어 있다. 사람 몸은 골맥과 육맥이 따로 있다. 내가 이것을 찾아냈다. 무릎이나 팔꿈치나 연골은 똑같은 성분이다. 손톱이 갈라지는 것은 골맥이 냉하기 때문이다. 육에서 나오는 열이 뼈로 못 들어가는 것이다. 그래서 열이 이완이 안 되고 육맥만 열이 막 돌아 펄펄펄 체온은 올라가고 사람은 추워서 덜덜 떠는 것이다.

여기서 병을 고친다는 것은 히포크라테스가 이야기하듯이 뼈를 알고 골맥을 알아야 된다. 혈액을 만드는 것이 뼈라 골맥을 아는 것이 중요하다. 음식보다 더 중요한 것은 혈액이다. 음식은 좀 신 것을 먹는다고 신 혈액이 안 된다.

뼈에서 혈액을 만들려면 음식이 들어와야 된다. 소화된 음식이 들어와 있는 것이다. 혈액 속에 먹는 영양분이 들어가야 된다. 또 산소가 들어가야 된다. 허파로 들어가는 이것이 전부 다 혈액으로 들어가야 된다. 그러면서 뼈로 들어가야 된다.

그런데 뭐든지 만들면 찌꺼기가 나오기 마련이다. 혈액을 만들어도 찌꺼기가 나온다. 이 찌꺼기가 뼈 속에 쌓여 있다. 여기에 변독이 들어가면 몸의 시스템은 전부 망가지는 것이다. 온갖 병이 다 만들어지는 것이다. 그런데 이렇게 만병을 만드는 뼈를 모르고 병을 치료한다는 것은 언감생심이다. 그래서 병을 제대로 못 고치는 것이다.

사람을 고치려면 뼈를 알아야 한다. 뼈 속에 독소가 있는 것이 병이 되고, 냉기가 있으면 병이 되고, 세 번을 넘기면 발병이 되는 것이다.

MT의 원리=제품디자인

'**미라클터치**'는 병의 원인을 알고 독소를 없애고 냉기를 없애고 음기를 없애도록 만든 도구이다. 모든 병을 다 개선 시킬 수 있다.

병을 고치려면 첫째 빨대로 뼈 속의 냉기를 뽑아내야 한다. 뼈에 냉기가 심한 사람은 악수를 못한다. 발이 차면 사람 구실을 할 수가 없다. 이 냉기를 없애려면 태양을 이용해야 한다. 태양에서 자외선이 나온다. 자외선은 파장이다. 라디오의 전파처럼 파장으로 들어온다. 자외선을 이용하려면 안테나가 필요하다. 안테나 끝이 동그란 것이 파장을 받는 것이다. 그것이 왜 동그라냐는 것인데, 그래야 파장이 묻히게 되어 있다. 그래서 둥근 형태로 만들었다. 태양의 자외선은 밤에도 들어온다. 몸 안에 냉기가 아무리 강해도 태양을 이기지 못하다. 병의 냉기가 깨질 수밖에 없다.

둘째는 밤의 음기를 찾아야 한다. 양기는 플러스다. 음기는 마이너스다. 밤에는 마이너스 전기가 충전되는 것이다. 그래서 양전기를 가져와야 한다. 우주 과학을 연구해 보면 우주 공간에서 전기가 들어오는 것을 알게 된다. 피뢰침으로 전기가 떨어진다. 이렇게 만든 것이 자외선과 피뢰침 전기를 들어와서 몸의 음기와 냉기와 독소를 빨아내는 기구다. 인류의 혁명을 일으킨 제품이다.

독소를 없애는 방법
- 독소를 없애려면 빨대를 이용해야 함
- 냉기를 없애려면 태양밖에 없음
- 자외선을 이용해야 함

불면증은 잠을 자고 싶은데 못 자는 병이다. 2,000년대를 기점으로 이전과 이후의 불면증은 완전히 다르다. 매우 중요한 사실이다.

2,000년대 이전의 불면증은 주로 50대, 60대 70대에서 발병했다. 돈을 만지다 보면 속상할 일이 생긴다. 부부 간이든 자식 간이든 돈으로 괘씸한 일이 많이 생긴다. 불면증에 걸리는 것이다. 이게 전부 속병으로 생긴 것이다. 지금은 10대, 20대, 30대가 불면증에 많이 걸린다. 소아 당뇨, 소아 불면증이라는 말이 늘어나고 있다. 왜 그런지 아직 모르고 있다. 세계보건기구에서도 이것이 왜 중요하고 무서운지 모르고 있다. 오죽하면 소아나 10대, 20대, 30대 불면증으로 나한테 치료 방법을 알려달라고 오는 사람들이 많다. 불면증에는 세 가지 패턴이 있다. 두개골과 골반, 발에 산화철이 쌓이면 불면증에 걸리는 것이다.

소아 불면증은 주로 산화철이 두개골에 많이 쌓여 있다. 예전부터 천재는 단명했다. 이것은 지금도 마찬가지다. 똑똑할수록 단명하는 것은 정해진 순서다. 이걸 피해 가려면 머리 천재가 아니라 발 천재가 되어야 한다. 머리 천재는 에너지가 두개골에 집중이 돼서 그런 것이다. 머리가 좋다는 것은 철분이 그만큼 머리로 모이는 것이다. 머리를 쓰려면 뇌전기를 쓰기 때문이다. 뇌를 많이 쓰면 반드시 열이 발생이 되는데 이러니까 잠을 잘 수가 없는 것이다. 지금 자녀가 불면증이 있다면 얼른 눈을 떠야 한다. 머리를 문질러 보면 덜컹덜컹하거나 매끄러워 보인다. 사람 머리는 약간 말랑말랑한 듯하면서 좀 단단한 것이 정상이다. 삶은 호박처럼 물룩물룩하거나 지나치게 단단하거나 하면 나쁜 것이다. 산화철이 머리에 차 있는 것이다.

산화철을 제거해 주는 기구는 '**미라클터치**' 밖에 없다. 이 기구로 머리를 문질러주면 된다. 자꾸 누르고 문질러주면 머리가 개운하고 불면증이 사라진다.

불면증을 없애는 방법
- 산화철이 두개골에 많이 쌓이면 불면증이 옴
- 뇌를 많이 쓰면 열이 발생이 되고 산화철이 쌓임
- 불면증을 없애는 방법은 '미라클터치' 밖에 없음

잠을 자면 의식이 문을 닫아버린다. 이때 무의식이 열리고, 무의식으로 꿈을 꾸는데, 그 무의식이 하늘을 연다. 죽은 부모를 만나고, 좋은 사람을 만나고, 의식으로 생각하지 못했던 세상을 만난다. 그리고 좋은 부모를 만나면 좋은 일이 생기고, 나쁜 사람을 만나면 나쁜 사람을 만나는 예지몽이 된다. 무의식이 하늘을 열어서 그렇다.

하늘을 열면 에너지를 가지고 들어와서 전기를 보충해야 한다. 그걸로 뼈에서 혈액을 만든다. 그래서 잠을 푹 잔 날은 몸이 개운한 것이다. 혈액이 잘 만들어져 그런 것이다. 잠을 못 잔 날은 혈액을 잘못 만들어서 불량 혈액이 돌아가니까 몸이 나쁜 것이다.

지금 애들이 불면증인 것은 큰 문제다. 유엔총장이 이걸 알아서 유치원부터 전 세계 아동을 구해야 한다. 아이들이 잠을 자게 해야 한다. 지금 인류를 움직이는 것은 무기가 아니라 병을 고치는 의술이다.

모든 병에는 증상이 있다. 사람에게는 뼈가 있다. 그림자는 뼈가 없다. 그러니 뼈가 중요하다는 것을 알아야 한다. 그래야 병을 고칠 수 있다. 호랑이를 잡으려면 호랑이 굴로 들어가야 하듯이 병을 고치려면 뼈로 들어가야 한다.

잠의 중요성

- 잠을 자면 의식이 문을 닫아버리고 무의식이 열림
- 무의식에서 하늘을 열어서 에너지를 가지고 들어와 전기를 보충함
- 잠을 푹 잔 날은 몸이 개운한 것이 혈액이 잘 만들어져서임
- 뼈를 맞추는 것은 의식이 아니라 무의식임
- 무의식을 깨우는 깊은 잠을 자는 것이 필요함

어린애가 윗목에서 아랫목까지 뒹굴며 자는 것은 건강하다는 것이다. 부부간에도 마누라 발이 남편 배로 올라가고 해야 건강한 것이다. 움직이지 않고 자는 것은 차바퀴가 한 곳에 빠진 것처럼 병이 생긴 것이다.

사람은 왜 뒹굴며 자야 건강한 것인가? 스스로 자면서 뼈를 맞춰주기 때문이다. 무의식에서 에너지가 건강을 위해 스스로 자신의 뼈를 맞추는 것이다. 뼈를 움직이는 것은 의식이 아니고 무의식이다. 그래서 깊은 잠을 자는 것이 필요한 것이다.

요즘 애들은 잠을 안 자고 그런다. 시집 보내면 임신이 안 되는 이유다. 잠을 안 자면 걱정하고 미리 고쳐야 한다. 그래서 **'미라클터치'**로 마사지 해 주어야 한다. 그러면 시원하다고 하는 이유가 여기에 있다.

뼈를 알아야 산다-**의술혁명**

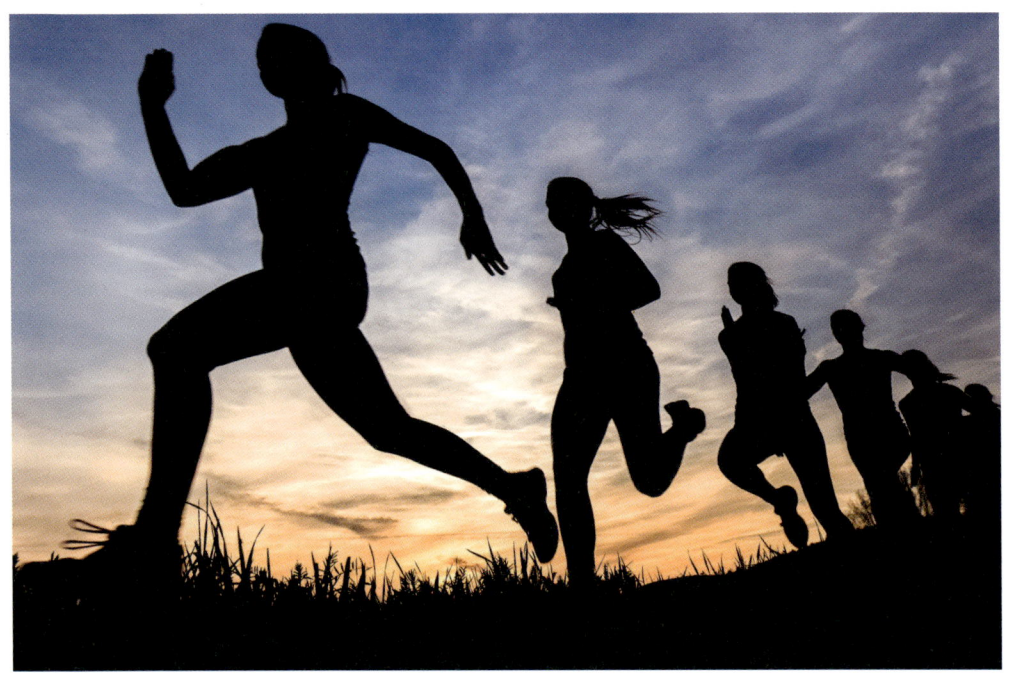

6강 신경통

주요 주제
신경통의 원인과 치유 방법
신경통과 뼈의 역할
신경통과 미라클터치

다음 할 일
신경통 예방을 위한 철분과 칼슘 섭취 방법

신경통은 목 이하의 신경 조직에 통증이 생기는 것이다. 신경통은 '통증과 마비'라는 두 가지 증세로 나눠진다. 지금 LA에는 통증 환자보다 마비 환자가 더 많다.

'미라클터치'로 눌러보면 아프다고 하는 사람도 있고, 전혀 감각이 없다는 사람도 굉장히 많다. 감각이 없는 것이 마비다. 사람은 통증으로 죽는 법이 거의 없고 마비로 죽는 경우가 많다.

통증이 생기면 첫째로 진통제를 먹는다. 진통제로 통증을 마비시키는 것이다. 둘째로 수술을 한다. 수술로 신경을 절단해 버리는 것이다. 이것도 신경을 마비 시키는 것이다. 셋째로 뼈에다 스트로이드 주사를 넣는다. 이것 역시 마비 시키는 것이다. 신경통에 통증을 마비 시키는 것은 사람을 죽이는 행위다.

신경통을 고치려면 왜 생기는지를 알아야 한다. 뼈는 혈액을 만드는 공장이다. 공장에는 전기가 없으면 못 만든다. 뼈와 뼈가 연결된 것이 생명이다. 뼈 세포를 만드는 에너지는 전기로 들어온다. 우주에 전기가 있어서 그것이 뼈로 들어와 세포를 만들고 혈액을 만드는 것이다. 신경통 발병의 원인은 뼈가 혈액을 생산하고, 전기를 발전하는데 여기에 이상이 생기는 것이다.

뼈의 전기 발전
- 뼈가 전기를 발전하기 때문에 혈액을 생산할 수 있는 것임
- 뼈로 우주의 전기 에너지가 들어와 세포를 만들고 혈액을 만드는 것임
- 신경통이 생기는 원인은 전기를 발전하는 뼈에 이상이 생긴 것임

1960년대에는 일기 예보가 참 안 맞았다. 그런데 신경통 환자는 100% 맞췄다. 왜 이런 일이 생기는 것일까?

비가 올 때는 고기압과 저기압이 형성된다. 공기 속에 수분이, 수분 속에 전기 입자가 있다. 그래서 궂은 날 사람이 감전이 잘 된다. 신경통 환자가 일기예보를 맞추는

이유가 여기에 있다. 몸 안에 뼈가 전기를 만드는데 비가 예상되면 누전되는 것이다. 고기압 저기압이 눈에 보이지 않지만, 전기 입자가 모이니까 뼈가 그걸 먼저 감지하는 것이다. 비가 올 때쯤 신경통이 발달해서 온몸이 욱신욱신 쑤시는 것이다.

인체 내에 신경은 전기가 다니는 선이다. 따라서 신경통이 생기면 진통제가 아니라 전기선을 먼저 고쳐야 한다. 전기선은 뼛속에 들어 있다. 전기선이 누전되고 방전되는 것을 고치는 것이 바로 '**미라클터치**'인 것이다.

어떤 통증은 전기 누전이 안 되어 통증으로 된다. 그러면 전기는 단전이 되어버린다. '**미라클터치**'를 눌렀는데도 전혀 감각이 없으면 이 사람은 마비가 된 것이다. 마비되는 사람은 한 사람도 예외없이 몸과 손발이 차다. 뼈가 냉한 사람은 마비가 된다. 한 곳에서는 전기가 누전돼서 통증이 생기고, 또 한 곳에서는 단전돼서 마비가 온다. 이런 사람들은 단전을 고쳐서 통증을 느끼게 하고, 그 다음에 통증을 고쳐서 완전히 낫게 해야 한다. 신경통은 전기 문제이다. 통증이 있다고 진통제 먹고, 수술하고, 신경을 절단하는 것은 뼈를 완전히 죽이는 일이다. 뼈를 알면 근본적인 치유 방법이 나온다. 류마티스 관절염이니 퇴행성 관절염도 마찬가지다.

관절은 뼈마디를 말한다. 관절은 전기를 변전 변압하는 곳이다. 신경통 환자는 꼭 관절이 문제다. 전부 전기 때문에 생긴 것이다. 이걸 고치면 전기가 정상적으로 흐르니까 통증이 없어져버린다. 신경통 환자들은 관절이 꼭 뒤틀려버린다. 뼈가 옆으로 돌아갔으니 방향을 고쳐야 한다. 얼마든지 다 개선시킬 수 있다.

신경통의 원인과 치유법
- 신경통은 전기 문제임
- 신경통 환자는 관절이 뒤틀려있음
- 뼈를 관리해야 함
- 뼈를 알면 근본적인 치유 방법을 알 수 있음

뼈가 생명의 본질이고 근본인데 피부만 신경 쓰는 이들이 많다. 콜라겐이니 뭐니 하며 피부에 돈을 다 갖다 바치고 있다. 여러분이 진짜 뼈에 대해서 모르기 때문이다. 이제라도 뼈에 대해 죄송스럽고 미안한 마음을 갖고 뼈에 정성을 쏟아야 병을 고칠 수 있다.

신경통 완치는 뼈를 '**미라클터치**'로 눌러주고 문질러주면 전기가 정상이 될 때 이뤄진다. 통증도 없어지고 마비됐던 감각도 살아난다. 그러면 뼈가 재생할 수 있는 125세까지 건강하게 살 수 있다.

70이 되면 치매와 중풍이 무서워진다. 젊을 때 아무리 미스코리아라도 치매에 걸려 중풍이 돼버리면 스타일 다 구기는 것이다. 미국까지 와서 자식들 전부 변호사 만들고 의사 만들었어도 여러분이 골병이 들면 무슨 소용이 있는가? 이제 여러분의 뼈를 반질반질하게 닦아야 한다. 전부 재생해야 한다. 전기에 이상이 생기면 회로를 고친다. 우리 몸의 회로는 뼈에 있다. 그래서 뼈만 눌러주면 회로가 다 고쳐진다. 사람이 뼈를 모르니 회로가 어디에 있는지 몰라서 고치지 못하는 것이다. 연골이 문제가 됐다고 수술할 일은 하나도 없다. 뼈를 눌러주면 뼈가 연골을 재생해버린다.

한 살 때 소아마비가 돼서 50살 때 나를 만나서 2년 만에 소아마비를 고친 사람이 있다. 현실로 가능하다. 코뼈가 부러지면 기구를 6개월에서 1년 하면 바로 붙는다. 뼈세포가 재생되고 있다. 손톱이 조개처럼 갈라지는 사람의 손목뼈는 튀어나와 있다. 손목뼈가 튀어나오면 손톱이 더 갈라지게 된다. 이때 손목뼈를 고치면 전부 정상이 된다. 아주 심한 발톱 무좀도 마찬가지다. 발톱 무좀이 있는 사람은 발톱이 두껍다. 정상적인 발톱인 사람은 아주 얇다. 무좀은 발톱이 썩어 올라와서 그런 것이다. 이때 발뒤꿈치, 발목, 발등, 발가락의 뼈를 전부 다 치유하면 3개월 내지 6개월에 전부 완치가 되어 발톱이 정상으로 된다.

신경통의 개선
- 신경통이 아무리 심하더라도 개선효과에 도움이 됨
- 미라클터치로 뼈를 반질반질하게 닦아야 함
- 뼈를 눌러주면 뼈가 연골을 재생해서 개선 됨

꽁지뼈가 상한 사람은 변비가 많다. 치질도 있다. 이것이 꽁지뼈와 미골로 연결이 되는데, 이 밑에 있는 것이 항문이다. 항문에 변이 항상 들어 있어 여러분이 아무리 그 변을 잘 눈다 해도 시원할 때가 30% 나오는 것이다. 보통 5% 내지 10%밖에 안 나온다. 70~80%가 항상 직장 속에 항상 남아 있다. 이 숙변이 꽁지뼈로 올라가서 변독을 만들어 뼈를 상하게 하는 것이다.

건강한 사람은 변이 몸 안에 있어도 그 독을 이겨낸다. 그런데 몸이 약했을 때는 그 독을 못 이겨내서 온몸으로 번져 암이 된다. 암환자는 물을 많이 마셔야 한다. 물을 많이 안 마시면 뼈가 혈액을 제대로 만들지 못해 암이 커지는 것이다. 골수가 말라 썩으니까 암 환자가 되는 것이다.

김치와 된장에 항암 능력이 있다. 그런데 우리 나라 사람은 삼시 세끼를 먹는데 암이 걸리는 것은 물을 안 먹기 때문이다. 몸속에 소변과 대변 독이 유난히 많아 그런 것이다. 이것을 안다면 물을 많이 마셔서 뼈를 청소해야 한다.

신경통과 암 예방법
- 철분과 칼슘은 반드시 물에서 섭취해야 함
- 철분과 칼슘을 물로 섭취했기에 원시시대부터 다 살아 온 것임
- 현대는 물을 안 마시고 음료를 자꾸 마시려고 해서 죽이는 것임

뼈를 알아야 산다-**의술혁명**

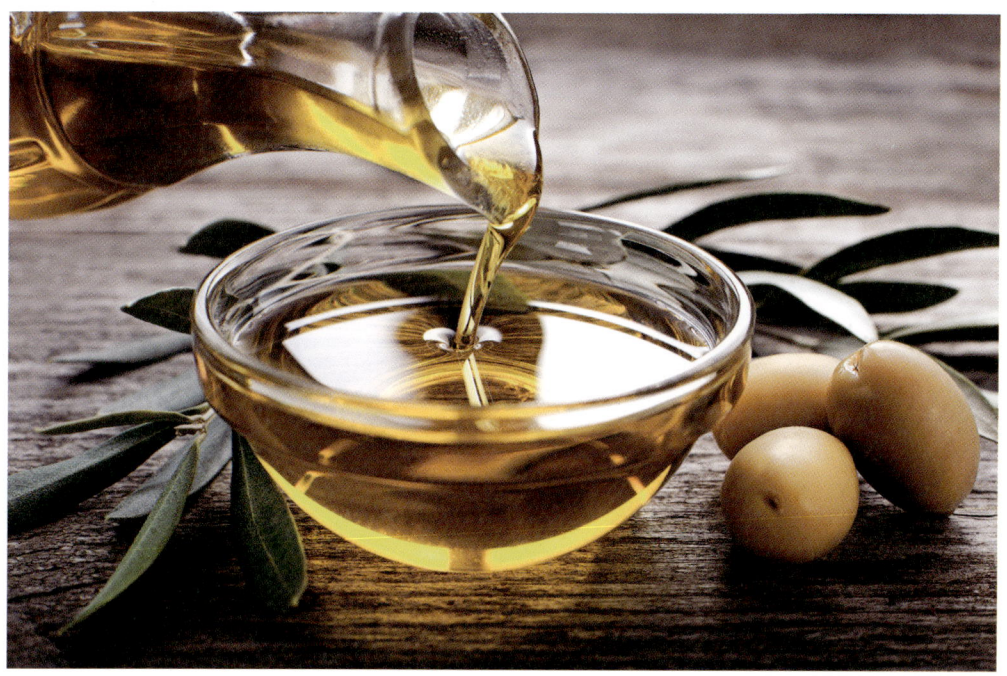

7강 대상포진

주요 주제
대상포진의 원인과 예방 방법
치루 치유 방법과 통증 경감 방법
뼈의 기능과 세포 재생의 중요성

다음 할 일
대상포진 치유법 개발
인체의 방역 시스템 강화
치루 치유법 개발

대상포진은 현대의학에서 피부병으로 규정하고 있다. 원인은 면역 결핍이라고 한다. 현재로서는 치료율 0%라고 알려져 있다. 항생제를 투약하고 주사하지만 다른 부위에서 또 나타나고 있다.

나는 대상포진이 피부병이라고 보지 않는다. 피부병은 가려운 것이 특징인데, 대상포진은 통증을 유발하기 때문이다.

도방에서는 대상포진은 피부병이 아니라 항문병으로 본다. 항문병은 꼬리뼈가 나온다. 지금 의학에서는 면역 결핍으로만 알고 있는데, 실제로는 방역 결핍인 것이다. 따라서 여러분은 방역에 눈을 떠야 한다. 면역은 차후에 따질 일이다.

대상포진의 특징
- 현대의학에서 대상포진은 피부병으로 봄
- 도방에서는 대상포진을 항문병으로 봄
- 대상포진은 면역보다 방역에 초점을 맞춰야 함

'미라클터치'는 뼈도방으로 맨하탄에서 시작되었다. 뉴저지에 새로운 센터가 생기는데 교수진이 필요하다. 일반 의과대학에서 교수가 되려면 30년 걸리지만, 여러분은 이 강의를 듣고 교수진이 될 수 있다. 그래도 현대의학에서 고치지 못하는 대상포진을 고칠 수 있으니 자부심을 가져야 한다. 어쨌든 이제 전 세계적으로 '미라클터치 도방'을 펼치려고 한다. 앞으로 목표가 병을 초토화 시키는 것인데, 그러려면 대상포진을 반드시 잡아야 한다.

나는 대상포진을 100% 고친 경험이 있다. 그 예로 한국에 있던 60대 부인이 대상포진에 걸려서 병원에서 독한 약을 아무리 먹어도 낫지 않으니까 아파트 17층에서 자살을 몇 번 시도했을 정도였다. 대상포진이 팔뚝과 몸에 거의 다 생겼는데 반점이 너무 커서 위험할 정도였다. 온몸의 반 정도 대상포진이 퍼져 있었다. 의사들은 놀라서 손을 쓰지 못하고 있었다. 이 사람이 마지막으로 죽기 전에 시애틀에 들어와서 나를 만난 것이다. 그래서 나는 100% 치유를 했다.

대상포진은 변비와 불면증을 꼭 가지고 있다. 아프니까 잠을 못 자고, 잠을 못 자니까 불면증에 시달리는 것이 반복되면서 대상포진이 더욱 번지는 것이다.
처음에는 변비치유로 해독을 시도했는데 불능이었다. 소화가 안 되니까 변비가 맞아 해독해야 하는데 그게 안 된 것이다.

미라클터치의 미래
- 맨하탄에서 시작한 미라클터치를 세계적으로 펼쳐나갈 예정임
- 모든 병을 치유하려면 대상포진을 치유할 수 있어야 함

우리 몸 안에 썩는 부분이 항문이다. 변비와 치질을 병으로 불러온다. 변비가 걸리면 항문이 째진다. 여기에 세균이 감염되고 자꾸 세포가 쌓인다. 옛날 재래식 변소는 완전히 썩어서 냄새가 진동했다. 바로 그런 변소를 여러분 항문에 갖고 있다고 보면 된다. 이 항문의 변이 썩어서 꼬리뼈로 침투하고, 꼬리뼈를 지나 골반뼈까지 올라간다. 그래서 척추 디스크를 만들고 요통을 만들고 만병을 만드는 곳이 항문이다. '미라클터치'는 이곳을 집중적으로 다뤄서 대상포진을 치유한다.
문어와 오징어는 빨판이 있다. 병체는 항문의 빨판 같은 곳에 묻어놓고 여기에 있는 변을 병체가 빨아가며 산다. 여기에 산소가 있기 때문이다. 하지만 직장 안에 들어있는 변들은 독이 많지 않다. 여기에 초점을 맞춰 금방 싸는 변하고 말린 변을 비교해 봤다. 그랬더니 금방 나온 변은 구수할 때가 있었다. 변이 모두 독하기만 한 것이 아니었다.
이런 것을 연구하다 보니 치질보다 치루라는 병이 더 무섭다는 것을 알았다. 치질은

상처가 나서 고수동굴처럼 자꾸 내려오는데, 치루는 구멍을 따로 뚫어서 나온다. 숨통을 뚫으려고 무서운 힘을 발휘하는 것이다.

대상포진은 치루 환자나 치질 환자한테 많이 드러난다. 온몸을 막 뒤엎는다. 그러니까 통증으로 죽다시피 한다. 미라클터치 제품 중 노고단·도화봉이 있다. 항문 주위를 바세린으로 맛사지 하듯 살살 주위를 돌려준 후 항문 안으로 삽입하고 자면된다. 이 통증은 '**미라클터치**'가 아니면 없앨 수가 없다. 바세린을 발라서 쭉 넣어서 주위를 돌려준다. 항문 안으로 습기를 제거하고, 열을 가하고, 조절하면서 마르도록 한다. '**미라클터치**'를 1시간 내지 2시간 해주면 전기가 들어온다. 우주 에너지가 들어온다. 그리고 이 속에 있는 균을 살균한다.

> **치질과 치루**
> - 대상포진은 치루나 치질환자한테 많이 나타남
> - 치질은 직장을 타고 나오는데 치루는 구멍을 뚫어서 나옴
> - 치루가 치질보다 위험함

대상포진은 방역해야 한다. 따라서 방역을 파괴하는 항문의 변독을 제거해야 한다. 닭살이 돋는 것은 피부다. 기분이 나쁘거나 추우면 닭살이 돋는다. 이 닭살은 병이 아니라 방역을 하는 전사들이다. 피부에는 이렇게 자연적으로 방역하는 능력이 들어 있다.

피부가 정신적 충격을 받으면 뼈에서 반응이 나온다. 뼈에서 움직여주니까 반응이 일어나서 피부 반응이 일어나는 것이다. 그러니까 피부에 일어난 상처만 보지 말고 근본 원인을 파악해서 들어가야 한다. 대상포진을 피부병으로 보면 고칠 수 없는 이유다. 항문병으로 보고 뼈를 치유해야 한다.

우리 몸에는 피부가 있다. 중간쯤에 근육이 있고 그 안에 장기가 있고, 뼈가 있는데

이것이 바로 핵심이다. 이 핵심을 빼놓고 사람의 병을 다루니까 입만 열면 엉터리가 되는 것이다. 바로 이 핵심을 잡아야 한다. 인체의 핵심은 바로 뼈에 있다.

인체에는 항문이 있고 괄약근이 있다. 그 사이에 있는 뼈가 항문과 괄약근을 관장한다. 이 뼈가 기능이 시원치 않으면 모든 기능이 마비된다. 그때 꼬리뼈를 눌러주면 된다.

대상포진은 항문을 청소하고, 꼬리뼈를 눌러주고, 주변의 뼈가 있는 세 곳을 꾹 찔러보고 눌러주면 된다. 대상포진인 사람은 이 뼈가 전부 썩어 있다. 그런데 이 뼈를 주물러 주면 뼈의 세포가 재생한다. 이 곳이 썩어서 고름이 섞여 있으니까 재생 안 되는데, 이곳을 치유해주면 고름이 싹 나와서 바로 재생이 되는 것이다.

대상포진의 치유법
- 대상포진은 피부병이 아니라 항문병으로 봐야 함
- 항문과 괄약근 사이의 뼈를 주물러줌
- 항문을 청소하고, 꼬리뼈를 눌러주고, 주변의 뼈를 눌러줌

뼈를 알아야 산다-**의술혁명**

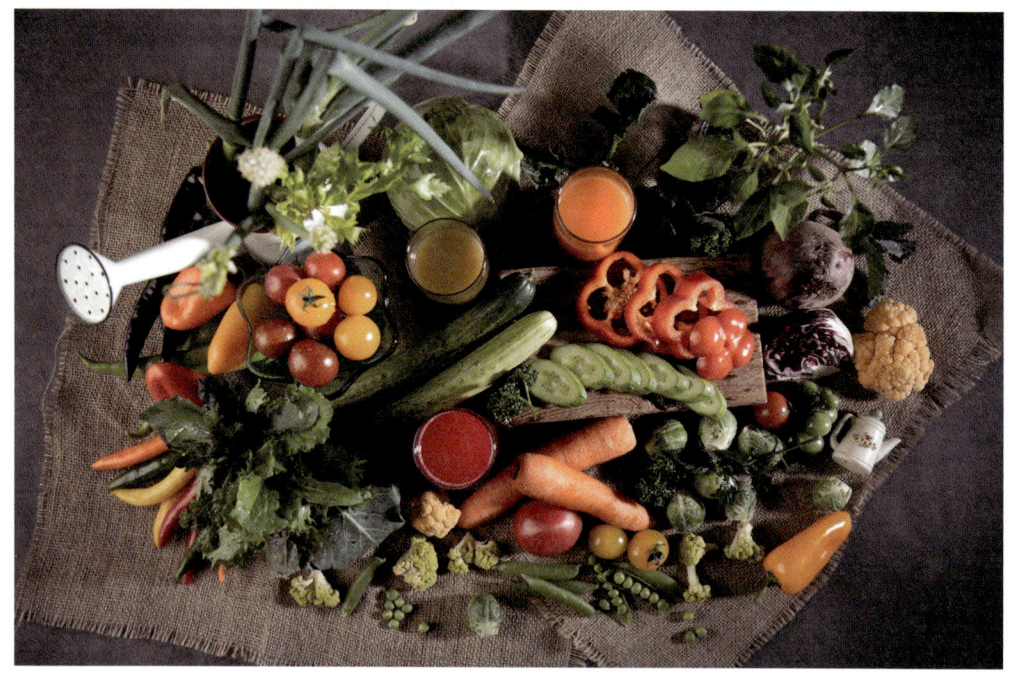

8강 엘러지(Allergy)

주요 주제
인체 내에서 수액의 역할과 중요성
소금 섭취와 인체 내 염분 체제의 관계
뼈의 건강과 방역 면역의 관계

다음 할 일
코딱지 생성 이유와 기능 연구
소금 섭취 권장량 준수
방역 능력 향상을 위한 생활 습관 개선

엘러지로 고생하시는 분은 엘러지 글자만 봐도 엘러지가 나온다. 엘러지는 거의 다 못 고치는 것으로 알고 있다. 그런데 나는 엘러지는 쉽게 고치는 법을 알아냈다.

면역과 방역이라는 말이 있다. 면역은 혈액이 한다. 그래서 병균 치유를 하면 면역 능력이 있느냐 없느냐에 따라서 발병하느냐 안 하느냐가 정해진다.

혈액에서 백혈구가 면역 능력을 좌우하는데 지금 미국에서는 엘러지가 면역에 이상이 있는 걸로 알고 있다. 이것이 근본적으로 잘못됐기에 못 고치는 것이다.

에너지는 방역 능력에 있다. 현대의학에서 모르고 있는데, 방역능력은 수액이 가지고 있다. 우리 몸 안에 혈액이 수액으로 바뀌고 수액이 혈액으로 바뀌는 것이다.

피부는 껍질이 벗어지면 세균이 침입한다. 피부의 세포는 혈액이 없다. 우리가 에이즈를 겁내지 않는 이유는 피부가 건강하면 에이즈가 침투 못하기 때문이다. 수액은 인체 내에서 방역 능력이 있는 피부에 있다. 피부를 관리하는 것이 곧 수액이다.

1984년에는 한국 사람에게 엘러지라는 게 없었다. 그런데 지금은 많다. 그 역사는 월남전이 분기점이다. 월남전에서 고엽제가 나왔다. 고엽제는 소위 케미칼전이다. 60년대 70년대 중화학 공업, 또 석유화학공업 등이 들어왔다. 울산에 석유화학 공업단지가 생긴 게 이때다. 이때부터 케미칼 시대에 들어간 것이다. 그때 고엽제를 맞은 미국 병사들은 지금도 미국 정부에서 돈을 대주고 있다. 한국 병사는 병을 갖고 왔다.

1960년대만 해도 우리는 전부 면 옷을 입었다. 1960년 후반부터 석유화학 공업단지에서 나오는 화학 섬유를 입기 시작했다. 이때 울산에 중화학 비료공업 단지도 들어섰다. 화학 비료가 나오기 시작한 것이다. 그때부터 종근당이니, 대웅제약이니 하는 종합 제약회사가 들어섰다. 그렇게 약물이 범람하면서 1984년도에 코를 훌쩍거리는 엘러지 환자들이 생기기 시작했다.

지금은 케미칼 화공약품이 사람 입에 막 쏟아지고 있다. 제일 해로운 곳이 뼈 속이다. 뼈 속의 골수가 화공약품으로 망가진 것이다. 그러다 보니 면역과 방역이 떨어지게 된 것이다. 엘러지의 원인이 여기에 있다.

뼈에 구멍이 있는 신체로는 콧구멍이 있다. 눈이나 입은 썩으면 없어지지만 콧구멍은 썩어도 뼈가 뻥 뚫린 채 남아 있다. 콧구멍은 24시간 공기가 들어와야 된다. 코로 숨을 쉬니까. 입도 말할 때나 음식을 먹을 때 열지만 잘 때는 다물지만 코가 막히면 죽게 된다.

방역 시스템이 콧구멍이 있다. 그런데 감기가 들면 콧물이 나온다. 감기가 아니면 콧물이 안 나온다. 이런 것을 보면 방역 시스템이 망가졌을 때 나는 것이 콧물인 것이다. 따라서 에너지를 고치려면 수액을 고쳐야 한다.

코딱지를 우습게 보면 안 된다. 딱지 중에 최고 중요한 딱지가 코딱지다. 콧구멍은 두 개다. 사람이 화나거나 열 받으면 콧구멍이 숨을 쉬지 못하게 된다. 왼쪽이 불편한 사람은 왼쪽에 코딱지가 생긴다. 오른쪽이 불편한 사람은 오른쪽 코딱지가 생긴다. 그래서 반대편 코로 숨을 쉴 수 있는 것이다. 정말 엄청난 발견이다. 코딱지는 생기는 것이 좋은 것이다.

엘러지 환자는 거의 다 코딱지가 생기지 않는다. 줄줄줄 나오는데 생길 수가 없다. 코딱지가 방역의 기능을 상실 한 것이다.

피부에 상처가 나면 혈액이 나오면서 딱지가 생긴다. 피딱지가 안 생기면 사람이 죽거나 병원에 가서 주사를 맞아야 한다. 이처럼 코피가 났는데 안 멎으면 문제가 생긴다. 코딱지가 생기는 것은 인체를 보호하는 선천적인 능력이다.

이것을 조절하는 것이 수액이다. 몸 안에 여러 가지 세균이 침범하면 24시간 공기 속에 오염돼 있다가 콧구멍에서 코딱지를 만들어서 조절한다. 이 능력이 없으면 병균이 계속 들어와서 뼈로 자꾸 내려가게 된다. 코가 물렁뼈로 덮여 있으니 콧구멍이 병균을 막는 역할을 한다. 인체에는 방역 시스템이 쫙 깔려 있다.

엘러지는 90%가 하루 만에 그치고, 5%가 일주일이 가고, 몸의 면역과 방역 체계가 아주 나쁜 사람이 30일 정도면 치유된다.

어린애들은 딱지를 자꾸 쳐야 한다. 코딱지도 자꾸 파내야 한다. 병균의 시체가 코딱지다. 아이들은 감기에 약하니까 이걸 뽑아줘야 된다. 그래야 또 새로운 세 팀이 들어가서 방역을 할 수 있다.

신종플루가 기승을 떨칠 때 밖에 나갔다 오면 손을 씻으라 했다. 그런데 이것보다는 사실 코를 씻어야 한다. 병균이 전부 여기 막혀 있는 것이다. 코를 씻어내면 안에 찌꺼기가 나온다. 코를 막 푸는 것보다 물을 아래로 해서 한번 싹 씻어내면 코가 시원해진다. 병균을 막아내는 것이다. 나는 소금물을 코로 빨아들여서 그냥 입만 돌리면 다시 입으로 나온다. 그러면 감기는 다 없어진다.

코딱지의 중요성
- 코딱지는 인체를 보호하는 선천적 능력임
- 코딱지를 만드는 것이 인체를 보호하는 능력임

수액은 그 자체가 소금물이다. 따라서 소금물을 자주 먹는 것은 좋지 않다. 배추 간할 때 소금을 녹여서 많이 들이붓는다. 안에서 조절 능력이 떨어지면 이게 나쁜 것이다.

미네랄 워터를 좋다고 먹는 사람은 뼈가 절어 있다. 미네랄 워터는 염분이 많다. 과염분이 들어오니까 인체에서 염분 체제가 망가지는 것이다. 염분이 심장하고 연결하면서 조율해야 하는데 이 시스템이 망가져버린 것이다.

LA에 사는 친구 한 사람은 소금 매니아다. 소금 기둥이 집에 많다. 이빨이 아프면 소금으로 막 문질러 댄다. 그러면 통증이 싹 가시는데, 이렇게 2년 동안 하니까 이빨 속이 부스러져 내려 앉아버렸다. 뿌리를 살려야 되는데 속이 망가져서 박살이 난 것이다. 소금물은 임시변통에 그쳐야 한다. 뼈의 본체를 살리는 방법을 생각해야 된다. 무엇이든지 과유불급이다. 소금이 좋기는 해도 중독이 되면 문제가 생긴다.

소금의 부작용

- 소금을 많이 먹으면 부작용이 나서 방역 능력이 떨어짐
- 소금을 많이 먹으면 인체에서 염분 체제가 망가짐
- 소금에 중독이 되면 몸이 망가짐

엘러지 약은 케미컬이다. 노인들이 병원에 가면 1주 20알 30알 먹는 게 보통이다. 그러니까 약에 취해 긴가민가 하다 죽는 것이다.

그러니 약은 안 먹은 사람은 계속 안 먹고, 약을 먹어온 사람은 숫자를 줄여가며 몸이 약을 이겨내야 한다. 지금 바로 약에서 벗어나야 한다.

약을 먹으면 저항력이 떨어진다. 저항력에는 면역과 방역이 있는데 이를 지켜야 한다. 먼저 수액을 지켜야 한다. 엘러지는 방역이 우선순위고 다음이 면역이어야 한다.

엘러지는 방역보다 면역

- 약을 많이 먹으면 저항력이 떨어져 면역과 반응력이 떨어짐
- 방역이 우선 순위고 다음이 면역임
- 방역 : 전염병이 발생하거니 유행하는 것을 미리 막는 일
- 면역 : 외부에서 들어 온 병균에 저항하는 힘

뼈를 알아야 산다-**의술혁명**

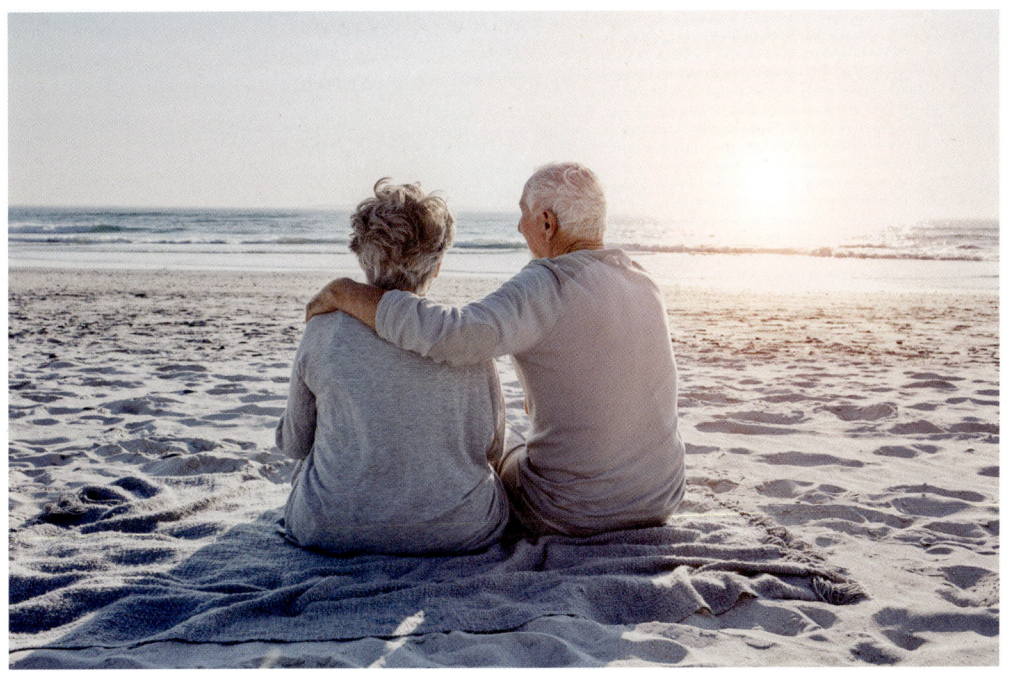

9강 골다골증

주요 주제
골다공증의 원인과 치유 방법
뼈와 건강의 관계와 관리 방법
발과 말초 신경의 중요성과 관리 방법

다음 할 일
발뼈에서 발전되는 전기 발전 연구
골다공증을 고치는 의술 개발

골다공증은 나이가 먹을수록 뼈가 노화돼서 발병한다. 지금도 골다공증이 왜 생기냐고 하면 아무도 답을 못하고 있다. 현대의학이 뼈를 연구하지 않았기 때문이다. 그래서 추상적으로 칼슘과 철분을 먹으면 되겠지라고 생각한다. 그런데 병원에서 진단을 받고 칼슘과 철분을 아무리 먹어도 골다공증은 낫지 않는다.

노인 중에 특히 여자가 90도로 허리가 굽은 사람이 많다. 부뚜막에서 평생 일하다 보니 허리가 굽었다. 그렇다면 굽은 허리를 펴는 방법은 무엇인가?

사람이 움직이면 뼈가 움직여지는데 뼈 신경은 어디에 있을까? 이걸 찾아내야 한다. 병 중에 제일 무서운 병이 세개 있는데 다 뼈와 관계가 있다. 첫째가 골수암이고, 둘째는 골수염이고, 셋째가 골다공증이다. 골수암은 고치는 것이 불가능하고, 골수염도 백혈병이 나와 상당히 고치기 어려운 병이다. 골다공증은 엑스레이를 찍었는데 뼈에 구멍이 생기는 것이다. 그만큼 고치기 힘든 병이다.

사실 골다공증은 병명부터 잘못된 것이다. 사진을 찍어보면 뼈에 구멍이 뽁뽁뽁 난 것을 골다공증이라고 하는데 뼈를 연구하면 뼈 자체가 골다공이라는 것을 안다. 뼈 자체가 제주도 돌처럼 구멍이 팍팍팍팍 난 것이다. 그런데 영양분을 섭취한다고 음식과 물을 마신다. 뼈가 혈액을 만들 때 이 구멍으로 들어간다. 이 구멍에서 밖으로 내보내야 골다공이 정상인 것이다. 이 공이 확장되면서 생기는 병이니까 정확히 말하면 골대공증이라 해야 한다. 뼈를 모르기 때문에 골다공증이라 하는 것이다.

골다공증이 생기면 꼭 먹으라고 하는 것이 철분이다. 철분, 그리고 칼슘을 먹으라 한다. 이게 다 자살골이다. 혈액은 각자 혈액형에 따라 다르다. O형 또 AB형, B형도 있고, RH 플러스 마이너스형도 있다. 어제는 A형이었는데 자고 나니까 O형 되더라는 말은 없다. 뼈가 혈액을 만드는데 혈액형을 따지지 않고 철분을 먹으면 약이 혈액으로 맞춰서 나온 약이 아니라 전부 다 불량품이 되는 것이다. 칼슘도 철분도 혈액에 맞게 만들어내야 한다. 칼슘과 철분은 반드시 물에서 섭취해야 된다. 물을 먹어서 물 속에 섞여 있는 칼슘과 철분을 섭취해야 한다. 자기 뼈의 DNA를 빨아서 혈액을 만들어내는 것이다. 그런데 뼈를 만들어낸다고 혈액형도 고려하지 않고 골다공증을 고쳐보겠다고 하니 고쳐질 리가 없다.

물은 곧 생명수다. 물에서 철분과 칼슘을 섭취 했기 때문에 인류는 원시시대부터 살아왔다. 물은 자연적인 물이 최고다. 육각수니 알카리니 하는 것은 전부 엉터리다. 알고 물을 마셔야 한다. 수돗물은 수도관이 노화가 돼 녹물이 많다. 그래서 정수해서 먹어야 한다. 나는 10여 명의 골다공증 환자를 치유한 적이 있다.

골다공증의 원인과 치유
- 골다공증은 뼈에 구멍이 나는 것임
- 골다공증은 물을 많이 마셔야 함
- 비타민, 미네랄을 저녁에 먹으면 잠이 잘 안옴

음식을 먹고 휴지로 입을 닦으면 양념이 묻어 나온다. 항문도 마찬가지로 닦고 나면 잔뜩 변이 묻어 나온다. 그래서 항문을 청소하려고 비데를 쓰고 있다. 하지만 비대를 쓰면 대장암에 걸릴 수 있다. 괄약근에 변이 있는 주머니가 직장이다. 괄약근에 힘을 주면 직장에 있던 대변이 나온다. 건강한 사람은 항상 변이 굵어 항문이 그만큼 열린다. 건강하지 못한 사람은 가늘게 나온다. 변이 나오면서 벽에 묻어 있는 것이다. 이것이 미골, 꼬리뼈를 타고 들어간다. 여기에 비데를 쓰면 대변의 독이 꼬리를 타고 상승하게 된다. 이래서 들어가면 골수에 암이 생기는 것이다.

건강을 유지하려면 먼저 항문을 깨끗이 해야 한다. 그래서 만든 것이 '**미라클터치**'다. 이것이 들어가서 벽을 청소해줘야 한다.(노고단·도화봉 사용법 참조) 항문을 청소하면 병을 완전히 고칠 수 있다.

우리 몸에는 골충이 많다. 성병인 세면바리는 아주 미세한 개처럼 생겼다. 이것이

털 속에 파고들어 번식하고, 이런 골충이 뼈 속에 파고들어 골다공증을 만드는 것이다. 원래 뼈는 현무암처럼 미세한 구멍이 있는데 골충이 이 구멍을 뚫는 것이다. 골다공증 환자를 고치려면 이 골충을 죽여야 된다. 그래서 항문에 답이 있는 것이다.

몸에 때가 끼면 간지러워서 못 참는다고 때를 벗긴다. 그러면 시원하다고 하는데 몸 안의 뼈에 때가 끼는 것을 모르고 있다. 뼈의 때를 벗겨버리면 번쩍번쩍 빛이 난다.

골다골증 예방법
- 뼈 속의 골충을 죽여야 함
- 골충을 죽이려면 뼈를 깨끗이 하기 위해 항문을 청소해야 함

뼈를 알아야 산다-**의술혁명**

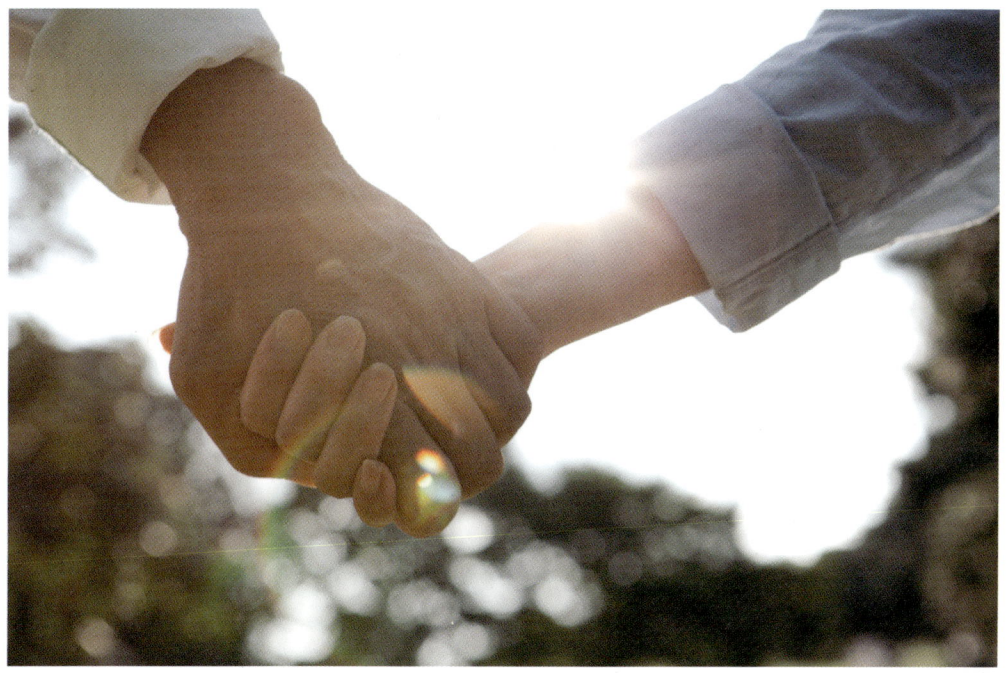

10강 심장병

주요 주제
심장병의 원리와 치유 방법
갈비뼈와 심장의 관계
뼈 속의 병줄과 천벌의 역할

다음 할 일
악성 심장병 치유 방법 개발
인체 매뉴얼 연구 계획 수립

우리 인체 중에 가장 중요한 것이 심장이다. 사람이 죽었나 살았나를 판가름하는 것이 심장이다. 호흡이 멎게 되면 전기충격을 줘서 심장이 다시 뛰면 회복실로 들어가고, 심장이 안 뛰면 영안실로 가게 되는 것이다. 그만큼 심장이 중요하다.

시애틀 타코마에 사시는 86세의 목사님이 계셨다. 심장 치유를 위해 내 강의를 들었다. 심장의 관상동맥이 95%가 막혔던 분이다. 가족들한테는 자는 중에 세상을 떠날 것이라며 장례 준비를 하라했다. 몇십 년 심장병을 앓았기에 자신의 심장에 대한 연구를 많이 했다. 병원에 갈 때마다 의사하고 대화하면서 심장병에 대한 지식이 의사의 수준을 가늠할 정도로 경지에 올랐다. 나한테 왔을 때는 지방이 끼어서 어떤 수술도 할 수 없게 된 상태였다. 이 분이 1년, 2년 열심히 강의를 듣고 치유하더니 완전히 좋아졌다. 그래서 미국 동부 지방을 25일간 자동차로 여행하면서 '**미라클터치**'를 선전해주었다.

관상동맥이 95% 막혔는데 어떻게 고쳤는가? 2년 가까이 강의를 들더니 자꾸 슬슬 웃으면서 말을 안 하기 시작했다. 좀 친한 사람이 왜 그러냐고 말할 것을 종용했더니, 심장이 힘들어서 집에서도 '**미라클터치**'를 해보면 심장의 그 무엇이 도망을 가는데, 그것을 내려서 잡느라고 말을 안 했다는 것이다. 효과가 좋으니까 실실 웃음이 나온 것이다. 그렇게 한두 달 해본 사람은 그 맛을 안다. 6개월 이상 한 사람은 아프더라도 그 놈을 꼭 잡고 있게 된다. 그러면 병이 도망가는 것을 느끼게 된다.

뉴욕에서 귀신 보는 5살 어린애가 있었다. 자기 엄마도 딸의 그런 능력을 알았다. 집을 사려고 하면 딸이 무서워 안 간다고 하면 그 집은 아예 쳐다보지도 않았다. 그 아이가 잠을 잘 때 자꾸 엄마 아빠를 괴롭혔다. 귀신이 보이니까 그러는 건데, 그때 '**미라클터치**'를 사다가 껴안고 자게 했다. 이제 엄마 아빠 없이 혼자 잔다.

심장병은 협심증이니, 심근경색이니 종류가 많다. 그런데 한 가지 원리만 알면 다 치유될 수 있다. 우리 몸에는 갈비뼈와 쇄골이 있다. 쇄골에서 갈비뼈를 타고 쭉 내려오면 갈비뼈 가운데가 명치다. 심장병을 일으키는 병이 죽으면 왼쪽에 병이 약하다. 아주 센 분은 병의 뿌리가 오른쪽에 있다. 갈비뼈에서 쇄골과 명치를 타고 내려가면서 왼쪽을 눌러보고 오른쪽을 눌러본다. 그러면 통증이 있다. 오른쪽이 더 아프면 심장병이 깊다. 왼쪽이 아프면 심장병이다. 모든 병은 반대쪽에 있다. 예를 들어 간이 나쁘면 간 쪽을 눌러서 아프면 초기다. 그런데 반대쪽을 눌러봐서 아프면 간의 병이 깊은 것이다. 이놈들이 영리해서 병의 뿌리를 보호하기 위해 통증이 없는 것처럼 만든 것이다. 아프면 감각이 없어서 전혀 못 느낀다. '미라클터치'로 눌러 봤을 때 비로소 발각이 된다.

우리가 '미라클터치'를 아주 거만하고 오만하게 파는 이유는 못 알아듣는 사람에게 팔아봤자 의미가 없기 때문이다. 우리가 이렇게 파니까 반품이 없는 것이다. '미라클터치'를 믿는 만큼 중요한 것을 알기 때문이다.

병은 고치는 게 아니라 잡아야 한다. 심장병의 가장 센 뿌리는 명치에 있다. 사람들이 소화가 안 되고 소화불량이 되면 명치가 아픈 이유다. 소화가 안 되니까 위장병이라고 치유를 하고 못 고치면 심장병으로 봐야 한다. 이것은 심장병의 뿌리인 명치에 문제가 있는 것이다. 자다가 자꾸 숨을 쉬는데 거북하거나, 검사했는데 자꾸 심장이 이상을 느끼고 있다면 명치를 보면 아픈 곳이 나온다. 여기에 심장병 치유의 핵심이 있다. '미라클터치'가 나온 원리다. '미라클터치'로 눌렀는데 숨이 컥 막힐 정도로 아픈 것은 정곡을 찔렀기 때문이다. 이렇게 스스로 진단하면서 고칠 수 있도록 고안한 것이 '미라클터치'다.

> **심장병 진단방법**
> - 심장병은 왼쪽을 누를 때 아프면 있는 것임
> - 오른쪽이 더 아프면 심장병이 깊은 것임
> - 심장병의 뿌리는 명치에 있음

심장병을 진단하는 요령이 있다. 젖꼭지를 들어올리고 그 밑에 갈비뼈들을 30초 정도 찔러본다. 병이 모이는 장소가 갈비뼈 밑에 있다. 새가 처마 밑에 집을 짓는 이치다. 통증이 없는 쪽은 성한 쪽이고, 아픈 쪽은 감염이 돼 있는 쪽이다.

병은 숨길 수가 없다. 갈비뼈대를 문질러 보면 톡 튀어나오는 데가 있는데, 자리를 기억하고 다른 곳을 찔러보면 통증의 맛이 다르다. '**미라클터치**'에서 이 기능을 '생기'라고 한다. 산 사람은 생기가 있고, 죽은 사람은 생기가 없다.

생기는 우주에서 들어오고, 전기도 우주에서 들어온다. 별이 생성되고 소멸되는 것이 전기압이다. 우주 전기다. 이런 것들이 '**미라클터치**'로 들어오게 돼있다. 여기서 전기가 발전하면 뇌로 가는 것은 척추와 경추를 타고 올라가고 심장으로 가는 것은 갈비뼈로 들어가고 있다.

> **심장병의 속성**
> - 병이 모이는 장소는 갈비뼈 밑에 있음
> - 심장이 가지고 있는 것은 뼈에서 발전함
> - 전기가 발전을 하면 심장으로 가고 뇌로 올라감

심장병을 고치려면 갈비뼈를 고치면 웬만하면 다 고칠 수 있다. 임종을 시킬 정도로 강한 뼈는 명치에 가서 세 군데를 잡으면 심장병의 종류가 무엇이든 간에 다 고쳐

버릴 수 있다.

 여러분은 갈비뼈 호흡을 해야 된다. 갈비뼈 호흡을 하려면 갈비뼈 청소를 해줘야 한다. 그 다음에 골반 호흡법을 배워야 한다. 갈비뼈 호흡과 골반 호흡을 하면 심장이 튼튼하고 좋으니까 아무 생각도 없게 된다. 빨리빨리 서두르면 심장 마비가 온다. 신체의 모든 기간은 누워서 자면 쉬는 시간이 있지만, 심장은 쉬는 시간이 없다. 120살이 돼도 20살 심장처럼 만들어낼 수가 있다.

 성생활에 문제가 생기는 것은 심장에 문제가 생긴 것이다. 비아그라를 먹으면 심장에 자극이 들어간다. 심장이 뜨끈뜨끈 한 것은 육체적인 기능이고 두근두근한 것은 정신적인 기능이고, 철렁 내려앉는 것은 이제 영적인 기능이다.

 우리에겐 육체가 있고 육체의 그릇이 있고, 여기 정신이 담겨 있고, 또 영혼이 담겨 있다. 세 가지가 삼위일체로 맞물려 돌아간다. 일반적으로 혼비백산하면 정신이 없다. 영혼이 없는 것이다. 또 충격을 받으면 발걸음이 안 떼진다고 한다. 악몽을 꾸면 도망가야 하는데 발걸음이 안 떼진다. 이런 반응이 다 몸에서 일어나는 것이다.

 심장이 뛰면 열이 나오고, 열이 나오면 열을 품어내야 한다. 그 열을 몸속으로 안 집어넣고 밖으로 품어내면 갈비뼈로 간다. 위장이 소화하려고 막 뛰어서 열이 나오는 것이다. 간이 활동하면 간에 열이 생긴다. 갈비뼈가 필터링하는 역할을 하고 열을 밖으로 뿜어내는 역할을 한다. 갈비뼈에 병이 들어 있으니 몸에서 뿜어내는 것이다. 그때 장기가 다치는 것이다. 심장이 다치고, 위장이 다치고, 간이 다치고, 신장이 다치고, 비장이 다치는 것이다.

심장병을 고치려면
- 심장병은 갈비뼈를 고쳐야 고칠 수 있음
- 갈비뼈 호흡과 골반 호흡은 심장이 튼튼해짐

여러분이 문병 갈 때 오렌지 쥬스를 들고 간다. 이제부터 '**미라클터치**'를 들고 가야 한다. 문병 가서 갈비뼈를 청소해주면 아파 죽는다고 난리를 치지만 그게 병이 낫는 것이다. 문질러 주니까 독기가 열로 다 나온다.

문지를 때는 가급적 고개를 돌려서 문질러야 한다. 엄청난 독이 나와서 악취가 나기 때문이다. 뼈에 쌓여 있던 독이 빠져나가고 엉겨있던 노폐물이 빠져나오고 열이 가해지니 갈비뼈의 문이 열리는 것이다. 그때는 목이 말라 물을 찾게 된다. 갈비뼈의 때가 빠지고 나니까 갈증을 느끼게 되는 것이다.

등이 코끼리 등짝처럼 두꺼운 병이 있는 사람들을 잡아준다. 유방을 들어올리면 밑에 공간이 나온다. 그곳을 매쭉한 그릇으로 누르고 문질러주면서 호흡해보면 숨이 깊이 들어가지 않는다. 때가 끼어 있어서 그런 것이다.

유방암의 자가 진단법은 만져보는 것이다. 유방 밑에 갈비뼈가 있는데, 갈비뼈를 진단해보면 진단이 나온다. 요즘은 유방이 없는 남자도 유방암에 걸리는데, 갈비뼈가 썩어서 그런 것이다.

> **유방암의 원인**
> - 유방암은 갈비뼈에 때가 껴 있어서 안 보이는 것과 같음
> - 갈비뼈를 진단해보면 전부 진단이 나옴

혈관이 몸 안 전체를 봤을 때는 10분의 1밖에 안 된다. 나머지 10분의 9는 수액이 가는 것이다. 수액에는 관이 있지만 이 관이 세포 사이로 가는 것이다. 우리 몸의 세포가 60조인데 모든 영양분과 산소가 수액에 의해서 공급이 된다. 이것이 나와서 들어갈 때 대정맥으로 들어간다. 이때 청소가 다 안 됐을 때 찌꺼기가 다시 들어가는 것이다. 방광은 신장에서 모든 걸 청소하는 것을 안다. 청소가 덜 됐을 때 도로 들어간다.

심장은 혼자서 나쁠 이유가 없다. 심장이 나쁜 사람은 어깨가 활처럼 이렇게 굽어

있다. 굽은 곳이 굉장히 딱딱하고 등판이 아주 두껍다. 즉 심장병이 걸린 사람은 양 어깨뼈가 아주 심하게 굳어 있다. 오십견에 해당할 정도로 굳어 있다. 또한 목덜미가 두툼하다. 여기가 막혀버리면 뇌 기능이 심장 컨트롤을 못하게 되는 것이다.

등판이 두꺼운 데서 나오는 것이 협심증이다. 등쪽의 압박에 의해서 심장이 압력을 직접 받게 되면서 생기는 것이다. 여기에서 심근경색이라는 병이 나온다. 드러누워 자면 목덜미가 두꺼우니까 베개를 자꾸 높여야 된다. 그런데 베개가 높을수록 빨리 죽는다는 말이 있다. 심근경색으로 자꾸 압력을 형성하니까 빨리 죽게 되는 것이다.

심장병의 원인
- 혈관에 찌꺼기가 청소가 안 됐을 때 대정맥으로 들어감
- 심장이 나쁜 사람은 양 어깨뼈가 아주 심하게 굳어 있음
- 심장이 나쁜 사람은 목덜미가 투툼하다
- 심장이 나쁜 사람은 등판이 굽으면서 등판이 두꺼워짐

심장병은 통증이 왼쪽에 있다. 자신이 눌러 보면 통증이 있다가 좋아진다. 그러면 오른쪽으로 가는 것이다. 오른쪽을 누르면 왼쪽을 누를 때보다 더 심한 게 발견되면 오른쪽에 병의 뿌리가 있는 것이다. 그러면 이걸 잡아놓은 다음에 명치로 내려온다. 악성 심장병은 뿌리가 명치에 있다. 이걸 사람이 전혀 눈치를 못 채고 있다. 명치 쪽으로 움직여 보면 숨이 막힌 걸 알게 된다. 숨이 컥컥 막히는데 그걸 잡고 놓치지 않으면 된다. 아파도 1시간, 2시간 버텨보면서 통증이 없어질 때까지 누르면 된다.

치유법을 모르니까 아프면 뜯어보는데, 자꾸 하다 보면 요놈이 병이구나, 나를 괴롭히는 병이구나 이렇게 보게 된다. 도둑놈이 들어왔을 때 형사는 잡으려고 따라간다. 우리는 병을 잡기 위한 형사가 되어야 한다. 끝까지 병을 따라가서 잡아 넣어야 한다. 그냥 놔두면 도망 갔다 다시 들어온다. 이처럼 자꾸 해보면 보통 통증을 알게 된다.

병이 돌아다니는 걸 알아차린다. 마지막에 명치에서 그 주위를 잡으면 심장병이 치유가 된다.

심장병의 치유
- 심장병은 반드시 뒤부터 잡아야 함
- 심장병은 명치 양쪽을 아주 집요하게 잡아줘야 함
- 악성 심장병을 가지고 있을 경우는 명치에 뿌리가 있음

뼈를 알아야 산다-**의술혁명**

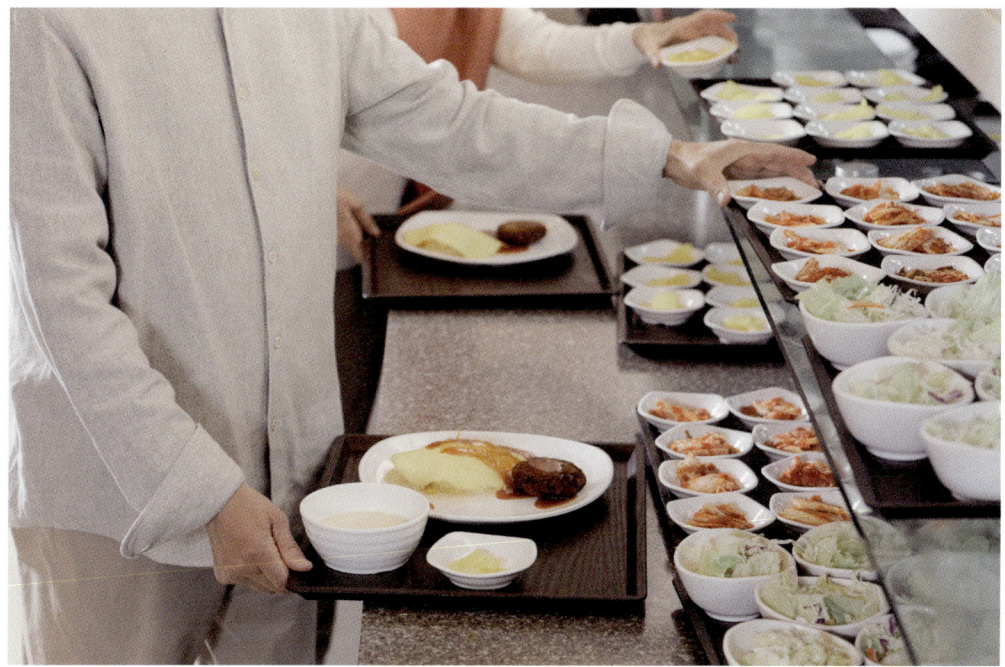

11강 위장병

주요 주제
위장병의 원인과 스트레스
위장병의 근본적인 치유 방법과 명치 잡기
웃음 치유법과 감정의 중요성
위장병을 만드는 사람들의 성품과 성격

다음 할 일
위장병 예방을 위한 식습관 개선
고혈압 및 당뇨 치유법 연구
성품과 성격에 대한 교육 프로그램 개발

위장병은 위염, 위산 과다로 위산이 많이 나오는 병이다. 산이 조절 안 돼서 그렇다. 잘 때 산이 역류를 하면 목으로 올라온다. 그러면 위궤양, 위암까지 넘어가는 것이다. 헬리코박터라는 사람이 위장병을 조사하다 기생충이 위산에 죽지 않는 충이 있다는 것을 발견했다. 그것을 '헬리코박터균'이라고 불렀다. 병을 고치려면 상당히 강도가 센 약을 먹어야 되는데 앞으로 50분 후에 여러분은 헬리코박터균이 있더라도 약을 하나 먹고 완전히 살균하게 되는 것을 경험할 수 있다.

대한민국 사람은 위장병이 다 있다. 한국 사람들은 왜 위장병이 많을까?
크게 네 가지 이유가 있다.
첫째, 개인적으로 너무 소심한 성격이다. 내성적이고, 모든 것을 자기 탓으로 돌리는 사람이 많이 걸린다. 위장병은 스트레스를 받아서 생긴다. 소심한 사람은 작은 일에서 쉽게 스트레스를 받고, 그것을 풀지 못하니까 위장병으로 가는 것이다.
둘째, 가정적이다. 우리는 남아선호사상이 있어서 딸로 태어난 여자들을 위장병으로 고통받게 한다. 또 장남 우대 사상은 찬밥신세인 차남은 물론 장남도 스트레스를 받게 한다. 옷을 사도 장남부터 사주고, 차남부터는 대물림한다. 고기를 사줘도 큰 덩이는 장남한테 간다. 차남 이하는 그것으로 스트레스를 받고, 장남은 지나친 부담을 갖게 되어 스트레스를 받는다. 즉 한국 사람은 가정에서 성장 과정부터 스트레를 받는다.
셋째, 사회적으로 경쟁을 강요하는 풍토가 스트레스를 준다. 왕따도 문제지만 경쟁을 강요하는 풍토가 학교 다니기 싫어하는 사람을 만든다.
학생에게는 일상의 전부라고 할 수 있는 학교 자체가 엄청난 스트레스를 준다. 사회에 나와도 임금이니, 세금이니, 빈부 격차가 심하니까 스트레스를 받는다. 6.25 때부터 빽이 없으면 죽는다는 말이 있었다. 군대도 빽이 있으면 후방으로 가고, 빽이 없으면 전방으로 가서 죽는 현실을 비꼰 말이다. 회사에 가면 학벌도 엄청난 스트레스를 준다.

넷째, 우리는 역사적으로 기록된 전쟁이 엄청 많다. 거의 6개월에 한 번은 전쟁을 치뤘다. 그러니까 항상 긴장하고 주눅이 든 채 살아야 했다. 한국인들의 스트레스는 역사적으로 이어졌다고 볼 수 있다. 개인적, 가정적, 사회적, 역사적인 이유로 일상에 늘 노출되어 있는 스트레스가 다 위장병을 일으키는 것이다.

한국인 위장병의 원인
- 소심한 성격이 스트레스를 받아 위장병으로 됨
- 남아선호와 장남 우대가 가정으로부터 스트레스를 받게 함
- 경쟁 위주의 사회로부터 스트레스를 받게 됨
- 외세 침략으로 인해 역사적으로 스트레스를 받음

위장은 명치에서 내려간 곳에 걸려 있다. 인간은 감정의 동물이라고 하는데 그 감정을 느끼는 것은 마음이다. 명치가 마음하고 연결이 되어 있다.

우리가 기분이 나쁘면 비위가 상한다고 하는데, 비(脾)자가 비장과 위장을 의미한다. 비위가 상하는 것은 감정이 상했다는 말과 같은 뜻이다.

누군가에게 큰 상처를 줄 때 가슴에 못을 박는다는 말이 바로 명치에 상처를 준다는 말이다. 이 말은 기분이 나쁜 것을 풀지 못하면 스스로 명치에 못을 박는 일이 된다는 뜻이기도 하다.

일반적으로 욕쟁이 할머니는 위장병이 없다. 욕을 해서 풀어버리니까 비위가 상할 일이 없다. 그런데 욕도 못하고 삼켜버리고, 꽁하면 명치가 꽁치가 되고 비위가 상하게 되는 것이다. 그래서 위염이 나오고 위산이 역류하고 컨트롤이 안 돼서 위궤양까지 간다. 위궤양은 신경성이라고 하는 이유가 여기에 있다.

뼈 연구를 하면서 명치에 못을 박는 것은 그 주변을 이루는 갈비뼈가 상해 있다는 사실을 알아냈다. 화가 났는데 풀어버리지 못하고 잠을 자면서도 괘씸한 생각에 끙끙거리고 있으면 등창이 나는데, 이 등창은 명치와 비슷한 위치에 있다. 소화가 안 될 때 등 뒤가 아픈 이유가 여기에 있다. 위장병을 근본적으로 고치려면 '**미라클터치**'로 등창에다 대놓고 해야 한다. 기구를 등에 대고 미는 것이다.(**GF5000 깔판사진 참조**)

모든 병이 명치에 있으니 등을 뚫고 가슴으로 와야 한다. 에너지가 등에서 앞으로 오게 한다. 이게 갈비뼈다. 갈비뼈는 척추에 붙어 있다. 등쪽에는 갈비뼈가 떨어진 데가 없는데 앞쪽은 많이 떨어져 있다. 그것을 감싸고 있으니까 반드시 뒤쪽부터 잡고 앞으로 오는 것이다. 화가 나서 갑자기 한밤에 괘씸하게 느끼면 등짝이 막혀버린다. 낮에는 눈을 뜨고 보고 있으니까 괜찮다가 밤에 올라오는 것이다. 그래서 아픈 사람은 바로 눕지 못한다. 뒤척이는 이유가 바로 여기 있다. 잠을 못 잔다는 것은 이미 등쪽에 병이 들기 시작한 것으로 스스로 진단해야 한다. 그래야 등을 잡고 나면 편하게 잠을 자야 위장병을 잡을 수 있다.

위장병으로 3년 동안 밥 한 숟가락 못 먹은 사람을 고친 예가 있다. '**미라클터치**'로 74세 된 할머니를 고치러 집으로 갔다. 알래스카에서 10년을 넘게 산 사람이다. 할머니가 문을 열어주는데 완전히 피골이 상접해 있었다. 3년 동안 밥을 못 먹고 뜨물이나 먹을 정도였으니 상태가 아주 안 좋았다. 2시간 반을 가슴하고 등까지 전부 '**미라클터치**'를 해주었다. 처음에는 막 아프다고 그러다 나중에는 좋다고 했다. 너무 심하게 했기에 하루를 쉬어야 해서 다음 날은 가지 않았다. 그 다음날 가니까 문을 열어주는데 얼굴에 핏기가 돌고 있었다. 막 울면서 이야기하는데, 자신은 기독교 신자인데 목사님이 하나님한테 기도하자고 땅바닥에 앉혀놓고 1시간을 기도하는 바람에 영문도 모르고 그렇게 됐다는 것이다. 무슨 이야기인가 했더니 30년 전에 맏아들을 잃고 한이 맺힌 것이 위장병을 일으킨 것이었다. 그래서 2시간 반을 치유해주다 보니 각혈했는데,

커다란 선지피 덩어리가 네 조각이나 나왔다. 위장에 응어리진 것이 풀려나온 것이다. 그 다음부터 밥을 먹기 시작했다. 그 후에도 등을 해주고 가슴을 해주었더니, 명치가 풀리면서 치유가 되었다.

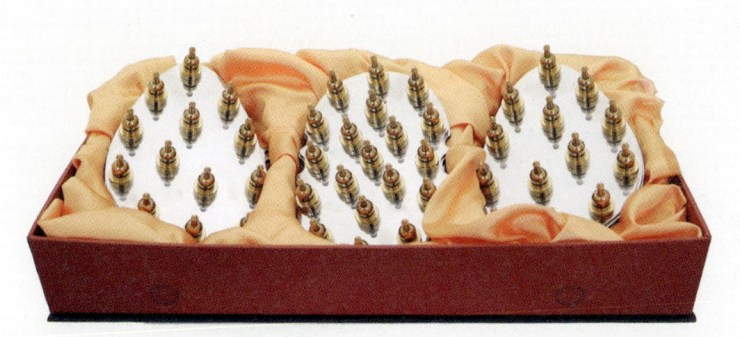

단전호흡을 하는 분들은 알겠지만 단전에는 상단전, 중단전, 하단전 세 곳이 있다. 상단전은 이마 가운데, 중단전은 가슴, 하단전은 배꼽 아래에 있다. 도를 닦은 사람은 사람의 영혼이 상단전에 있다고 본다. 중단전은 다른 말로 명치 부위를 말하는데, 위장병은 중단전이 망가졌을 때 생기는 병이다. 걱정을 많이 하고, 신경을 많이 쓰고, 108번뇌에 빠져 스트레스를 받을 때 생기는 병이다. 그래서 위장병을 고치려면 명치를 잡아야 한다. 명치와 같은 높이의 등에서부터 치유를 해주면 위장병은 완치가 된다. 수학을 배우려면 수학 공식을 외우듯이 질병을 고치려면 병이 뼈에 들어있다는 공식을 반드시 외어야 한다.

요즘 위장병을 고치기 위해 아로마향 기법이 생겼다. 향기를 맡으면 기분 좋아지니까 기분을 관리하게 되는 것이다. 음악을 틀어서 하는 것도 있는데 화내고 짜증을 관리하는 것이다. 물론 이런 것도 좋지만 근본 치유는 되지 않는다.

'미라클터치'로 등쪽하고 앞쪽 가슴만 잡으면 트림이 올라와서 금방 풀려버린다. 트림이 나온다는 것은 벌써 순환이 되고 있다는 것이다. 화가 나면 순환이 안 된다.

위장병의 원인과 치유
- 위장병은 중단전이 망가졌을 때 생기는 병임
- 위장병을 고치려면 명치를 잡아야 함
- 등부터 명치를 잡으면 치유가 됨

화를 잡기 위해 웃는 것이 좋다고 해서 웃음치유법이 생겼는데 여러분은 하지 않는 것이 좋다. 과학적으로 웃고 나면 좀 시원한 감은 있다. 하지만 이때 영적 파괴가 생긴다.

우리가 웃는 것은 우는 것과 마찬가지로 감정을 부리는 것이다. 예를 들어 과부로 살며 고생하다 알아주는 사람을 만나면 하루를 밤새워 운다. 한을 풀기 위해 울음을 토해내서 가슴이 뚫리는 것이다. 그런데 속 풀린다고 감정을 쉽게 말하라면서 자신을 속이지 말라는 것은 참으로 어려운 일이다. 배우들이 거짓 웃음을 짓는 것을 보면 영혼이 없다. 마찬가지로 자신을 속이며 웃으면 처음에는 시원해지는 것 같지만 그때뿐이다. 위장병은 절대로 헛웃음으로 못 고치는 것이다. 정말 웃어야 하는데 그것은 억지로 되지 않는다.

처녀들은 말똥만 굴러가도 웃는다고 한다. 감정이 순수한 것이다. 순수한 감정 자체가 재미있는 것이다. 그런데 웃음 치료에 빠지다 보면 순수한 감정보다 헛웃음으로 그치는 경우가 많다. 이런 점은 반드시 경계하며 웃음 치료법을 받아들여야 한다.

위장병은 그저 소화불량으로 보지 말아야 한다. 그러다가 위암까지 가게 된다. 물론 위장병이 있으니까 소화가 안 되는 것은 맞다. 하지만 위장병 없어도 기분 나쁘면 소화는 안 된다. 그러니 소화 안 되는 것을 절대로 위장병으로 연결하지 말아야 한다.

위산이 역류되는 것은 스트레스를 받았을 때 일어난다. 스트레스를 누르니까 반작용으로 튀어오르는 것이다. 따라서 위산 역류를 고치려면 등을 잡아서 명치를 잡아야 한다. '미라클터치'로 일주일을 하면 매우 호전된다.

웃음 치료법의 문제점
- 가짜 웃음 치료법은 영적 파괴가 생길 수도 있음
- 웃음 치료는 감정을 속일 수 있음
- 웃음 치료의 효과를 보려면 순수하게 웃어야 함

뼈를 알아야 산다-**의술혁명**

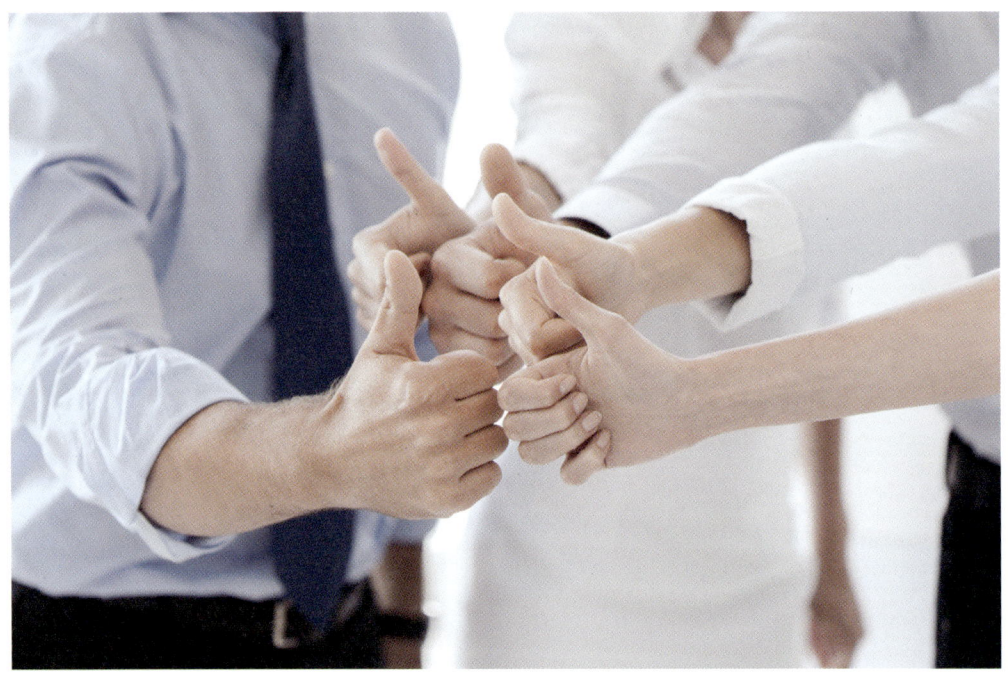

12강 간질환

주요 주제
간질환의 원인과 치유 방법
과학과 영적 능력의 차이와 의사의 역할

다음 할 일
똥통을 깨끗이 하는 방법 찾기
간경화 치유 방법에 대한 사고 정립
간암 환자에게 미러클 타치 기구 사용법 교육

말기 간암 환자가 많이 좋아지고 있다. 뉴욕에 거주하는 임장로라는 분인데 64세 때 연락이 왔다. 10년 전에 전립선암 수술을 받은 사람이었다. 수술을 받고 호전이 돼서 좋다고 생각했는데 몸에 이상을 느껴 종합진단을 받으니까 말기 간암 환자라고 했다는 것이다. 병원에서는 수술이 불가능하다고 했다. 3개월 이상을 살 수가 없다고 했다. 내게 연락이 온 날이 딱 3개월이 된 날이다. 나는 50% 가능성을 갖고 시작하겠느냐 물었다. 상대가 좋다고 해서 시작했다. 먼저 대형 미라클터치 기구를 발송했다. 정밀하게 치유하라고 가르쳐주고 쭉 했는데, 혈색이 좋아지고 혈소판도 정상으로 돌아갔다. 여유가 생겨서 시카고로 직접 오라고 했다. 이제 일주일에 한 번 내지 두 번 오더니, 요새는 오지도 않는다. 간암 치유에 성공한 것이다.

친구 와이프의 이야기다. 서울 모 병원에 입원해서 수술했는데, 아직 시판되지 않는 개발중인 약품을 써보기로 했다. 그 병원에 과장으로 있는 사람을 알아서 알아봤더니 약이 부작용을 일으켜서 GPT가 6천이나 올라버린 것이다. 그래서 "이제 장례 준비하십시오."라는 말을 듣고 시애틀로 돌아왔다. 그런데 "살려달라"고 부탁하는 바람에 함께 해보기로 했다. 함께 한 지 10개월 만에 수치를 50으로 내려줬다. 이 부인의 얼굴이 완전히 초콜릿 색깔이었다. 눈은 일주일에 두세 번 터져 완전히 눈커플을 덮었다. 혈액이 터지면 안압이 터져서 힘들어했는데, 내가 그걸 완전히 살려줬다.

치과 의사인데 간의 바이러스가 10만이 나왔다. 애가 5명이나 있고 얼굴이 검게 되니까 치과에서 환자 보기도 힘이 들게 된 것이다. 너무 병색이 드러나니까 환자들이 좋아할 리가 없었다. 이 사람을 6개월 만에 3천으로 내려줬다.

시애틀의 무슨 교회 장로님인데 간경화가 있었다. 나는 아주 어릴 때부터 간을 연구해서 고칠 수가 있었다. 이분이 '**미라클터치**'를 가지고 쓰니까 체중이 자꾸 내려갔다. 자꾸 말라갔다. '**미라클터치**'를 써서 그랬다며 컴플레인을 했다. 그래서 "내려가는 건 당연하다. 간경화는 간이 오염이 돼 있어서 치료하면 독을 빼내기 위해 탈수 현상이 생기는 것이다. 독이 어느 정도 빠지면 다시 체중을 회복할 수 있다."고 했다. 그 사람이 알았다며 또 열심히 했다. 한 달 지나서 강의장에 왔는데 혹이 발견됐다고 했다. 이번에도 '미라클터치'를 써서 혹이 나왔다는 것이다. 그래서 또 이렇게 말했다.

"그거는 좋은 현상이다. 간경화면 간이 벌써 굳어서 그 기능이 상실돼 있는 건데, 혹이 나오는 것은 간의 재생 능력이 나오다 보니까 간을 공격하는 세포의 막을 형성하기 때문에 혹이 나오는 거다."

이 사람이 일리가 있다고 받아들이고 돌아가서 3개월 후에 찍어보니 혹도 없어지고 간도 좋아졌다고 했다. 그러니까 나한테 "고맙다"고 하고는 다른 사람을 통해서 컴플레인을 해서 "미안하다"는 인사를 전해왔다.

무슨 대형 사고를 치면 간이 부었다고 한다. 또는 간이 배 밖으로 나왔다고 한다. 또한 크게 놀라면 간이 떨어졌다고도 한다. 그만큼 간이 중요하다는 말들이다. 따라서 우리는 간에 대해서 잘 알아야 한다. 간이 무엇을 하는가? 뼈가 혈액을 생산하는데 간이 조혈 기능을 한다. 또 간은 해독을 한다. 그 다음에 영양분을 몸에 저축했다가 필요한 때 내놓는다.

간의 가장 기초적이고 보편적인 병이 지방간이다. 음식을 너무 많이 먹어서 분해가 안 돼 축적이 되어 생기는 병이다. 또 간 자체에 질환이 생기면 분해해서 체외로 내보내지를 못하니까 지방간이 생기는 것이다.

다음으로 보편화된 병이 간염 a형, b형 등이다. 우리나라는 간염 환자가 많다. 일반적으로 바이러스가 침투해서 생긴다고 하지만 열을 안 받으면 저항력이 있어서 바이러스가 침투할 수가 없다. 간염은 열을 잘 받아서 생기는 병이다. 열이 간에 들어가서 염증을 일으키는 것이다. 결국 문제는 열, 화에 많이 노출돼 있는 환경에 있다.

몸에는 인간 능력으로 알 수 없는 수많은 미생물이 들어 있다. 미생물이 백혈구, 적혈구에 살아있다. 이것이 독에 감염되면 병이 생기는 것이다. 백혈구가 많이 상승되면 적혈구를 잡아 먹어버리면서 몸 안의 DNA가 구조가 바뀌어버리는 것이다.

다음이 간경화인데 간이 굳어가는 것이다. 세포 재생 능력이 없을 때 간은 굳어가서 나중에 잘라내야 한다.

마지막으로 간암이 있다. 이걸 우리가 치유해내고 있다.

> **간질환의 종류와 원인**
> - 지방간은 너무 먹어서 생기는 병임
> - 간염 A형, 간염 B형 등은 열을 잘 받아서 생기는 병임
> - 간경화는 세포 재생 능력이 없을 때 간이 굳어가는 것임
> - 간질환의 마지막인 간암은 복합적인 병임

간질환의 실마리를 어떻게 풀 것인가? 우리는 색깔로 잡아낸다. 간이 나쁜 사람은 반드시 황달기가 있다. 황달은 색깔이 노랗다. 간은 아주 붉은 색이 나와야 건강한 것이다. 나는 수액을 연구하면서 혈액의 색채가 간의 색소에서 나온다는 것을 알았다. 혈액은 붉은 색이다. 황달이 있다는 것은 간이 누렇게 부식되고 있다는 것이다. 누런 색소는 똥색깔밖에 없다. 아주 건강이 나쁜 사람은 흑색이 나온다. 이런 것을 보면 황달은 간질환의 초기다. 누런 변이 직장에서 항문을 통해 몸 밖으로 나가야 하는데, 그러지 못하고 몸 안으로 퍼지니까 황달기가 나오는 것이다. 이게 간염, 간경화, 간암으로 번지면서 사람을 죽음으로 몰아가는 것이다.

지방간이든, 간염이든, 간경화든, 감암이든 간에 염증이 있는 사람들의 공통점은 성질이 급하다. 똥 누러갈 때도 급하다. 따라서 간질환은 먼저 급한 성격을 잡아줘야

간질환을 고칠 수 있다.

말기 간암은 희망이 없다. 그러나 똥통만 깨끗이 하면 살릴 수 있다. '**미라클터치**'가 기적을 이룰 수밖에 없는 이유가 똥통을 깨끗하게 만드는 큰 장비를 만들었기 때문이다. 이 장비를 갖고 몸 안의 똥통을 청소하는 것이다.

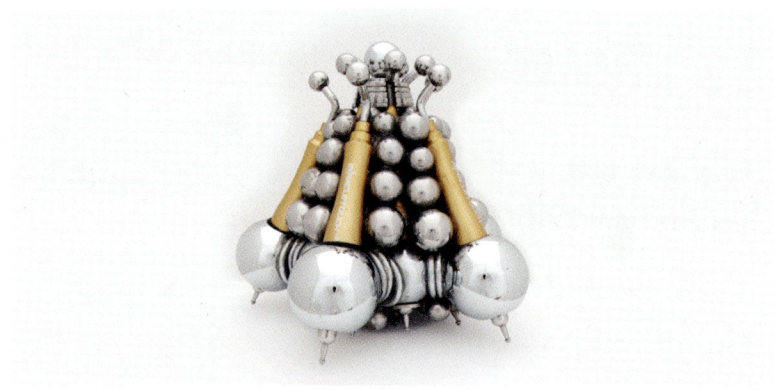

직장에 산소가 들어가서 변이 새카맣게 산화가 되면 맹독이 된다. 이 변이 몸으로 들어오니까 간 세포가 감당을 못하는 것이다. 그래서 간을 해독해야 한다. 해독은 곧 간청소를 해주는 것이다. '**미라클터치**'로 알로에 젤이나 바세린 등을 넣어서 깨끗이 닦아주는 것이다.

> **간질환을 고치는 방법**
> - 간질환은 똥통을 깨끗이 해야 됨
> - 간암 말기도 똥통만 깨끗이 하면 살릴 수 있음

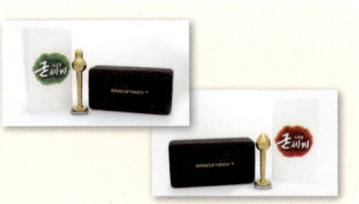

간경화에 걸린 사람의 항문을 만져보면 아파서 못 견딘다. 썩은 산화철이 있어 그렇다. 마치 건물 벽 속에 파이프라인이 녹슬어 있는 것과 같다. 그래서 이 녹을 자꾸만 긁어내야 한다. 젖은 식기를 씻을 때는 스펀지로 되지만 마른 식기를 씻을 때는 철수

세미를 쓰는 것처럼 간경화에는 '**미라클터치**'가 철수세미 역할을 한다. 긁어내야 한다. 항문에 넣고 썩은 산화철이 나오도록 청소해줘야 한다.

이제 대형 종합병원에서도 환자들이 오면 혈액 검사를 할 것이 아니라 항문 청소부터 시작해야 한다. 이것이 말기 암 환자를 살려내는 치유법이다.

병은 사람을 죽일 목적으로 몸 안에 들어왔다. 사람을 살리려면 병과 싸우는 전사가 되어야 한다. 그런데 지금까지 의술은 환자가 아니라 병의 편에 선 경우가 많았다. 통증이 나면 그 사람한테만 뭐라고 하면서 진통제와 항생제를 넣으면서 병이 지멋대로 하게 방치했다. 이제 '**미라클터치**'로 환자와 같은 편이 되어 병과 싸우는 전사가 되어야 한다. 사람이 피해자라는 것을 알고 가해자인 병을 바로 죽여버려야 한다.

간질환을 고치는 방법
- 항문에 산화철을 긁어내야 함
- 병과 싸우는 전사가 되어야 함

뼈를 알아야 산다-**의술혁명**

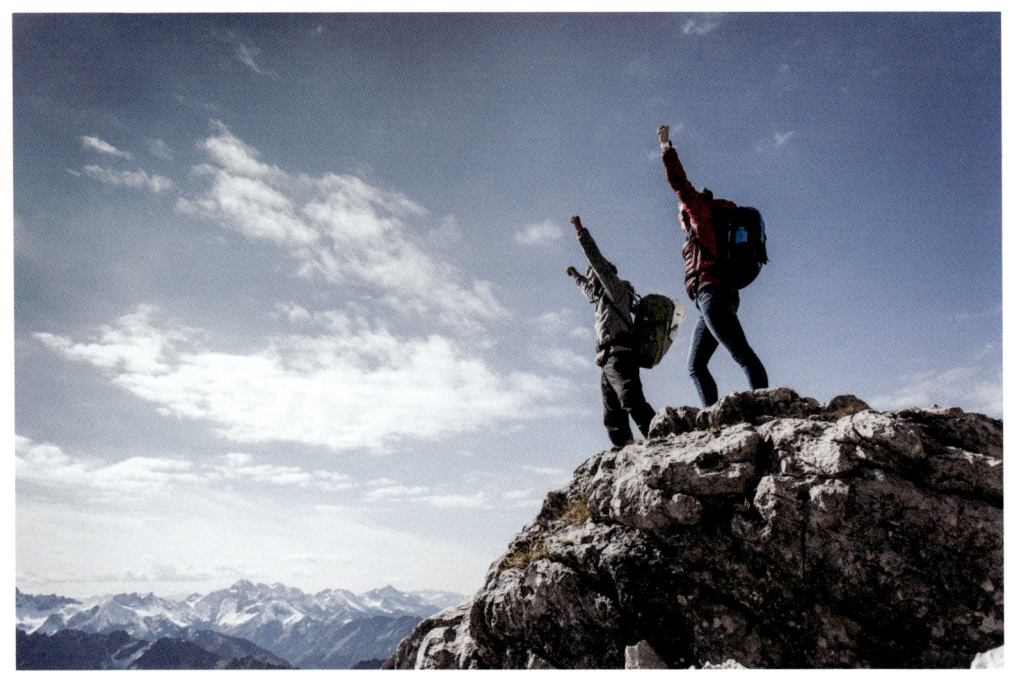

13강 갑상선

주요 주제
갑상선 병의 치유와 뼈의 역할
뼈의 저항력과 치유법의 발전

다음 할 일
갑상선 병 치유를 위한 한의학과 양의학 연구
뼈 건강 관리법 숙지

지난 10년 동안 나는 500여 명의 갑상선 환자를 100% 치유 시켰다. 이제 여러분도 갑상선이라는 병을 치유할 수 있을 것이다. 내 경력을 그대로 받아들이면 안 될래야 안 될 수가 없다.

갑상선은 호르몬 계통의 질환이다. 호르몬의 밸런스가 깨짐으로써 생기는 것이다. 현대의학에서는 비중이 상당히 큰 병이다. 양방에서는 갑상선이라고 높이 보지만, 나는 을상선으로 낮게 본다. 갑상선을 보면 부위가 두툼해서 갑갑하다. 이 갑갑한 것을 을로 보고 풀어가는 것이다. 그만큼 자신감이 있다는 것이다.

갑상선은 쇄골 부위에 있다. 쇄골은 솟아 올라와 있다. 울대가 올라왔는데 동그란 뼈가 이렇게 있다. 이 뼈는 거의 평면과 비슷하다. 일반적으로 완만한데 갑상선 환자들은 뼈가 주먹의 활처럼 올라와 있다. 뼈가 올라오면 반드시 그 밑에 병이 숨어 있다. 갑상선이 숨길 수 없는 약점이다. 이걸 알면 갑상선은 이제 90% 고친 것이다.

갑상선과 뼈
- 갑상선 환자들은 뼈가 꼭 솟아 올라와 있음
- 갑상선 환자들은 솟아오른 뼈 밑에 병이 숨어 있음

울대는 침과 음식을 넘기고 바이브레이션을 일으키며 말한다. 이 뼈가 자꾸 올라오면 호르몬의 문제가 생긴다. 현대의학에는 호르몬을 중요하게 여긴다. 여기서 현대의학의 비극이 일어난다. 이런 비극에서 벗어나 지혜를 찾으려면 호르몬을 솔로몬과 연관시키는 것이다. 솔로몬은 지혜의 상징이다. 따라서 '호르몬=솔로몬'을 생각하면 자연스레 지혜가 생겨난다.

지식은 눈에 보이는 것만 아는 것이다. 지혜는 그보다 훨씬 폭이 넓다. 전체적인 흐름을 보고 보이지 않는 것까지 볼 줄 아는 것이 지혜다. 이렇게 지혜로 봐야 갑상선을 잡을 수 있다.

혈액에는 A형, B형, AB형, O형, RH 플러스 마이너스 형이 있다. A형에는 A형 호르몬이 있다. 다른 혈액형도 마찬가지다. 뼈의 DNA가 A형이기에 A형 피와 A형 호르몬을 만들어내는 것이다. 혈액형이 AB형인데 호르몬이 B형일 수는 없다. 비타민을 먹을 때도 뼈에 맞는 비타민을 먹어야 한다. 종합비타민을 먹었는데 A형 혈액에 맞는 호르몬이 없으면 좋은 게 아니다. 몸에 맞는 것을 먹어야 좋은 것이다.

'**미라클터치**'로 치유할 때 가장 힘든 사람이 약을 많이 먹은 사람이다. 몸에 약기운이 있어서 이것부터 빼내야 하기 때문이다. 평소에 약을 많이 먹는 사람은 죽을 때 아주 애를 먹는다. 병을 죽이는데 효과를 본 만큼 약발이 들지 않게 호르몬을 바꿔버리기 때문이다. 인간이 병한테 시달림은 받아왔지만 항상 정복자는 사냥꾼인 인간이었다. 갑상선쯤은 금방 정복해 버릴 수 있다.

뼈도방 뉴욕의 후러심 거점이 생겼다. 거기에서 강의하면서 질문을 하라니까 내 손 좀 고쳐줄 수 없냐고 묻는 이가 있었다. 75세쯤 되는 노인이었다. 노인의 손을 보니 멍이 들었다. 이걸 고치려고 4개월 동안 안 해본 것이 없는데, 고쳐줄 수 있냐고 물었다. 그 병을 못 고치면 다음 주에는 강의하러 오지 않겠다고 했다. 그리고 강의가 끝난 다음 그 자리에서 바로 고쳐주었다. 그랬더니 노인한테 들은 중앙일보 국장이 찾아왔다. 노인이 자신을 고쳐줘서 고마워서 '**미라클터치**'에 투자하겠다 했는데 나는 돈에 대해서 묻지 않았다. 그랬더니 그 모습을 보고 나를 더 좋게 보고 찾아온 것이다.

갑상선 환자들은 주로 목 부위가 나오고, 눈이 튀어나온다. 골병이 들어 있으니 정상적인 혈액을 만들어내지 못해서 호르몬 조절을 못하는 것이다. 몸 안에 혈액이 흐르는데 속도가 굉장히 빠르다. 그런데 당뇨병이나 또 안에 불순물이 많으면 속도가 떨어지는 것이다. 혈액이 쾌속으로 움직이지 못하면 노폐물이 들어가 있는 것이다.

호르몬이 제때 공급이 안 되는 것이다. 따라서 갑상선은 목 주위의 뼈를 치유해서 정상적인 혈액을 만들도록 해주면 금방 고칠 수 있다. 그 안에 불순물이나 노폐물을 빼줘서 호르몬이 제때 공급되도록 해주는 것이다. '미라클터치'가 그 원리로 만들어졌다. 그래서 갑상선쯤이야 을상선으로 만들어 쉽게 치유할 수 있는 것이다.

갑상선 환자의 특징
- 목 부위가 나오고 눈이 튀어나옴
- 정상적인 혈액을 만들어내지 못함
- 갑상선은 미라클터치로 목 주위의 뼈를 치유해서 잡아냄

뼈를 알아야 산다-**의술혁명**

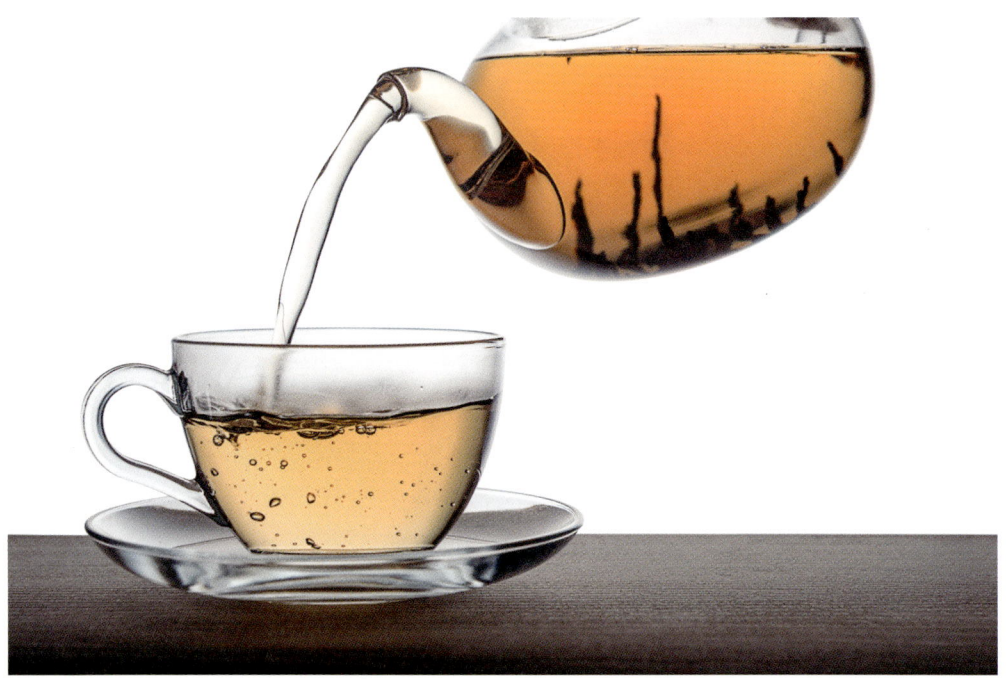

14강 코질환

주요 주제
코 질환의 치유와 관리 방법
따뜻한 물 마시기
미라클터치에 대한 믿음의 중요성

다음 할 일
코 질환 치유법 연구
매뉴얼에 대한 생각

의학적으로 코질환은 양방이나 한방에서 큰병으로 보지 않지만, 뼈 도방에서는 큰병으로 본다. 지금 사스로 인류 건강에 대재앙이 시작됐다. 감기의 한 종류다. 조류독감, 돼지 독감, 신종플루 등 모두 감기 시리즈다. 이런 것들은 콧물 흘리고 기침하는 정도가 아니라 사망으로 연결되고 있어 큰병인 것이다. 백신을 개발할수록 더 강한 신종 질병이 나오고 있다. 이래서는 안 된다. 근본을 잡아야 한다.

예전에는 코질환으로 축농증이 있었다. 축농증은 호흡 장애다. 코를 풀면 완전히 고름이 꽉 차있다. 축농증에 걸린 중증 학생이 공부 잘하는 것을 보기 힘들었다. 골이 자꾸 아파서 밤샘 공부를 할 수 없기 때문이다. 호흡을 못하고 머리가 아파서 늘 애를 먹었다. 이런 사람은 코가 뻣뻣이 올라와 있다. 고름이 생길 정도니 뼈도 상해 있는 것이다. 축농증보다 좀 약하지만 비염도 있다. 고름은 없어도 호흡이 곤란해서 생활에 큰 불편을 겪는다. 축농증과 비염이 있으면 냄새를 못 맡는다.

축농증과 비염
- 축농증과 비염은 호흡 장애임
- 축농증은 고름이 생기고 뼈가 상한 질병임
- 비염은 축농증보다 약하지만 똑같이 냄새를 못 맡음

구멍이 뻥 뚫려서 24시간 공기가 들어오는 데는 콧구멍밖에 없다. 콧구멍이 그만큼 대단한 곳이다. 코털이 있는 이유는 그 안에 여러 가지 세균이 들어가는 것을 막기 위한 것이다. 또한 콧구멍에는 코딱지가 있다. 바로 이 코딱지가 세균 침범을 막는 것이다. 감기 걸린 사람이나 축농증 환자는 코딱지가 없어서 병으로 가는 것이다.

코가 막히면 입을 벌리고 숨을 쉰다. 그러면 목이 말라버린다. 공기가 목으로 들어가면 기도가 말라버리는 것이다. 그러면 천식으로 넘어가고 여러 가지 호흡기 질환이 파노라마처럼 펼쳐진다. 그래서 뼈도방에서 코질환을 큰병으로 여기는 것이다.

성경 창세기 2장 7절에 코로 생기를 불어넣는 대목이 있다. 하나님께서 잠자고 있는 아담의 코에다 생기를 불어넣었더니 생명이 생긴 것이다. 이처럼 우리의 생명은 생기가 코로 들어온다는 것을 알아야 한다. 그러니까 세균도 코로 들어오는 것이다. 그래서 양방에서는 세균학을 연구하니까 면역에 치중하고 있다. 세균이 이미 들어온 것을 전제로 치유법을 개발하는 것이다.

그런데 도방에서는 면역보다 방역을 더 중요하게 여긴다. 방역의 최전선이 콧구멍이기 때문이다. 콧구멍이 방역하는 능력이 떨어지면 각종 질병이 들어와서 전부 병에 걸려 면역으로는 감당을 못한다. 애초에 콧구멍에서 방역하면 면역은 걱정할 필요가 없다.

'**미라클터치**'는 방역의 최전선인 콧구멍의 뼈가 상한 것을 눌러주고, 전기를 들여보내 세포를 재생하게 만들어 완전 방역체계를 갖춰주는 것이다. 그러니까 축농증, 비염, 엘러지 등 코질환은 남김없이 고쳐버리는 것이다.

> **코 질환과 미라클터치**
> - 콧구멍은 질병 방역의 최전선임
> - 미라클터치는 방역의 최전선이 콧구멍의 뼈를 고침
> - 축농증, 비염, 엘러지 등을 남김없이 고칠 수 있음

우리에게 영혼이 있고, 정신이 있고, 육체가 있다. 육체가 병나면 한방과 양방으로 약 먹고 침놓고 하는데, 정신에 병이 나면 정신병원에 보내버린다. '**미라클터치**'는 일반 병원과는 다르다. 도방으로 영혼의 세계를 다루고 있다. 그래서 '미라클터치'를 아무한테나 쉽게 팔지 않는다. 잔머리를 굴리는 사람한테 팔아봤자 믿음이 없기에 효과가 없다는 것을 알기 때문이다. 그런데 영혼을 믿는 이들은 '**미라클터치**'의 효능을 금방 알아본다. 그래서 그만큼 효과도 좋고 천 개를 팔아도 리필이 없을 정도로

인정을 받고 있다.

사람은 3살 때까지 영성 활동이 제일 왕성하다. 3살짜리 애가 여러 나라 말을 하기도 한다. 그런데 5살이 되면 영성을 잊기 시작한다. 미운 7살이라는 말이 있듯이 그때가 되면 자기 고집이 늘어나면서 영성 능력이 떨어지는 것이다. 따라서 우리는 어떤 질병이라도 치료하려면 3살 때까지의 순수한 영성 활동을 찾아야 한다. 영성 능력이 뛰어난 사람이 '미라클터치'를 하면 그만큼 효과도 빠르고 확실하다.

영성 훼손은 마음이 상해서 몸으로 들어와 뼈에 기록된다. 뼈에 리마인드가 되는 것이다. 그래서 잊었던 것도 또 생각나게 한다. 병을 고치려면 먼저 뼈에 이상이 생겼다는 것을 알고 그 뼈를 고쳐야 하는 이유다.

병이 몸으로 들어올 때는 콧구멍에서 방어한다. 냄새를 맡는 것은 악취를 통해 병이 들어오는 것을 먼저 알고 빨리 피하라는 것이다. 냄새가 일종의 경보 시스템인 것이다. 그런데 썩는 냄새가 나는데 그 냄새를 못 맡으면 계속 썩는 게 들어가서 병을 더 키울 수밖에 없다. 코질환이 방역의 최전선인 이유가 여기에 있다. 엄청난 생명의 비밀이 있는 것이다.

'미라클터치'는 냄새 못 맡는 코를 문지르면 모두 냄새를 맡게 한다. 어떤 분이 엘러지가 심해 콧물을 줄줄 흘리며 냄새를 못 맡은 바람에 냄비를 몇 개를 태우고 그랬다. 그것을 '미라클터치'로 치유했다.

코는 생명의 문이다. 코로 방역 시스템을 갖추고, 엘러지를 100% 없애고, 몸 안의 모든 안 좋은 것을 내보내는 것이다. 건강이 나쁜 사람이 코피를 흘리는 것도 다 코가 하는 방역활동이다. 코가 나쁜 사람은 광대뼈 밑을 찔러보아야 한다. 반드시 통증이 나온다. 이 뼈가 상해서 병이 난 것이다. 따라서 이 뼈 세포를 재생해야 한다.

코질환이 골수암보다 더 중요하다고 생각하는 사람이 많다. 실제로 골수암은 극히 몇 사람이 걸리지만 코질환은 누구나 걸리는 것이니까 더 많은 사람이 중요하게 생각할 수밖에 없다. 그 중에 아줌마들이 많이 걸린다. 아줌마로서 살면서 많은 화를 참고 열이 나는 것을 참으니까 그게 복장을 쳐서 병으로 가는 것이다.

감기나 독감이 걸리면 콧물이 나온다. 그러면 그만큼 물을 마셔야 하는데 감기 걸린 사람들은 물을 잘 안 먹는다. 그게 잘못된 것이다. 나도 젊을 때 독감에 걸려서 일주일을 앓아봤는데 휴지가 무려 두 통이 들 정도였다. 그만큼 물이 나왔으면 그만큼 먹어줘야 한다.

미라클터치의 기본
- 미라클터치는 영성을 믿지 않으면 효과가 없음
- 미라클터치는 영성을 믿지 않는 이에게 팔지 않음
- 코질환은 광대뼈 밑을 찔러 뼈세포를 재생해야 함
- 감기나 독감에 걸리면 물을 많이 마셔야 함

물은 많이 먹을수록 좋다. 혈액을 만드는데 필요하기도 하지만, 콧물은 물론이고 땀이나 침, 소변, 대변으로 나가는 물이 많기에 그만큼 보충을 해줘야 한다. 물은 약간 따뜻한 물을 먹는 것이 좋다. 몸에 병이 있으면 냉하니까 뜨신 물이 들어가야 한다.

내가 연구해보니까 우리의 목은 물이 필요하면 꼭 갈증을 일으킨다. 갈증으로 물을 마시도록 신호를 주는 것이다. 이때 물을 마시지 않으면 죽을 수도 있지만, 산다 해도 몸에 생기가 없어지면서 병의 역사가 시작되기도 한다.

냉방할 때 암모니아를 쓴다. 가스 자체가 암모니아다. 우리 몸에도 암모니아가 많이 생성되고 있다. 몸에서 암모니아를 대량 생산해서 사용하니까 몸을 냉하게 만들어 수분 정보를 막으면 병이 되는 것이다. 예를 들어 이빨의 치석은 암모니아다. 이 암모니아가 머리끝까지 올라가면 사람의 뇌에 열이 난다. 열이 나면 물이 돌아서 온도를 조절해야 하는데 그게 안 되고 암모니아가 두피로 올라가서 골때리는 병을 만드는 것이다. 그래서 물은 꿀떡꿀떡 마셔야 한다. 물을 마셔서 독소를 흘러내려야 한다. 코질환에는 물만큼 좋은 것이 없다.

코질환과 물의 중요성
- 몸이 아프면 따뜻한 물을 마셔서 몸에 열을 내야 함
- 물은 몸을 냉하게 만드는 암모니아를 희석시켜줌
- 코질환은 물로 몸에 독소를 흘려 씻어 보내야 함

뼈를 알아야 산다-의술혁명

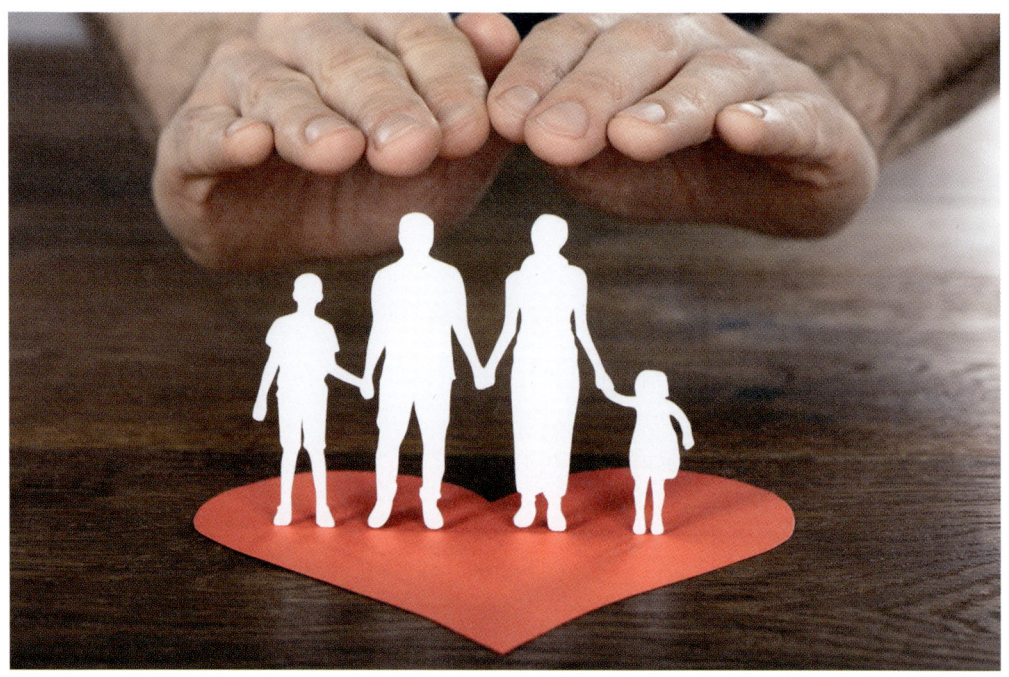

15강 귀질환

주요 주제
난청과 이명의 원인과 치유법
환청과 정신적인 문제
인생에서 자신감과 준비의 중요성

다음 할 일
환청 치유법 개발
난청 치유법 개발

귀 질환에는 난청, 이명, 환청이 있다. 소리가 잘 안 들리는 것은 난청이고, 삐 소리가 나는 것은 이명이고, 자꾸 이상한 소리가 들리는 것이 환청이다.

그동안 의학계에서는 귀에 대한 연구가 별로 없다. 난청을 고치지 못하니까 보청기를 개발했다. 이명은 어디에도 고친 사람이 없다. 죽을 때까지 갖고 가라고 할 뿐이다. 환청은 자꾸 속삭이는 소리가 들린다니까 정신과에 가보라고 한다. 환청을 하는 사람은 영적으로 굉장히 뛰어난 사람이다. 그런데 환청을 미친 사람으로 보고 있다. 사회적으로 큰 범죄를 저지른 사람을 보면 귀에서 사람을 죽여라 죽여라 해서 죽였다는 말을 들어본 적이 있을 것이다. 이게 다 환청이다. 환청은 위험한 병질환이다.

내가 난청을 고친 것은 조상들이 쓰는 말에서 힌트를 얻었기 때문이다. 우리 조상들은 귀를 쫑긋한다는 말을 많이 썼다. 귀를 쫑긋하는 것은 소리나는 쪽으로 귀를 돌려서 음파를 잡아내는 것이다. 복화술은 보내고 싶은 사람한테 배에서 음파를 내보내서 보낸다. 상대방은 그걸 듣고 알아듣는다. 의학에서는 고막의 진동이 있다고 한다. 그러니까 난청을 못 고치고 보청기에 의존하게 만든다. 하지만 나는 귀에서 음파를 만드는 것이 뼈라는 것을 알기에 뼈를 고쳐서 귀질환을 고칠 수 있는 것이다.

사람에게는 귓바퀴가 있고, 귓구멍을 따라 들어가면 그 안에 달팽이관이 있고, 고막이 있다. 귓바퀴는 소리를 모아내는 역할을 한다. 달팽이관은 중심을 잡게 해주는 역할을 한다. 달팽이관에 이상이 생기면 이명이 생기는 것이고 어지럼증이 생기는 이유다. 고막은 소리를 듣게 한다.

귀는 귀신 소리를 듣는다는 뜻이다. 이렇게 말하면 기독교 믿는 사람은 몰라도 불교 믿는 사람은 금방 이해를 한다. 도를 터득하면 귀가 귀신을 듣는 순간 낚아챌 줄 안다. 목탁을 치고 예불하다 귀에 귀신이 들어오면 눈을 감아도 소리는 들린다. 바람을 타고 휙 들어오는 소리를 종을 쳐서 쫓아내고 이런다.

사람은 잘 때 눈을 감고 잔다. 그런데 귀는 항상 열려 있다. 귀신이 귀로 들어온다.

몸 안으로 들어와서 영적 파괴를 일으킨다. 그것을 막을 방법이 없다. 그래서 기도하면서 "예수님, 예수님" 하는 소리가 들리는데 그게 녹음해서 듣는 소리로 안다. 영적인 능력이 있어서 듣는 소리다.

귀에 병이 생기는 것은 마음이 상해 생긴 병이 들어오기 때문이다. 귀는 온갖 욕을 듣는다. 그러니 귀가 열불이 날 수밖에 없다. 그것이 명치로 가서 병이 된다. 좋은 말 들으면 그대로지만, 나쁜 소리를 들으니까 그게 병으로 가는 것이다.

화가 나면 핏대가 오른다. 동맥과 정맥, 혈맥이 확 서서 핏대가 오르는 것이다. 이렇게 오른 핏대는 귀로 간다. 귀에서 굳어지면 병이 되는 것이다. 귀는 물렁물렁하지만 근육이 아니라 뼈과에 속한다. 귀의 물렁뼈가 육(肉)이 아닌 뼈다. 따라서 귀질환은 뼈에 있다는 결론이 나온다.

난청은 보청기를 하는 귀 주위에 뼈를 치유해야 한다. 이걸 치유하기 위해 '**미라클 터치**'를 누르면 뼈가 굳어 있어서 아프다고 죽는 소리한다. 그래도 자꾸 눌러 문질러 주면 보들보들해져서 안 아프고 시원하다고 한다. 그때부터 소리가 들리기 시작한다. 귀에 파장이 들어와서 고막에다 연결시켜주기 때문이다.

나는 보청기를 끼고 살았던 시애틀의 90대 노인을 3개월만에 보청기를 빼고도 살 수 있게 했다. 귀질환이 뼈에 있다는 것을 알고 뼈를 고쳤기 때문이다.

> **귀질환의 종류와 원인**
> - 귀질환에는 난청, 이명, 환청 등이 있음
> - 화가 나면 핏대가 올라 귀로 가서 병이 생김
> - 귓바퀴는 근육이 아니라 뼈과에 속함
> - 뼈에 문제가 생기니까 귀질환이 생김

이명은 귀에서 삐이 소리가 나는 것인데 영양실조로 알고 있다. 소리가 날 때는 반드시 압력이 많으니까 내는 소리인데 영양실조라고만 알고 있으니 고치기가 어려운 것이다. 안압이 떨어지면 눈이 흐리멍텅해진다. 눈에서 파워가 안 나오는 것이다. 사람이 기절했을 때 앞이 캄캄한 이유도 여기에 있다. 화나고 열 받아도 눈에 안 보인다. 코에 대한 비압도 마찬가지다. 코 풀 때 압력을 만들고 푼다. 콧물이 나오는 것은 뒤쪽에 비압이 있기 때문이다. 입에 압력이 떨어지면 입이 벌어져 말에 힘이 없다. 구압이 떨어졌기 때문이다. 머리가 깨지면 두압이 없다. 정신이 하나도 없게 되고, 그게 깊어지면 뇌사가 되는 것이다. 뇌에서 면역이 안 내려가는 것이다. 비행기 타고 고공에 올라가면 귀가 멍멍해지는 것은 압력 차이 때문이다. 그때 소리를 듣게 압력을 조절해 주는 것이 귀에 있는 뼈다.

이압에 이상이 생겼을 때 이명이 발생한다. 이명을 고치려면 이 뼈를 치유해야 한다. '**미라클터치**'는 하루 만에 고친 사람도 있고 3년 만에 고친 사람이 있다. 이명의 근본 원인이 뼈에 있다는 것을 알았기 때문이다.

이명의 원인과 치유
- 이명은 압력에 의해 발생함
- 이압이 떨어지면 소리가 안 들림
- 뼈를 고쳐야 이명을 고침

환청은 영적인 능력이다. 요새는 10대 20대의 환청이 심해서 부모들이 미치고 환장할 일이다. 환청은 공부를 못한다. 할 수가 없다. 마음이 분산되는데 공부를 어떻게 하겠는가?

얼과 넋이라는 말이 있다. 얼은 정신을 말하고 넋은 영혼을 말한다. "얼빠진 놈아!"는 정신을 차리라는 말이고, "넋나간 놈아!"는 영혼을 챙기라는 말이다. 정신적으로 충격을 받으면 얼이 빠진다. 넋이 빠지면 영혼이 빠져서 완전 바보가 된다. 이 얼과 넋이 환청하고 연결이 된다.

여러분도 마찬가지지만 남편, 또는 부인, 자식 중에 환청이 있다면 나를 찾아와야 한다. 나는 그것을 소상히 고쳐낼 수가 있다. 환청에 걸리는 사람은 심리적으로 겁이 많다. 공포심이 크다. 따라서 환청을 고치려면 공포심을 고쳐줘야 한다. 내가 지금까지 수백 명을 고쳐주었다. '**미라클터치**'를 해주면 넋이 안정이 된다.

양방에서는 독한 약밖에 안 준다. 소화도 안 되고, 심장을 독한 약에 다 죽여버리기만 한다. 그러니 나중에 발작을 해버리는 것이다. 발작이 일어나는 것은 자신이 멀쩡하다고 항변하는 것인데 이를 병신 취급하니까 미치고 환장할 일이 벌어지는 것이다. 환청을 이상한 것으로 보지 말고 잘 고쳐주면 여러분은 그보다 한 단계 높은 사람들이 되는 것이다.

환청의 원인
- 환청은 영성에 문제가 생긴 것임
- 환청을 고치려면 공포심을 고쳐줘야 함

뼈를 알아야 산다-**의술혁명**

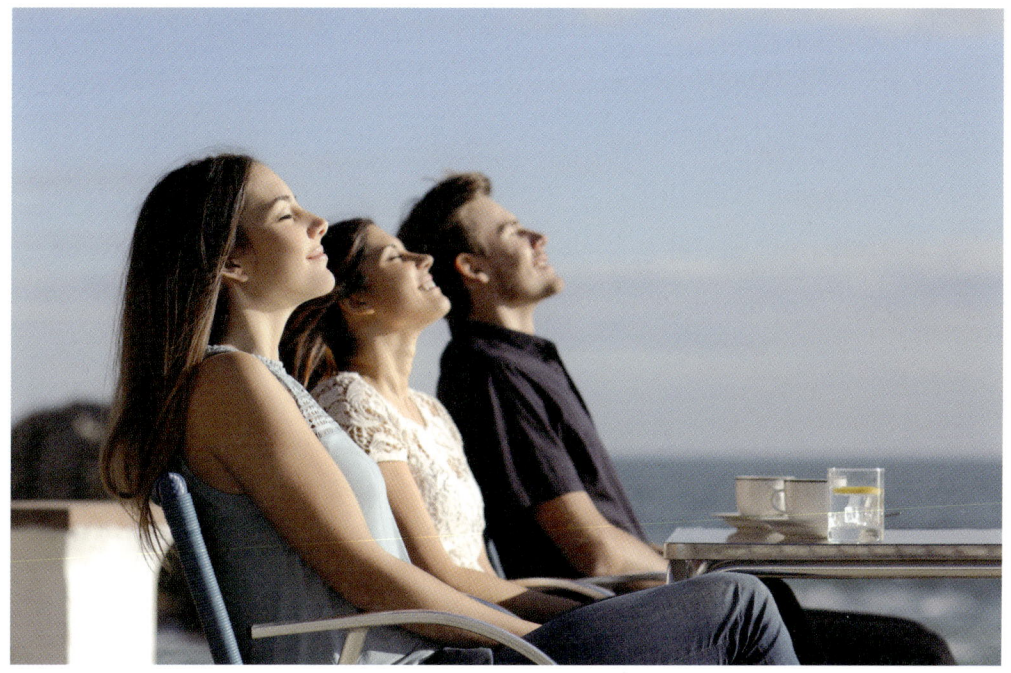

16강 안질환

주요 주제
안질환 치유 방법에 대한 연구
사람의 기분과 시력에 대한 연구
안구 건강과 뼈의 역할에 대한 연구

다음 할 일
눈병 치유 연구 계획 세우기
영안 훈련 프로그램 개발

안질환으로는 원시, 근시, 난시, 사시가 있다. 원시나 근시, 난시는 안경으로 조절한다. 수술로 하는 백내장, 녹내장도 안구질환이다.

눈은 한자로 목(目), 안(眼)이 있다. 눈이 동공이 들어있다. 목(目)은 광학적인 개념이다. 빛이 들어오니까 보는 것이다. 현장을 목격할 때 쓴다. 안(眼)은 심학적인 개념이다. 눈에 보이는 것만 아니라 통찰력으로 눈에 안 보이더라도 사람의 느낌으로 알 수 있는 것을 보는 것이 여기에 속한다. 그런 점에서 안경은 원래 목경이라고 했어야 한다.

한윤석 화백이라는 분이 계셨다. 평양 미술대학 1회 입학생으로 졸업을 못했다. 노르웨이 왕실 벽화까지 그린 분이다. 이 분이 방송에서 안 질환을 고치는 방법을 듣고 매력을 느껴서 '**미라클터치**'를 샀다. 눈에 무엇이 떠다니는 비문증과 녹내장이 있었다. 병원에서는 이제 그림을 그리지 말라는 진단이 나왔다. 이 분이 너무 절박한 상황에서 내 이야기를 들은 것이다. 그래서 함께 치유를 시작했다. 화가들은 일할 때 밤샘 작업을 많이 한다. 이 분이 밤을 새우고 아침에 일어나 밖에 나와 왼쪽 오른쪽 하면서 빈 뭉치를 뜯어내는데 잘 보이는 것이다. 최근 2년 동안 수백 점의 그림을 그렸는데 이제 눈이 보이니까 기쁘게 하루를 보냈다. 하지만 좋아졌다 금방 안 좋아지는 경우가 있어서 지켜봤는데 하루가 지나가도 또 눈이 괜찮았다. 그래서 병원에 가서 검사하니까 전부 다 정상으로 나와버렸다. 안과 의사가 도대체 무슨 짓을 했느냐고 물었다고 했다. 화백님은 의사가 정상이라고 진단된 병원서를 가슴에 목걸이처럼 걸고 다니며 못 믿는 자들에게 "서교수님이 미라클터치로 고쳐주셔서 감사하다"고 자랑하면서 다녔다.

눈병의 종류
- 안경으로 조절하는 원시, 근시, 난시, 사시가 있음
- 수술로 하는 백내장, 녹내장이 있음

영화관에 들어가면 처음에는 항상 깜깜해서 더듬게 된다. 그러다가 한참 있으면 다 보이기 시작한다. 내 눈이지만 참 희한한 일이다. 그렇다면 이 원리가 무엇일까? 시력이 주변 영향에 의해 결정된다는 것이다. 이것은 광학적인 목(目)을 쓸 때는 통하는 의미다. 그런데 심학적인 안(眼)을 쓸 때는 다르다. 사람의 기분에 따라 시력의 영향을 받는다. 예를 들어 임종을 앞두고 가물가물한데 기다리던 자식이 오면 눈을 번쩍 떠버린다. 심적 반응에 의해 눈이 밝아진다는 사실을 알 수 있다.

눈에는 안구, 즉 눈알이 있다. 입구 쪽에 렌즈, 망막에 피사체가 보임으로 시신경이 일어난다. 사진을 찍으면 줌을 당겼다 밀었다 한다. 원시와 근시, 난시는 렌즈는 있는데 이 줌 기능이 떨어진 것이다. 줌 기능이 떨어졌다는 것은 당겼다 밀었다 해줘야 하는데 그걸 못하는 것이다. 왜 못하느냐? 뼈한테 물어봐야 한다. 안구를 싸고 있는 뼈가 이 기능을 하니까 그 뼈에게 물어봐야 한다. 이것을 잘 하면 금방 고칠 수 있다. 고집이 세서 안 들어서 그렇지 이 말만 잘 들으면 된다. 사람이 흥분하면 눈을 깜짝깜짝 한다. 신경이 자율적으로 움직이는 것이다. 이것을 하는 것이 바로 뼈다. 그런데 지금까지 의학은 육(肉)밖에 몰라서 고치지 못하고 있다.

눈은 마음의 창이라 하는데 눈하고 마음이 무슨 관계 있는가?
열 받으면 눈앞이 캄캄하다. 눈에서 독기가 나오기 때문이다. 전부 심리적인 반응이다. 마음이 좋으면 눈에서 선한 빛이 나온다. 사랑하는 사람 볼 때 좋아 죽는 눈빛은 반짝인다. 꿈 속에서 보이는 것은 영안이다. 이것은 전적으로 심리적인 작용이다. 이것을 알면 안질환은 쉽게 고칠 수 있다.
안질환으로 고생하던 김성철이라는 분도 3개월을 함께 했는데 벌써 신문을 본다. 눈이 재생이 된 것이다.

안경에 때가 있으면 안 보인다. 닦으면 반짝반짝 보인다. 텔레비전을 많이 보는 사람들은 침침하고 잘 안 보인다. 먼지가 쌓여서 그런 것이다. **'미라클터치'**로 문질러 보면 전부 다 눈이 또록또록 빛이 나서 잘 보이게 된다.

사람이 나이가 몸이 쇠약하면 안구가 혈관에 들어간다. 안구가 살아 있으려면 어떻게 해야 하나? 산소를 공급해야 한다. 영양분을 보충해야 한다. 그런데 영양분을 받았으면 다 소비한 후에 반드시 배설물이 나온다. 이 배설물은 누가 조절하는가? 바로 뼈가 조절한다.

녹내장, 백내장은 안구를 싸고 있는 뼈가 배설물로 오염이 된 것이다. 따라서 주위의 뼈를 문질러서 깨끗하게 배설물을 다 뽑아버리면 청소가 된다. 이것을 모르고 라식수술한다며 서툰 의사한테 맡겨 놓으면 다른 신경을 건드려서 강박을 주거나 해서 더 탈이 날 수 있다. 그래서 약 먹고 수술하고의 악순환을 계속하게 하는 것이다. 눈을 뜨면 올챙이처럼 보이는 것이 있다. 안구가 신경을 많이 써서 시신경이 타버려서 생기는 현상이다. 이제 이것도 뼈를 청소해보면 깨끗이 없어져버린다.

안구 청소의 중요성
- 안구의 세포가 살려면 공급을 받아야 하는데 **뼈**가 조절함
- **뼈**가 오염이 되면 배설물을 뽑아내지 못해가 백내장 녹내장에 걸림
- **뼈**를 문질러서 깨끗이 해주면 안구 청소가 됨

뼈를 알아야 산다-**의술혁명**

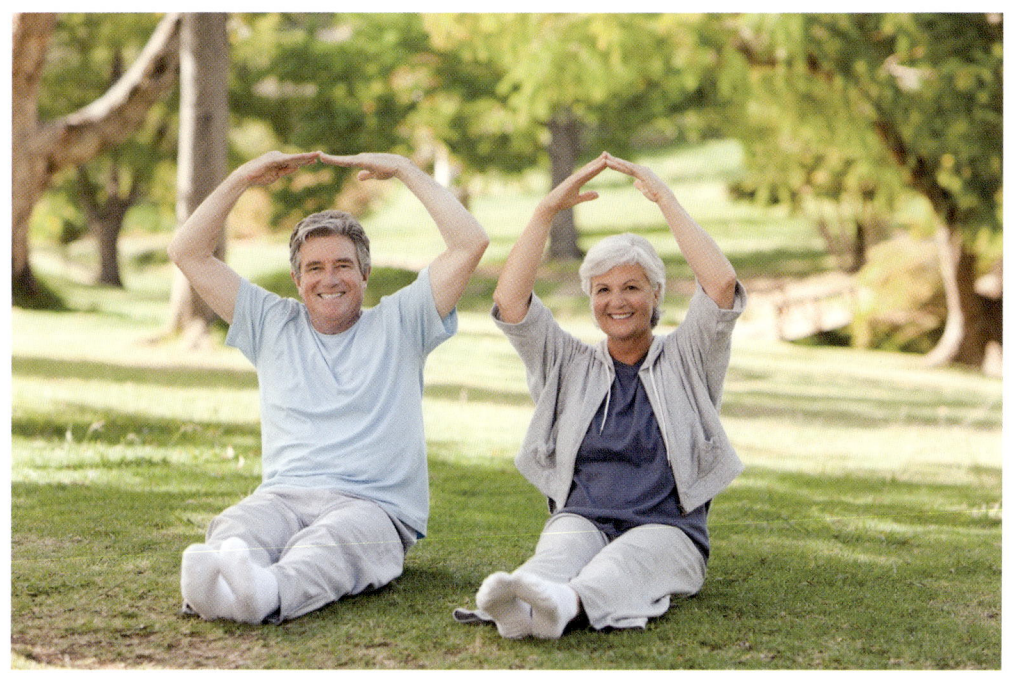

17강 두통

주요 주제
두통의 원인과 치유 방법
명상과 인체의 관계

다음 할 일
두통의 원인에 대한 연구 진행
두통 치유법 개발

두통은 머리가 있으니까 생긴다. 머리만 없으면 두통도 없다. 그렇다고 머리를 없앨 수는 없다. 중요한 것은 머리가 있어도 두통이 없는 방법을 찾아야 한다. 두통이 왜 생기느냐를 알아야 한다. 일상에서 우리는 머리와 관련된 말을 많이 쓴다. "아이쿠야!"가 "아이 두야!"에서 온 말이다. "골 때린다"의 골도 두개골, 즉 머리를 뜻한다. "뒤통수 친다", "짱구 굴린다", "잔머리 굴린다" 등 머리와 관련된 말은 나열하면 수십 가지가 넘는다. 어른이나 애나, 다른 나라 사람들보다 두통이 유독 심한 게 우리나라다. 그래서 머리와 관련된 많은 말들이 생긴 것이다.

두통을 어떻게 치료하느냐? 진통제를 먹는데 좋은 치료법이 아니다. 진통제는 신경조직 세포를 마비시킨다. 마비는 산 사람과 죽은 사람을 구분하는 경계선이다. 전신마비가 오면 죽는 것이다. 그러니 진통제를 먹는 것은 스스로 마비시켜서 죽이는 것이다. 따라서 지금은 신경을 마비시키는 약을 복용하지 않고 두통을 고치는 방법을 알아야 한다.

명상을 해본 사람은 안다. 나도 젊은 나이에 명상을 시작했다. 명상하면 정신세계가 열린다. 우주의 에너지가 머리로 들어오는 걸 느끼게 된다. 단전호흡도 마찬가지다. 백회로 우주의 에너지가 들어오는 것을 느낀다. 두개골이 라디오의 안테나 역할을 하는 것이다. 두개골로 파장이 들어오는 것을 느끼는 것이다. 이 우주의 에너지는 음식 속에 없다. 오로지 명상을 해야 느낄 수 있다.

종교인들은 기도를 한다. 기도를 통해 자기가 믿고 있는 하나님 또는 부처님의 파장을 느낀다. 영적 반응이 일어나는 것이다. 이것을 하는 것이 두개골이다.

많이 걸으면 발이 붓는다. 어떤 발은 더 붓고 어떤 발은 덜 붓기도 한다. 똑같이 걸었는데 차이가 나는 것은 발뼈에 이상이 있기 때문이다. 오른팔이 더 아픈 사람은 오른발뼈가 나쁘다. 왼팔이 아픈 사람은 왼발뼈가 아프다. 뼈가 한쪽으로 움직이기 때문이다. 발의 통증은 오래 걸어서 문제가 생길 때 일어난다.

머리도 많이 쓰면 통증이 난다. 특히 안 좋은 쪽으로 머리를 쓰면 바로 두통으로 이어진다. 수백 명의 두통 환자를 접해보면 머리가 꼭 삶은 호박처럼 물룩물룩하다. 두통이 없는 사람은 머리뼈를 눌러봐도 별로 아프지 않다. 결국 두통은 머리뼈에 문제가 있는 것을 알 수 있다. 두통은 24시간 아픈 게 아니다. 아프다, 안 아프다 그러니까 문제다. 안 아플 때 머리뼈를 딱딱 눌러보면 확인할 수가 있다. 발뼈 붓는 것하고 두개골 붓는 것이 똑같은 이치로 이뤄진다. 많이 쓰는데 안 좋은 쪽으로 쓰면 바로 두통이 되는 것이다.

1950년대 우리나라에 진통제가 없던 시절에 머리가 아프면 머리를 질끈 동여매고 목침을 베고 잤다. 그래서 내가 개발한 것이 두통 치유용 목침이다. 목침으로 눌러줘서 두개골이 부은 것을 치유하는 것이다.

두통의 원인
- 발뼈가 붓는 것처럼 두개골이 부어서 두통이 있는 것임
- 두통은 머리뼈에 이상이 생긴 것임

탈모는 심장에 열이 많아서 생기는 현상이다. 인간의 몸에서 열이 제일 많은 데가 뇌인데, 심장의 열까지 올라오니 모공이 펄펄 끓으니까 이게 타버려서 빠져나오는 것이 탈모다. 죽을 끓이면 퍽퍽 올라온다. 마찬가지로 머리가 펄펄 끓으니까 머리카락이 죽는 것이다. 이것을 막으려면 젖게 해줘야 한다. 안 타게 자꾸 머리를 눌러줘야 한다. 대머리 된 사람은 머리에 핏줄이 보인다. 내막 혈관이 아니라 두개골 혈관이 보이는 것이다.

비듬은 두개골 혈관이 덮여 있는데 뇌에서 열이 팍 끓어오르니까 머리가 죽처럼

되어 찌꺼기가 달라붙는 것이다. 탈모와 비듬은 치유법이 같다. **'미라클터치'**로 자꾸 눌러 열을 내려주면 된다. 그러면 비듬이 떨어져서 다시 모근이 살아난다. 탈모 때문에 약을 먹을 필요가 없다.

두통은 뇌에서 열이 많이 나오는데 이게 제대로 발산이 안 되니까 통증으로 오는 것이다. 그래서 두통 생길 때 시원한 데 가면 나아지거나, 얼음을 머리에 놓으면 통증이 없어지고 하는 것이다. 그런데 그것은 어디까지나 임시방편일 뿐이다. 이제 근본적으로 두통을 고쳐야 한다.

두개골에는 혈관이 있고 그 속에 혈액이 있다. 두통은 혈관 속에 혈액이 산화철로 바뀌어서 녹이 슨 것이다. 이걸 그대로 둔 채로 살면 눈에 총기가 없어서 마치 동태 눈깔이 되어버린다. 노폐물인 산화철을 청소해서 신선한 피가 돌아가도록 해야 한다.

여기에 **'미라클터치'**를 갖고 한 달간 하면 눈이 아주 초롱초롱해진다. 우주의 에너지가 머리로 들어가서 총기가 다시 살아나는 것이다.

탈모의 원인
- 탈모는 심장에 열이 많아서 생긴다.
- 뇌에서 열이 끓어오르니까 탈모가 오는 것임
- 뇌에서 열이 끓는데 노폐물로 혈관이 막혀 발산이 안 되니까 생기는 것임

두통이 생기면 먼저 두개골에 산화철이 덮였다는 것을 알아야 한다. 두개골 부위를 눌러주면 산화철이 쌓여서 심하게 아프다는 것을 인식할 수 있다. 계속 머리카락이 있는 데를 전부 눌러주고 문질러주면 쌓여 있는 노폐물이 없어진다. 뇌에서 열나는 것이 다 방출이 돼버린다. 그럼 머리가 맑아져서 두통도 낫고, 치매와 중풍, 뇌경색도 예방할 수 있다.

두통의 치유

- 두개골을 눌러주면 노폐물이 제거돼서 머리가 맑아짐
- 두통을 고치면 치매, 중풍, 뇌경색도 예방이 됨
- 미라클터치를 지극정성, 꾸준히 사용

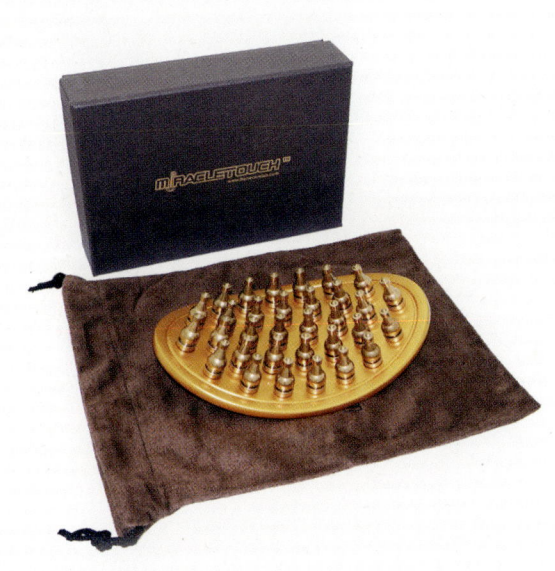

뼈를 알아야 산다-**의술혁명**

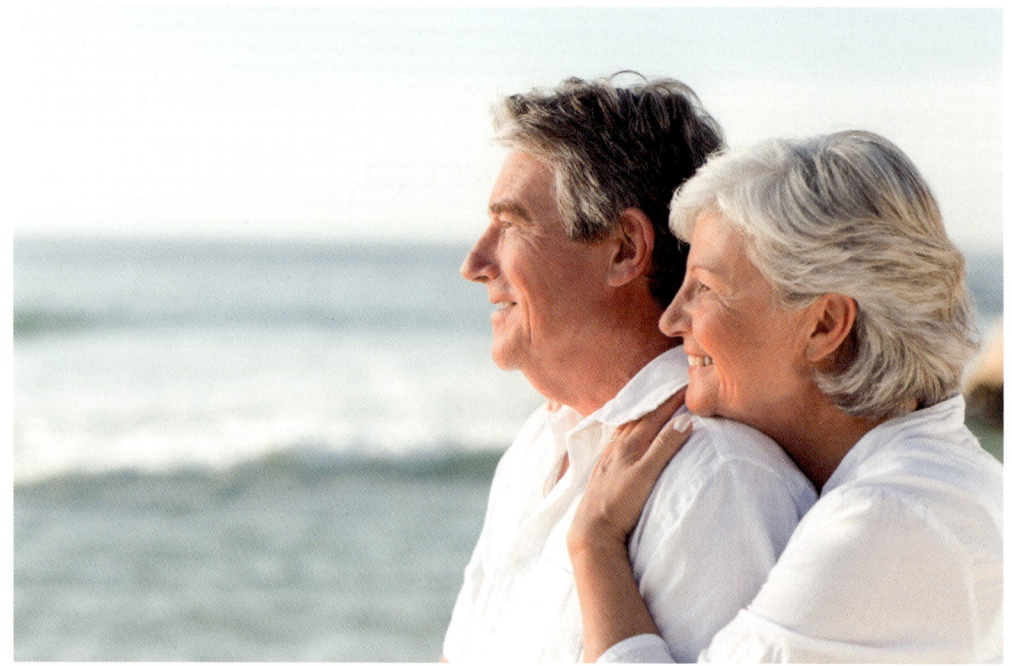

18강 중풍

주요 주제
중풍의 원인과 예방 방법
착한 사람의 역할과 책임

다음 할 일
중풍 예방을 위한 감정 조절 방법 연구
중풍 환자를 위한 시리즈 개발

중풍은 사람의 몸을 오그라들게 만들어 버린다. 모양이 참 보기 딱하다. 양방이든 한방이든 아직 치료법이 없다. 중풍은 골병이기 때문에 그렇다. 골병이라 뼈에 문제가 생긴 것인데 양방이든 한방이든지 뼈 연구를 안 했기 때문에 고칠 길이 없는 것이다.

중풍의 환자의 3분의 2는 부유층이다. 아주 가난한 사람은 거의 없다. 지금 미국에 중풍 환자가 많다. 그래서 미국 사람은 중풍을 고쳐놓으면 전재산을 기부한다고 할 정도다. 중풍이 그만큼 어려운 병이다.

중풍을 뇌졸중이니 뇌경색이니 하며 뇌에 관한 병으로 생각하고 있다. 하지만 그것은 현상만 보고 그런 것이다. 아직도 중풍이 왜 생겼는지는 아무도 모르고 있다.

중풍 환자를 보고 풍을 맞았다고 한다. 청춘 남녀가 약속했다가 안 나타나면 바람을 맞았다고 하는 것과 같은 바람을 쓴다. 따라서 중풍을 고치려면 이 바람을 공부해야 한다. 풍(風), 바람은 꼭 물을 동반해서 습기를 가져온다. 우리 몸 속에는 3분의 2가 물이다. 콧물이나 눈물이 내려갈 때 우리 몸에는 비가 내린다.

우리 몸을 알려면 자연을 알아야 한다. 자연의 자(自)가 스스로 자(自), 자기 자신을 뜻한다. 우리 몸과 같다는 뜻이다. 옛날 양반들이 산천에 가서 노는 것을 풍류를 즐긴다고 했다. 풍류는 양반들처럼 잘 사는 사람들이 쓰는 말이다. 따라서 중풍에 안 걸리려면 옛날 양반처럼 풍류를 즐기는 마음을 가져야 한다.

중풍은 똑같은 괴로움을 당하더라도 마음이 넓은 사람은 안 걸리고, 마음이 좁은 사람이 잘 걸린다. 또한 중풍은 마음이 좁아 화를 잘 내는 사람이 많이 걸린다.

그렇다면 똑같은 일에 다른 사람은 화나지 않는데 왜 나만 나는가? 마음이 좁기 때문이다. 마음이 좁으면 에너지가 많이 움직이질 못한다. 마음이 넓은 사람은 화가 나는 일이 있어도 넓은 품으로 흘려버린다. 마음이 좁은 사람은 개천에 불과하니 화가 나도 풀어버릴 곳이 너무 적다. 혈압이 올라 혈관이 터지는데, 뇌의 실핏줄이 터져 정신이 없는데 마음이 넓은 사람은 화날 일이 있어도 괜찮다. 마음이 좁은 사람은 여기에

화까지 나서 열을 받으니 바로 터져버린다.

중풍 환자들은 큰 뼈에 이상이 나타나는데 가장 크게 나타나는 것이 바로 갈비뼈다. 갈비뼈 앞쪽에는 명치가 있다. 이 갈비뼈를 고치면 중풍도 쉽게 치유할 수 있다.

중풍의 원인
- 중풍에 걸리는 사람은 마음이 좁은 사람임
- 마음이 좁으니까 화를 풀어 버릴 곳이 너무 적은 것이 중풍의 원인임

중풍을 잡으려면 풍을 알아야 한다. 풍은 바람이다. 우리는 흔히 기를 수련한다고 한다. 기는 우리 몸에 흐르는 기운이다. 그런데 정확히 말하면 기보다 풍이 흐른다고 봐야 한다. 기는 아주 약한 상태이다. 하지만 풍은 그보다 세다. 예를 들어 나무에 불을 붙이면 잘 안 붙는데 풍로로 바람을 넣어주면 확 붙는다. 대장간에서 불을 세게 하려고 풀무질을 하는 것을 생각하면 된다. 우리의 몸은 기가 아니고 풍이다. 기는 그저 모락모락할 정도이다. 우리 몸에 땀이 나서 마를 때 보면 아지랑이가 낀다. 기는 이 정도밖에 되지 않는다.

우리나라에 중풍이 많은 것은 기는 알고 풍을 모르기 때문이다. 풍은 합궁에서 많이 난다. 특히 성행위할 때 풍이 엄청 많이 난다. 성행위는 왼쪽 오른쪽 발을 다 쓴다. 치골과 치골이 만나는 게 성행위다. 성행위할 때 뼈가 쫙쫙 서게 되어 있다. 그러고 보면 성행위는 둘이 만드는 바람 운동이다. 또 성행위할 때는 골반을 많이 움직이니까 숨도 거칠고, 풍이 많이 나온다. 그래서 성행위를 잘하면 풍을 예방할 수 있다. 그런데 우리나라는 성행위를 즐길 줄 모르니까 풍에 걸리는 사람이 많은 것이다.

남자들이 전립선염에 걸리는 것도 50이 넘어가도록 사정을 안 해서 그런 것이다. 사정할 때 속력이 나와서, 몸에 있는 기에 속력이 붙어서 풍이 나오게 해야 하는데 그것을 하지 못해서 그런 것이다. 어쨌든 우리 몸에 중풍이 안 걸리게 하려면 성행위를

즐기면서 몸에 자꾸 풍이 움직이게 해야 한다.

한의학이나 양의학은 풍을 모르고 육질만 안다. 신경 조직도 그저 육질밖에 모른다. 그래서 중풍을 고칠 수 없는 것이다. 육질의 신경은 항상 따로 나갈 수밖에 없다. 하지만 뼈는 한통속으로 나간다. 중풍은 뼈가 풍을 맞아서 한쪽만 내려가서 생기는 것이다. 따라서 풍을 고치려면 반드시 뼈를 알아야 한다.

> **중풍의 원인**
> - 몸의 있는 풍을 뽑아내지 못해서 걸리는 것임
> - 중풍은 뼈가 풍을 맞아서 한쪽만 내려가는 것임

사람은 평소에 쓰던 것만 많이 쓴다. 특히 오른손잡이는 오른손만 평생 쓰다 죽는다. 그런데 왼손잡이는 오른손도 잘 쓴다. 그래서 왼손잡이 중에는 중풍이 거의 없다. 왼손잡이의 통계를 보니까 머리가 좋다는 말도 있다. 왼손잡이는 평소에 양쪽의 발런스를 맞춰가며 쓰고 있기 때문이다. 따라서 오른손잽이도 이를 따라해볼 필요가 있다. 앞으로 양치질할 때만이라도 왼손으로 해보는 것이다.

중풍환자의 특징은 성격이 급하다. 왼손으로 양치질하라고 하면 급한 성격 때문에 제대로 못한다. 아니, 하다가도 답답하니까 화를 내고 다시 오른손으로 한다. 양치질은 천천히 할수록 좋으니까 중풍을 예방하기 위해서라도 천천히 왼손으로 해서 밸런스를 맞춰 보면 좋다. 급할수록 돌아가라고 했다. 양손을 쓰다 보면 급한 성격도 고칠 수 있어서 좋다. 그러니까 자신의 감정 조절도 할 겸해서 왼손으로 양치질하는 습관을 들이면 중풍 예방은 그리 어려운 것이 아니다.

다리도 마찬가지다. 서 있으면 한쪽이 짧은 사람이 있다. 오른쪽을 많이 써서 오른쪽이 더 짧은 것이다. 자꾸 쓰니까 닳아버리는 것이다. 반대편은 안 쓰니까 안 닳아서 밸런스가 무너진 것이다. 먼저 자신이 어떤 상태인 줄을 알고 오른쪽이 짧으면 이제 의식적으로 왼쪽을 더 쓰고, 왼쪽이 짧으면 오른쪽을 더 써가면서 밸런스를 맞춰나가야 한다. 자꾸 의식을 하면 신경개발을 해서 중풍을 예방하는데 큰 도움이 된다.

아픈 사람은 눕는 것도 한쪽으로 치우쳐 있다. 오른쪽 아픈 사람은 또 오른쪽으로 눕는다. 통증이 있으니까 눌러서 통증을 줄이려고 자꾸 몸으로 눌러버리는 것이다. 그러니까 밸런스가 무너져 계속 아픈 것이다. 이 패턴을 바꿔야 한다.

예를 들어 부부가 침대에서 잘 때도 자꾸 패턴을 바꿔가며 자야 한다. 한 패턴을 고집하면 그것이 습관이 되고 익숙한 대로 하다 보면 몸의 밸런스가 무너져 중풍이 되는 것이다. 양쪽을 다 신경 써서 개발해줘야 한다.

'**미라클터치**'에는 자가진단하는 중풍기가 있다. 제일 먼저 뼈 크기를 진단해보고, 두 번째는 스스로 발표를 해봐야 한다.

앉은 두 발을 쭉 펴보고 양쪽을 진단해 보는 것이다. 발가락도 마찬가지다. 양쪽 발가락을 재보면 엄지발가락에 있는 뼈가 더 튀어나온 사람이 있다. 안 좋은 쪽의 뼈가 더 튀어나온 것이다. 새끼발가락도 안 좋은 쪽은 더 튀어나온다. 이렇게 검사를 해보는 것이다. 발등도 이상이 있는 사람은 양쪽 발등의 높이가 다르다. 중풍이 있는 쪽은 발등 뼈가 훨씬 더 솟아 올라와 있다. 발뒤꿈치도 튀어나온 뼈가 같은지 점검해서 서로 똑같이 되도록 노력해야 한다.

중풍 예방하는 방법
- 왼손과 오른손의 밸런스를 맞춰야 함
- 급한 성격을 잡기 위해 평소에 안 쓰는 신체를 써야 함
- 오른쪽 왼쪽의 뼈가 같도록 노력해야 함

정강이 뼈는 골수로 되어 있다. 따라서 '미라클터치'로 정강이를 톡톡톡 때려보면 점검할 수 있다. 뼈가 많이 튀어나오는 쪽의 정강이 뼈는 골수가 비어 있다. 굉장히 무섭고 중요한 일이다. 뼈 속의 골수가 말라가면 중풍이 오는 것이다. 정강이를 때려봐서 빈 소리가 나면 중풍이 발생하는 것이니까 얼른 예방을 해야 한다.

뇌는 거론할 필요도 없이 중요하다.

마지막 터치는 발목이다. 모든 것의 시작은 발목에서 시작한다. 발에 힘이 하나도 없으면 중풍을 맞는 것이다. 뼈 속이 비어 있으면 골수를 채워야 하는데 그 시작이 발뼈를 치유하는 것이다. 그리고 골반 치유하고 가슴 치유하는 식으로 점차 올라가는 것이다.

미라클터치를 갖고 중풍치유법
- 발뼈 치유
- 골반 치유
- 가슴 치유

중풍을 예방하려면 마음 관리부터 잘해야 한다. 우리가 사는 것을 보면 거의 다 돈 문제로 마음이 상한다. 돈을 벌기도 힘들지만, 벌어놓은 돈 꿔주고 되받는 것도 힘들고, 자식들에게 유산 상속 과정에서도 힘들고, 상속해 놓고 나면 입 싹 닫아버리는 것 때문에도 힘들다. 그렇게 돈 때문에 마음이 상하다 보니 중풍의 90%는 돈 문제고, 10%는 권력 문제라 볼 수 있다. 돈 문제가 생기면 무조건 마음을 내려놓아야 한다. 옛말에 버스하고 여자는 지나가고 나면 그만이라고 했다. 마찬가지로 돈도 지나가면 그만이라고 생각해야 한다. 이미 내 손을 떠났으니까 절대로 미련을 두지 말아야 한다. 그래야 중풍을 예방할 수 있다.

돈은 주머니에 있는 것이 아니고 운에 있다는 사실을 알아야 한다. 수백억 가지고 있어도 운이 없으면 짜장면 한 그릇 못 사 먹고 다 날아가 버린다. 그런데 운이 좋으면 돈 한 푼 없어도 먹고 싶은 것 다 먹으며 산다. 따라서 우리가 챙겨야 할 것은 돈이 아니라 운이다.

그렇다면 운을 어떻게 챙기는가? 운은 마음밭이 좋은 사람에게 온다. 따라서 마음밭을 좋게 해야 한다. 100원 가지고 있으면 10원은 누군가에게 주는 마음을 가져야 한다. 십일조라고 하는데, 이것만큼 마음밭을 넓히는데 좋은 것도 없다.

여러분은 단풍놀이를 해야지 중풍에 빠지면 안 된다. 그러려면 마음밭을 잘 가꿔야 한다. 여러분 중에 또는 가족 중에 중풍을 맞으면 내가 가만두지 않을 것이다. 자존심이 상해서 그냥 둘 수가 없다. 이제 여러분은 마음밭을 잘 갈아서 세상 돌아다니면서 중풍 환자들을 고쳐줘야 한다.

> **중풍을 예방하는 방법**
> - 마음 관리를 잘해서 운을 챙겨야 함
> - 돈 문제가 생겨도 미련을 두지 말아야 함
> - 100원 가지고 있으면 10원은 주는 마음밭을 가꿔야 함
> - 중풍 환자들을 고쳐주는 마음을 가져야 함

뼈를 알아야 산다-**의술혁명**

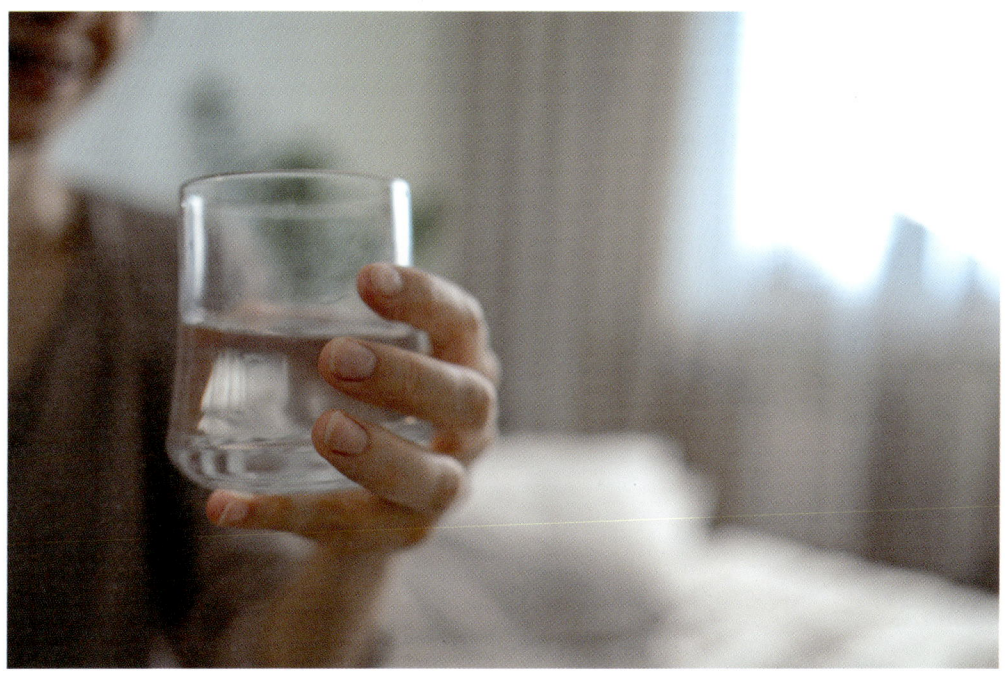

19강 수족냉증

주요 주제
수족냉증의 원인과 치유 방법
물 섭취의 중요성과 방법
성행위와 수족냉증의 치유

다음 할 일
성생활을 통한 골반의 열 생성
물을 많이 마시지 않는 습관 개선
우유를 통한 단백질 섭취 조절

수족냉증을 우습게 보는 이들이 많다. 예전에 인간 수명을 80으로 보던 때는 수족냉증은 그리 중요하지 않았다. 손발이 차도 먹고 살고 다니고 다 하니까, 겨울에 그저 차다는 정도로 알고 있어도 좋다. 수족냉증이 병으로 되기 전에 죽으면 그만이었다.

하지만 120세에서 150세를 바라보는 지금은 수족냉증이 무서운 병이다. 수족냉증 있는 사람은 100세를 넘길 수가 없기 때문이다.

우리 몸은 호흡기관, 순환기관, 소화기관, 배설기관이 있다. 호흡기관은 폐, 즉 허파와 관련이 있다. 순환기관은 혈액을 공급하는 심장이다. 소화기관은 위장, 대장, 소장이다. 배설기관은 항문과 성기다.

이런 기관은 전부 근육에 속하는 걸로 알고 있지만, 사실 이것을 움직이는 것은 뼈다. 의학 연구가들도 이걸 생각한 적이 없다. 그저 폐가 문제고, 심장이 문제고, 이렇게 알고 있지 뼈가 이걸 조정하고 있다는 사실을 모른다.

수족냉증은 손발에 있으니까 손뼈와 발뼈에 초점을 둬야 한다. 통계를 보면 암환자 중에 수족냉증 환자가 많다. 고로 수족냉증 증상은 플러스 암 환자가 돼버리는 것이다. 수족냉증이 이 정도로 무서운 병이다. 여러분이 경각심을 가져야 한다.

수족냉증을 고치려고 보약을 해먹어봤자 한두 달은 괜찮을 수 있지만 다시 돌아온다. 왜 그런가? 근본 원인을 모르고 있기 때문이다. 수족은 손가락 발가락의 뼈에 문제가 있는 것이다. 그래서 손등 발등이 얼음장 같은 것이다. 그러니 소화기관이 좋을 리가 없다. 호흡기관도 좋을 리가 없어서 수족냉증 있는 사람은 기침을 잘한다.

수족냉증은 몸이 냉기에 쌓여 있는 것이다. 온몸의 기관에 냉기가 도는 것이다. 그래서 만병의 원인으로 갈 수 있다. 수족냉증이 심한 사람은 악수할 때 깜짝 놀라게 한다. 한여름인데도 매우 차기 때문이다. 이런 사람은 암환자에 등록이 되지 않았다면 얼른 암검사를 받아야 한다. 그만큼 심각한 병이라는 것을 알아야 한다.

온돌집 아궁이에 불을 넣으면 구들이 잘 된 집안은 윗목까지 따뜻하지만, 그렇지 않은 집은 아랫목만 타고 윗목은 냉골인 경우가 많았다. 수족냉증도 이와 같다. 먹어서 소화를 잘 해서 열을 발생하면 이것이 전부 다 손가락 발끝까지 따뜻하게 내려간다. 하지만 수족냉증이 있는 사람은 그게 잘 안 돼서 문제가 발생한다.

수족냉증이 있는 사람은 반드시 불면증을 갖고 있다. 이것이 병을 더욱 유발하는 것이다.

수족냉증의 현황
- 수족냉증은 백세시대를 맞아 위험한 병이 됨
- 손뼈와 발뼈에 문제가 생긴 것임
- 수족냉증은 반드시 불면증을 갖고 있음

인체의 아궁이는 골반이다. 수족냉증이 있는 사람은 골반에 병이 들어있는 것이다. 냉장고나 에어컨이 찬 것은 암모니아가 들어 있기 때문이다. 우리 몸에는 소변과 대변에서 암모니아가 나온다. 이 암모니아가 몸에서 나오지 못하거나 대량 생산이 되면 몸이 냉하게 돼 있다. 수족냉증이 있는 사람의 배가 얼음장같이 찬 이유가 여기에 있다. 그동안 수천 명을 임상 실험하면서 데이터를 내보니까 수족냉증인 사람은 거의 물을 마시지 않는다. 그러니까 몸에서 비상 시스템이 가동된다. 바로 암모니아를 대량 생산하게 되는 것이다. 물을 안 먹어주니 암모니아가 발끝부터 머리까지 가득 차서 몸을 냉각시켜버리는 것이다. 그러니까 36도의 몸을 유지하기가 힘든 것이다. 수족냉증이 골병으로 되는 것이다.

에어컨을 틀어 놓으면 물이 생긴다. 마찬가지로 우리 몸도 암모니아를 모든 피부세포에 다 돌려서 몸을 냉각시키고 공기 속에 있는 수분을 흡수해서 그걸 다 물로 조달하고 있다. 이걸 희석화시키면 우리가 물을 많이 먹어줘야 한다. 그래야 몸 안의 암모니아를 배출해서 냉기를 줄일 수 있다. 따라서 물을 적게 마시는 것은 자살행위를 하는 것이다. 국민을 위한다면 대통령이 앞장서서 물을 마셔야 한다고 강조해야 한다.

뼈는 잠을 잘 때 혈액을 생산한다. 낮에 움직일 때는 생산할 시간이 없다. 따라서 밤에 잠을 푹 잘 자야 혈액 생산을 잘하는 것이다. 밤에 잠을 못 자면 아침에 몸이 찌뿌둥한 것은 몸이 말을 안 들어 혈액 생산을 제대로 하지 못했기 때문이다. 혈액을 생산할 때 나오는 것이 배설물이다. 이 배설물을 치료하기 위해 꼭 필요한 것이 물이다. 아침에 물을 마시는 것이 좋은 이유다.

아침에 자고 일어나면 양치하기 전에 반드시 물을 마셔야 한다. 그것도 약간 미지근한 물로 몸에 냉기를 달래줘야 한다. 그것이 스스로 살리는 일이다. 수족냉증을 치료해서 암을 예방하는 일이기도 하다.

수족냉증의 원인과 치유
- 수족냉증은 몸에 암모니아가 쌓여서 생김
- 물을 안 마시면 암모니아를 대량 생산하게 됨
- 물을 많이 마셔야 수족냉증을 치유할 수 있음

수족냉증은 손발이 시리다고 장갑 끼고, 양말 두껍게 신는다고 되는 게 아니다. 방치해두면 암으로 가는 고속 전철을 타는 것이다.

암 환자가 말기에 병원에서 쫓겨나면 가는 것이 물 좋고 공기 좋은 시골이다. 우리나라가 좋은 것이 야산에 가면 산행을 하게 돼 있다. 암환자한테 아주 좋은 환경이다. 이런 곳에는 약수터가 있다. 약수를 공짜로 먹으면 멀쩡한 사람은 그게 좋은 줄 모른다. 하지만 암 환자가 먹으면 피부로, 뼈로, 세포로 탁 들어오는 생명의 기를 느낄 수 있다. 아주 절실하니까 그 약수를 몇 번 더 마시겠다고 한다. 그 약수에 칼슘이 뼈로 들어가서 암을 파괴해버린다. 그때는 손발이 따뜻해져서 땀이 난다. 암을 만든 수족냉증이 사라지는 것이다.

지금 수족냉증에 걸리고 암에 걸리는 것은 이런 자연을 벗어났기 때문이다. 사람은 자연에서 살게 돼 있지 인공적으로 살게 돼 있지 않다. 이제 살려면 자연에서 물을 잘 마시며 사는 것처럼 살아야 한다.

배설기관인 골반에 항문이 있고, 앞에는 소변로인 성기가 있는데 수족냉증인 사람은 '미라클터치'로 여기를 문질러 보면 울퉁불퉁하다. 울퉁불퉁하다는 것은 뼈가 혈액을 제대로 못 만들어내는 것이다. 이 골반뼈를 쫙 펴서 표면을 좋게 만들어야 뼈 세포를 잘 만든다. 뼈 세포를 잘 만들어야 육세포가 잘 만들어지는 것이다.

근육이 뭉치는 것은 뼈가 뭉치는 것이다. 뭉친 근육을 풀려면 먼저 뼈를 풀어야 한다. '미라클터치'로 자꾸 눌러주면 전기가 흐르는 것을 느낀다. 그것이 몸에 열기를 넣어주는 아궁이가 되는 것이다.

우리에겐 골반의 뼈가 아궁이다. 이 아궁이에 열을 더하는 것이 성행위다. 우리나라 사람들은 성행위를 지독하게 못한다. 지금이라도 건강하게 살기 위해서 성행위를 중요하게 여기고 잘 해야 한다. 성행위를 하면 아궁이인 골반에 열을 넣어서 수족냉증을 쉽게 고쳐낼 수 있다. 그러면 당연히 암도 예방할 수 있다.

남자는 성행위를 육으로 한다. 성기가 육이기 때문이다. 하지만 여자는 뼈로 한다. 자궁이 골반에 있기 때문이다. 이 골반은 애를 낳을 때 크게 벌어져야 한다. 그래서 성행위를 잘해야 골반이 벌어져서 나중에 아기도 쑥쑥 잘 낳게 되는 것이다. 남자들은 성행위를 육으로 해서 빨리 끝내는 경우가 많은데, 여자와 충분히 교감을 하면서 15분에서 30분은 넘어가야 한다. 이렇게 하는 사람의 집안은 난산하는 경우가 없다.

뼈에 그만큼 에너지를 받아가지고 이것이 나중에 애 낳을 때 좋은 에너지로 쓰는 것이다.

> **골반뼈의 중요성**
> - 수족냉증인 사람은 골반이 울퉁불퉁함
> - 골반뼈는 인체의 열기를 넣어주는 아궁이임
> - 골반을 자꾸 눌러주면 전기가 흐르고 열기가 들어감
> - 골반에 열을 더해주는 것으로는 성행위가 최고임

음식을 많이 먹으면 찌꺼기가 나온다. 수족냉증은 이 찌꺼기가 쌓여서 생기는 것이고, 이것이 암으로 발생하는 것이다. 음식은 많이 먹고 물은 안 마시는 것은 암을 더 키우는 짓이다. 냉기가 돌아서 물을 마시라고 해도 안 마시는 사람이 많다. 참으로 미칠 지경이다. 수족냉증은 뼈가 냉기에 다 차 있어 생기는 것이다. 나이가 들면 무릎에 찬바람 난다는 말이 다 여기서 나왔다. 이럴 때는 하체의 뼈를 고쳐야 한다.

'**미라클터치**'로 이걸 잡아놓고 올라가면 척추 옆에 등쪽이 있다. 척추를 따라 갈비뼈가 있는데, 이 갈비뼈를 잡고 올라가야 된다. 갈비뼈를 잡고 옆구리 갈비뼈를 잡고, 반대쪽도 또 잡고 해서 어깨뼈까지 올라가는 것이다.

견골까지 올라가면 수족냉증이 거의 다 잡힌다. 3개월이면 잡는데, 잡고 나면 그 다음부터 어깨에서 타고 내려와서 이제 팔꿈치를 잡고 손목을 잡고 내려오면 이미 하체가 벌써 따뜻해진다. 항상 열을 받아서 그 열이 연결되는 것이다. 하체부터 잡아놓고 들어가야 된다. 그럼 벌써 몸 안에 훈훈한 기가 온다.

수족이 냉하면 세포가 죽어버려서 일도 안 하는데 손에 굳은 살을 만든다. 뼈가 죽어버려서 세포 교체를 못해 죽은 세포가 그대로 눌러앉아 굳은 살로 나타나는 것이다. 그때 뼈를 눌러주면 뼈가 세포 교체를 해준다. 그러면 신경이 다 사라지고, 아침 기상

했을 때에 죽음은 멀리 떠나는 것이다.

아침에 제일 좋은 것이 물을 마시는 것이다. 시원하게 잠을 푹 잤을 때 컨디션 좋게 된다. 아침에 일어났을 때 컨디션이 안 좋으면 온수를 마셔야 한다. 따뜻한 물로 이제 데워서 마시고, 몸이 아플 때는 열수를 마시며 컨디션을 관리해야 병이 있을 때는 반드시 물을 마셔야 한다.

수족냉증의 치유
- 물을 많이 마셔서 몸 속의 암모니아를 배출함
- 아침에 반드시 물을 마셔야 함
- 미라클터치로 몸을 따뜻하게 해줌

뼈를 알아야 산다-**의술혁명**

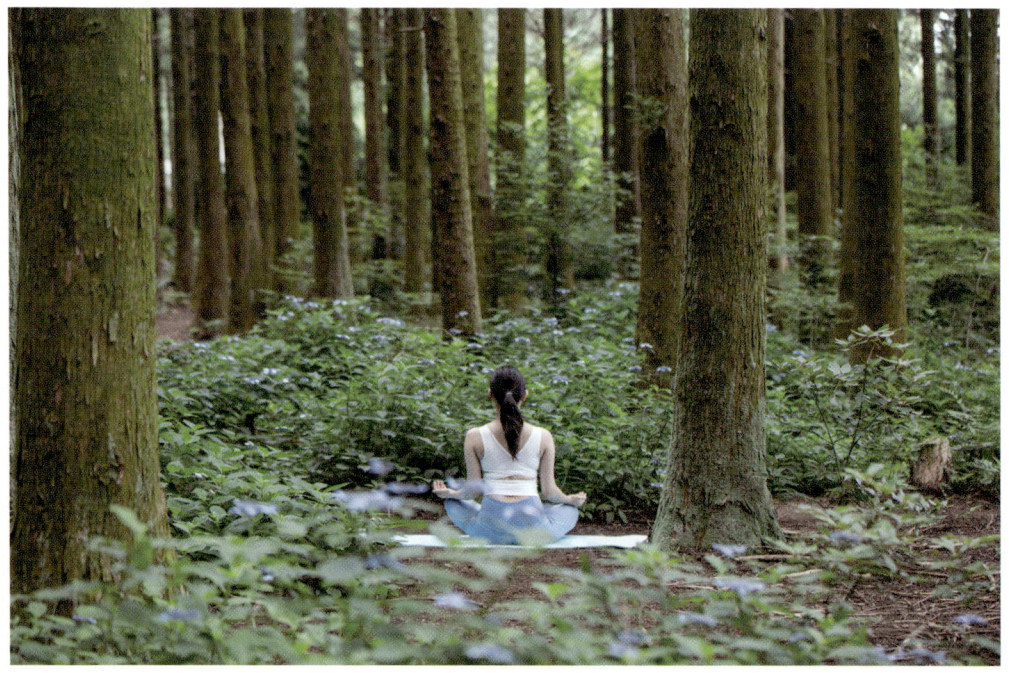

20강 우울증

주요 주제
우울증의 원인과 치유 방법
우울증의 육체적, 정신적 원인과 대처 방법
우울증 예방과 대처를 위한 마음가짐과 교육 방법

다음 할 일
우울증 치유 연구 시작
인터넷 완성 작업 시작
뼈에 대한 연구 진행

우울증을 별거 아니라고 생각하는 이들이 많다. 먹고 살기 힘들면 우울증이 어디 있느냐, 배가 부르니까 생기는 병이라고 생각하는 것이다.

우울증은 영에 해당하는 질병이다. 암에 걸리면 더 살려고 버티지만 우울증에 걸리면 자살을 하고 있다. 그러니 치사율로 따지면 암이나 백혈병보다도 위험한 병이다. 백혈병도 어떻게든지 살려고 골수를 기다리지 자살하는 사람은 거의 없다. 우울증은 자살을 하니 이 얼마나 위험한 병인가?

우울증은 아직 현대의학으로 치료를 못하고 있다. 기계가 우울증이 없으니까 과학을 기초로 하는 의학은 우울증을 고칠 수가 없는 것이다. 기계적으로 심장 박동기도 만들고, 인공심장도 만들기는 했지만 아직도 우울증을 모르는 것이다.

우리나라 자살 사이트는 전부 우울증이다. 여기 걸리면 자살을 해버린다. 한순간이라도 먼저 죽는 것이 편하다고 선택하는 것이다. 집안에 우울증 걸린 사람이 있으면 각별한 주의를 기울여야 한다. 언제 죽을지 모른다.

사람은 영혼, 정신, 육체가 있다. 우울증도 이 세 가지에서 나온다. 사회적으로 성공한 대법원장까지 했던 사람이 자살을 했는데 유서에 몸이 아파서 죽는다고 써놓았다. 이것은 육체 통증에서 나온 우울증이다. 짝사랑하다가 고백했는데 웃기지 말라고 했다고 죽어 버린 사람도 있다. 정신적인 우울증이다. 환청에 시달리며 자살을 선택하는 영적인 우울증은 공포를 느끼며 죽는다. 우울증이 그만큼 무서운 병이다.

우울증의 현황
- 우울증은 영에 해당하는 질병임
- 우울증은 자살을 해서 암이나 백혈병보다 무서운 병임
- 우울증은 영혼, 정신, 육체로 오는 것들이 있음

요즘은 육체적으로 통증이 느끼는 갱년기 우울증이 있다. 40대 후반 넘어서는 여자

들한테 갱년기가 온다. 여자들의 호르몬이 빠지면서 우울증이 오는 것이다. 그래서 호르몬을 보충하려고 약을 먹는데 몰라도 한참 모르는 이야기다.

갱년기 우울증은 호르몬의 밸런스가 아니고 심적인 밸런스가 무너져 공황이 오는 것이다. 그러면 왜 심적인 밸런스가 무너지는가?

여자는 시집 올 때 큰 각오를 하고 온다. 남자들이 총각일 때는 돈을 아무리 벌어도 한 푼을 모으기 힘들지만 결혼하고 나면 돈이 불기 시작한다. 집안에 모든 것을 바치는 여자가 내조해주기 때문이다. 옛말에 홀애비 3년이면 이가 서 말이고, 과부 3년이면 구슬이 서 말이라고 했다. 그만큼 여자는 결혼하면서 모든 것을 집안일에 걸고 있다.

오죽하면 '출가외인'이라는 말이 있다. 예전에 풍수를 잘 보는 집안에 딸이 시집을 갔다가 처음으로 친정에 다니러 갔다. 옆방에서 아버지하고 오빠가 풍수에 대해 이야기하는 소리가 들렸다. 어디에 명당이 있다, 어느 자리에 뭐가 있다. 딸이 이 말을 듣고 발딱 일어나 시댁에 가서 시아버지의 묘를 파서 명당 자리에 묻었다. 친정아버지가 아들과 함께 가 보니 황당한 일이 벌어진 것이다. 이 정도로 여자는 결혼을 하면 집안일에 모든 것을 다 바친다. 여자는 시집을 가면 그만큼 헌신적으로 집안을 이끌어간다. 여자가 돈을 펑펑 쓰면 그 집은 망하고, 알뜰히 살면 거지 집이라도 집안을 일으킨다.

여자는 이렇게 결혼과 동시에 모든 것을 걸고 열심히 산다. 그런데 애 낳고 잘 키우고, 남편이 벌어온 돈을 잘 쌓아놓고 그랬는데, 20~30년 지나고 보니 알아주는 사람이 없는 것이다. 그것이 우울증으로 연결되는 것이다. 힘들게 키운 자식은 지가 알아서 다 큰 것처럼 행동하고, 기껏 없는 돈 있는 돈 모아 집안을 일으켰더니 남편은 밖으로만 나도니 외로움이 밀려오는 것이다. 서방 꼬라지도 보기 싫고 자식을 봐도 밉기만 하니 우울증으로 빠지는 것이다. 갱년기 우울증으로 자살까지 하는 사람들이 많다.

이게 호르몬 치료로 될 일인가? 결코 될 수 없다. 심적인 치료가 우선되어야 한다. 그렇다고 심적인 치료를 한다고 해서는 안된다. 흔히 갱년기 우울증에 걸린 사람에게

"이제는 가정에 대한 짐을 내려놓으라"고 한다. 그런데 여자의 일생을 알면 그렇게 쉽게 할 수 있는 말이 아니다.

여자의 일생을 따져보면 사춘기 때는 꿈이 크다. 그런데 나이가 먹으면 점점 꿈에서 떨어진다. 먹고 살 생각에 자꾸 현실에 맞춰 욕망을 내려놓게 된다. 그렇게 모든 것을 바쳐 열심히 살았는데, 심적인 치료를 한다고 "자꾸 내려놓으라"고 하니 위안은커녕 우울증이 더 커질 수밖에 없다.

우울증은 욕망이 없을 때 온다. 할 게 없을 때 오는 게 우울증이다. 따라서 갱년기 우울증에서 벗어나려면 여자 개인으로서 욕망을 가져야 한다. 사춘기 때 꾸던 꿈을 찾아 이루려고 해야 한다. 개인의 욕망을 이뤄가는 아름다움을 깨우쳐야 한다. 그렇게 스스로 자신의 욕망을 이루려고 할 때 우울증에서 벗어날 수 있다.

"청년아, 야망을 가져라!"

제2차 세계대전이 일어나기 직전에 이제 일본에 와 있던 영국의 영어 선생이 떠나면서 마지막으로 한 말이다. 자기 생명의 활기를 가지라는 뜻이다. 야망은 자기 생명에 대한 존엄성을 지키는 것이다.

우울증에 걸린 사람의 특징은 선량해서 법 없이도 살 수 있는 착한 사람들이다라는 것이다. 이들은 화풀이도 못하고, 흥풀이도 못한다. 화도 못 내지만 잘 놀지도 못하는 것이다. 착해서 남의 눈치를 보느라 자기 야망을, 욕망을 펼치지 못하는 것이다. 이렇게 매번 누르다 보니 그 감정들이 차곡차곡 쌓여 우울증에 걸리는 것이다.

내 인생철학은 '권선징악'이다. 착한 것은 권하고 악을 징벌해야 한다. 그래서 나는 착한 사람이 걸리는 우울증을 반드시 고쳐줘야 한다고 생각했다. 이제 여러분도 내게 배워서 우울증 걸린 사람을 고쳐줘야 한다. 권선징악을 실천하는 사람이 되어야 한다.

50대 젊은 나이에 명예퇴직을 한 사람들이 남들이 회사에 갈 때 공원으로 가서 놀다

오는 심정을 아는가? 오죽하면 50대는 명태, 60대는 동태가 된다는 말이 있다. 그만큼 야망을 잃고 어깨가 처지는 것이다. 우울증으로 빠지기 쉬운 환경에 딱 놓이는 것이다. 이런 이들이 70대가 되면 완전히 동태 눈깔이 되어 눈에 힘이 하나도 없어 보인다. 초점이 없는 눈동자를 이제 우리가 정말 반들반들하도록 만들어야 한다.

우울증의 원인과 예방
- 우울증은 호르몬 밸런스가 아니고 심적 밸런스가 무너져 생김
- 욕망이 없을 때, 할 게 없을 때 우울증이 옴
- 우울증을 착한 사람이 많이 걸림
- 욕망을 이뤄가는 아름다움을 깨우쳐야 우울증이 예방함

윤용환 목사님의 이야기다. 연변에서 탈북자를 미국으로 데려오는 역할을 하셨다. 워싱턴에 가서 세계인권협회에서 상패도 받고 상금까지 받는 분이다. 이 분이 중국 공안에 잡혀서 1년 6개월을 감옥소에 있었다. 그의 부인이 어떻게 하든 남편이 풀려나오기를 열심히 기도했다. 중국하고 북한은 아주 가까운 사이라 목사님을 북한으로 보내버리면 엄청난 고문을 당하다 죽게 될 상황이었다. 이 분은 원래 원불교에서 교육 담당을 했던 분이다. 그러니까 4차원 정신의 높은 경지에 올랐던 분으로 귀신 볼 줄 아는 능력을 가지고 있었다. 남편이 감옥소에서 1년이 돼도 소식이 없으니 완전히 우울증에 걸려버렸다. 자기 자신의 기도가 막혀서 기도도 할 수 없을 만큼 심한 우울증이었다. 그러다 보니 "목 매고 죽어라", "물에 빠져 죽어라" 하는 귀신들의 명령이 떨어질 정도였다. 거의 3년 동안 밥을 못 먹었다. 1년 내내 샤워 한 번도 못할 정도였다. 샤워할 때 떨어지는 물방울이 통증을 일으켜 몸이 견디지 못할 정도였다. 세수도 못하고 김치를 먹어도 짠지 매운지도 몰랐다. 영양이 부족하니까 손톱이 다 부서져 우울증 최악의 상황이 되었다. 자살을 시도했는데 그것도 실천으로 옮겨지지 못했다.

그 무렵에 다행히 남편이 풀려 나왔는데, 우울증은 낫지를 않았다.

시애틀 원로 목사님들 미팅에 초대를 받아 뼈 강의를 했다. 뼈가 병을 고치는 데 절대적으로 중요하다고, 창세기 2장 7절에도 뼈가 중요하다고 나왔다는 것을 강조했다. 강의를 끝내고 있는데 조그마한 여자 한 분이 "정신병하고 뼈하고 무슨 관계가 있느냐?"고 내게 시비를 걸어왔다. 마침 시비를 좋아해서 반갑게 말했다. 뼈하고 정신병하고는 절대적인 관계라고. 그리고 사무실에 왔는데 전화가 왔다. 바로 그 사모님이었다. 오늘 강의한 사람을 만나게 해달라고 무엇에 홀린 듯이 말하고는 사무실로 찾아왔다. 그래서 '**미라클터치**' 큰 것을 갖고 머리부터 치고 내려가서 발끝까지 1시간을 쫙 했다. 그랬더니 화색이 돌았다. 그리고 나서 우울증에서 벗어났다.

나한테 찾아와서 우울증을 치유한 이들이 많다. 왕따 문제로 우울증에 걸린 고등학생을 고쳐줬더니 어머니 고맙다고 편지를 썼다. 졸업 후 진로 문제로 우울증에 걸린 대학생도 부모가 데려와서 치유해서 갔다. 그들은 내게 생명의 은인이라며 고마워했다.

현대의학에서 가장 치명적인 약점이 정신과 의사가 따로 있다는 것이다. 의사는 세 가지를 다 해야 한다. 육체적인 병, 정신적인 병, 무당처럼 영적인 능력을 갖춰야 한다. 그런데 한쪽만 잘 하고 있으니 선무당 사람 잡듯이 하고 있는 것이다. 의사라고 하면 주사 놓고 수술하는 육체적인 것만 생각하고, 영혼적인 이야기를 하면 종교적인 것만 생각하고, 정신적인 이야기를 하면 정신과 의사만 생각하는 게 현실이다. 그러니 우울증을 고치기 어려운 것이다.

우울증은 육체, 정신, 영혼을 다 고칠 수 있는 능력을 갖춰야 고칠 수 있다. 육체적인 것은 통증, 영혼적인 것은 공포심, 정신적인 것은 두려움을 다룰 줄 알아야 한다.

우울하면 기운이 빠진다. 기운이 빠지면 근육의 힘이 빠지는 줄 알지만, 뼈의 기가 빠져버리는 것이다. 잘 때에 편하게 자면 큰 대(大)자로 잔다. 마음이 불편하면 웅크리고 잔다. 다 뼈가 하는 일이다. 오징어를 구울 때 연탄불에 놓으면 말려들 듯이 뼈가 많이 말려 들어간다. 이것이 중요한 사실이다. 우울할수록 뼈를 치유해서 바로 세워야 한다.

'**미라클터치**'로 쭉쭉 밀어가면 뼈가 말린 각도라든지, 현재 처한 상태를 측정해 버린다. 이 사람이 우울증이 어느 정도 심한지 금방 알 수 있다. 그러면 이제 고치는 일밖에 없다. 우리가 그 일을 해나가야 한다.

우울증 치유
- 우울증은 육체, 정신, 영혼을 다 고치는 능력이 있어야 함
- 육체적인 통증, 영혼적인 공포, 정신적인 두려움을 다룰 수 있어야 함
- 미라클터치로 우울증을 개선시킬 수 있음

3부
파워
특강

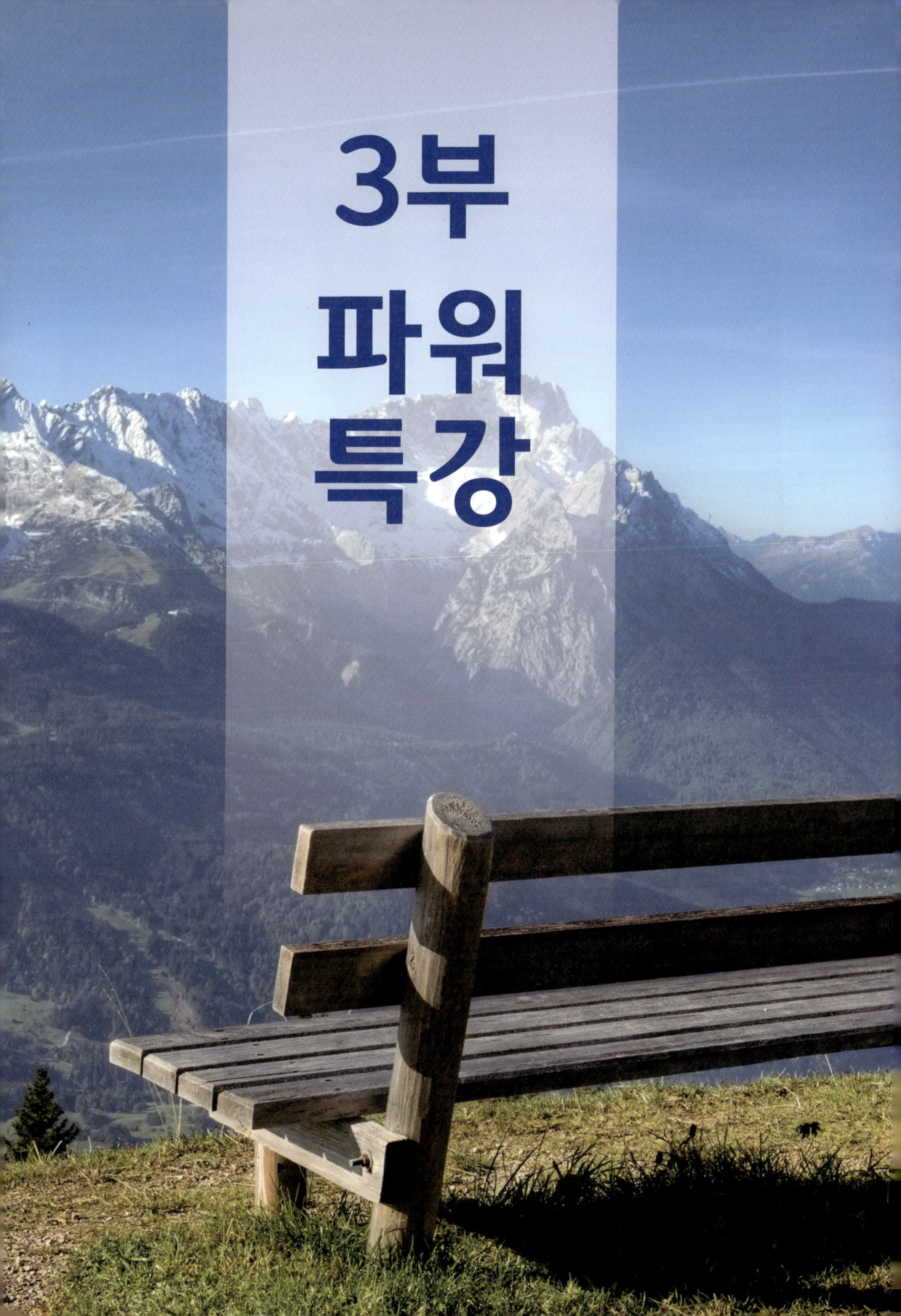

뼈를 알아야 산다-의술혁명

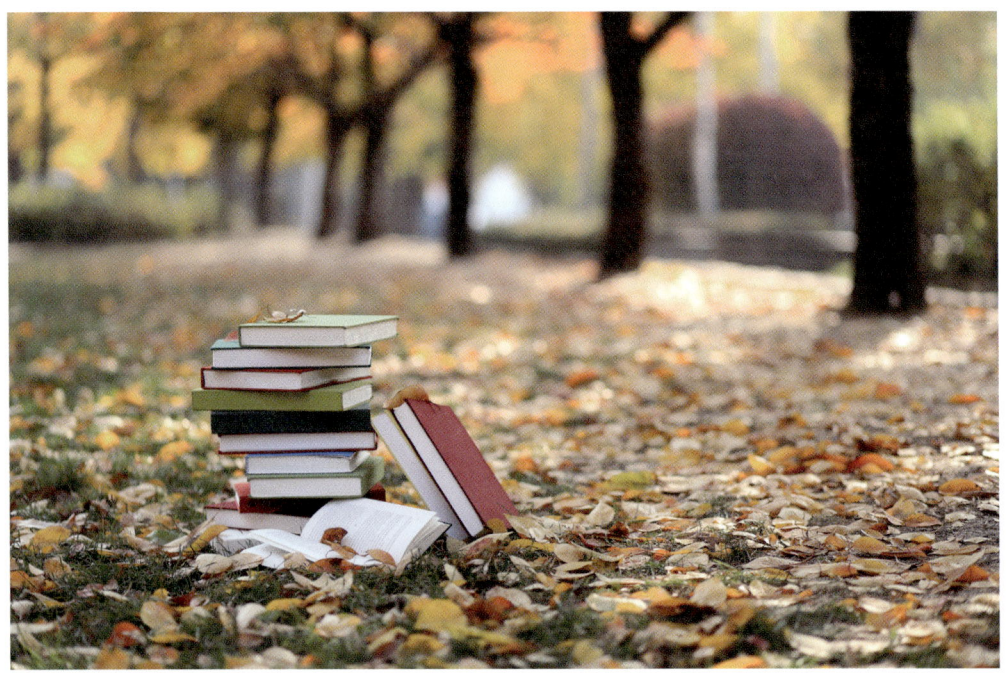

1강 머리

주요 주제
동양과 서양의 문화적 차이와 두뇌의 차이
뼈와 혈액의 과학적 원리와 그 중요성

다음 할 일
뼈 연구 계획 수립
비타민 생성 과정 연구

인체 내에 제일 높은 자리가 머리다. 머리를 한자로는 두뇌라고 한다. 동양에서는 정신문화를 중요하게 여기고, 서양에서는 물질문명을 중요하게 여긴다. 서양에서는 두뇌를 헤드와 브레인으로 나누는데, 동양에서는 둘을 같은 것으로 보는 차이가 여기에 있다. 그래서 동양에서 "저 사람 머리가 좋다"는 말은 "두뇌가 좋다"는 말과 같은 뜻으로 쓰인다. 여기에서 서양의학의 치명타가 있다. 두뇌를 헤드로만 보고 브레인으로 보지 않으니 고치지 못하는 병이 생기는 것이다.

우리나라는 같은 한자를 쓰면서 중국과 달리 머리카락도 머리로 함께 본다. 개화기에 단발령이 내렸을 때 '차라리 목을 자를지언정 머리카락은 자르지 못하겠다'는 사람들이 많았다. 그만큼 머리카락도 머리의 일부로 볼 정도로 중요하게 여겼다. 여기에 바로 두뇌를 푸는 열쇠가 있다.

서양의 물질문명은 한계가 왔다. 이제 정신문화로 넘어가고 있다. 예를 들면 리처드 기어라는 미국의 유명한 배우가 티베트에 불교를 배우러 갔다. 육체적으로 만족을 못하니까 정신문화를 배우러 간 것이다. 의학에서도 미국 내 종합병원에는 '메디테이션 룸'이 만들고 있다. 사람의 육체를 물질로만 봐서는 병을 고치는 데 한계가 있다는 것을 인식하기 시작한 것이다. 이제 정신적인 문제를 다루기 시작한 것이다.

동서양의 차이
- 동양은 정신문화 서양은 물질문명을 중요하게 여김
- 서양은 헤드와 브레인으로 보는데 동양은 하나로 봄
- 우리는 중국과 달리 머리카락까지 머리로 봄

머리에는 두뇌가 있다. 두뇌를 브레인으로만 생각해서 왼쪽 뇌는 뭐 생각하고, 오른쪽 뇌는 뭐하고 이렇게 나온다. 그렇게 하니 병을 고칠 수 없다. 그런데 동양에서는 두뇌를 하늘의 기운, 즉 천기를 받아들이는 것으로 알고 있다. 머리 정수리에 백회가 있다. 명상하면 백회로 에너지가 들어온다. 그래서 머리가 맑아진다. 내가 연구한 것은 이 두뇌에 산화철이 쌓이면 문제가 생긴다는 것이다. 산화철을 없애야 병을 고칠 수 있다.

치골과 미골이 있는데 바로 치골 밑에 소변을 보는 곳이 있다. 치골과 이 뼈가 오줌을 누는 파워를 만든다. 방광이 아니라 그 밑의 뼈가 힘을 내는 것이다. 뼈를 모르면 알 수 없는 비밀이다.

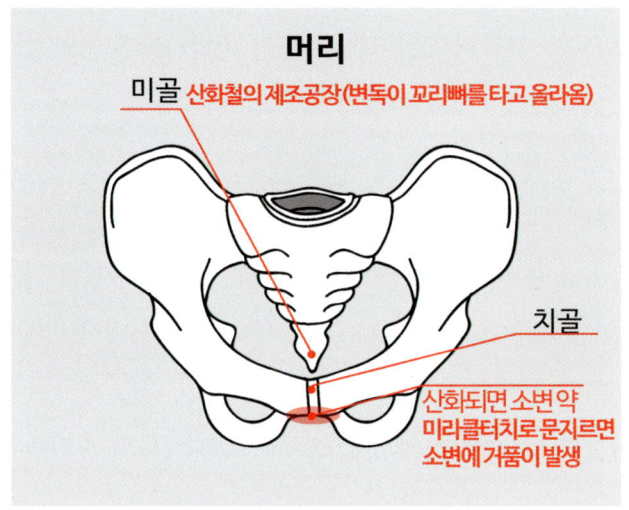

[치골과 미골을 나타내는 그림]

방광에는 힘이 없다. 오줌통으로 오줌만 가지고 있지 힘은 전부 뼈에서 나온다. 그러니 뼈가 상해 있으면 힘이 없다. 오줌발이 세지 않다. '**미라클터치**'로 여기를 하루에 두 시간씩 하면 빠르면 일주일 늦어도 이주일 만에 완치가 된다.

산화철을 문질러 주니 거품이 많이 나오는데, 그게 암모니아다. 이걸 고치면 오줌발이 세진다. 86살된 분이 이걸 고치니까 발기가 되었다. 수술할 필요도 없이 다 고칠 수 있다.

여자는 앉아서 일하는 가정주부들이 많다. 그러다 보니 밑이 내려앉아서 방광의

요도힘이 빠져버리는 것이다. 소음순에 힘이 약해지면서 요실금이 걸리는 것이다. 이를 고쳐주면 금방 효과를 볼 수 있다.

꽁지뼈 앞쪽은 소변이고, 뒤쪽은 대변이다. 여기가 바로 우리 몸의 산화철 제조공장이다. 꼬리뼈에 항문이 있다. 이 변이 꼬리뼈를 타고 올라오는 것이다. 지금 걷기 힘든 사람은 이 꼬리뼈가 다 울퉁불퉁하다. 산화철이 여기에 쌓여서 뼈가 전부 다 썩어버린 것이다. 이것을 다 누르고 문질러주면 온갖 병이 다 낫는 것이다.

건강하면 깨끗한 대소변이 나온다. '**미라클터치**' 쓰기 전에 거품이 나오면 병이 있어서 나오는 것이다. 그러나 쓴 후에 나오면 산화철을 청소하며 나오는 것이다.

> **뼈의 비밀**
> - 두개골에 산화철이 있으면 병이 생김
> - 뼈가 상해 있는 사람들은 오줌발이 세지 않음
> - 앉아서 일하는 여자들은 요실금이 생김
> - 뼈의 산화철을 청소하면 병이 사라짐

질문 : 어지럼증이 생기는 이유는 무엇인가?

머리에는 구멍이 7개가 있다. 눈 둘, 콧구멍 둘, 뒷구멍 둘, 입, 이것을 7공이라고 한다. 이것은 다 압력이 다르다. 눈의 압력인 안압이 약하면 눈물이 나오고, 귀의 압력인 이압은 비행기 타고 가다 보면 귀가 먹먹한 것으로 느낄 수 있다. 비압이 낮으면 코 풀 때 콧물이 옆으로 막 새버리는 것이다. 축농증도 걸리고. 입에도 구압이 있는데 이것이 떨어지면 심장의 파워가 떨어지는 것이다. 이때 목 뒤를 보면 머리와 연결된 어깨 부위가 두툼하게 올라와 있다. 그 다음에 반드시 어깨가 뻣뻣해진다.

목과 어깨 부위가 불룩하고 뻣뻣해지니까 힘이 순환이 안 되는 것이다. 비행기 타고 갔을 때 결리듯이 이것을 막지 못하는 것이다. 목뼈에 기가 통해야 하는데, 막혀있으니까 혈이 안 통하는 것이다. 이 목뒤에 나온 뼈를 누르고 어깨를 눌러줘서 천안삼거리 능수버들처럼 부드럽게 만들어야 한다. 콘크리트처럼 되어 있는 이것을 깨야 한다.

사람들은 나이를 먹으면 고개가 잘 안 돌아가고, 머리가 자꾸 희미해지고 기억력 상실되기 시작한다. 이런 사람들 보면 전부 등 뒤가 올라와 있다. 병이 사람 몸에 들어와서 사람의 말을 안 듣는 것이다. 도둑이 많이 들어올 때는 반드시 두목이 있다. 두목을 잡아야 도둑을 막을 수 있듯이 아무리 병이 들어와도 그 두목만 잡으면 쉽게 고칠 수 있다. 병을 컨트롤하는 그 두목은 목 뒤에 톡 튀어나온 뼈에 있다. 여기를 눌러주면 쉽게 잡을 수 있다. 내가 중국에 가서 흑뇌를 잡아 시범을 보여서 인정을 받은 이유다. 목뒤에 뼈를 눌러서 두목을 잡아버리면 어지럼증이 없어진다.

어지럼증을 고치려면
- 압력에 의해 귀가 먹먹한 것임
- 목뒤를 누르고 어깨를 부드럽게 해주면 고칠 수 있음

뼈를 알아야 산다-**의술혁명**

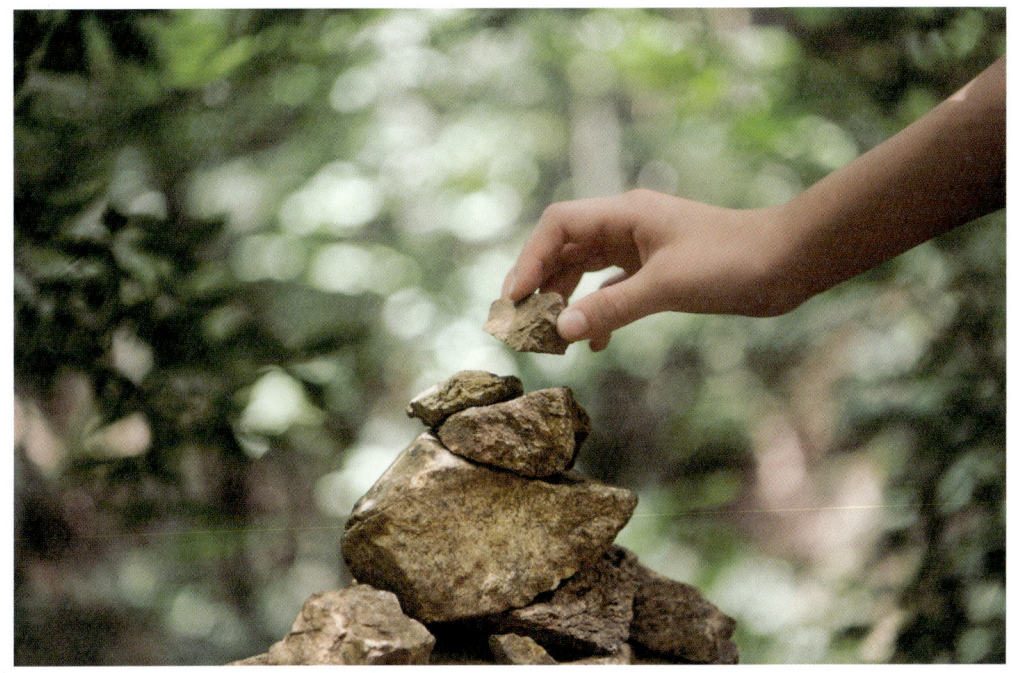

2강 고개목

주요 주제
목 관리의 중요성과 방법
갑상선 환자의 증가 원인과 대처 방안

다음 할 일
목 관리 재검토
컴퓨터 사용 시간 조정
쌀밥 대신 다른 식사 대체 방안 모색

인체의 모든 기능이 목에 연결되어 있다. 육(肉)으로 보느냐, 골(骨)로 보느냐에 따라 달라진다. 고개에는 목이 있고 목뼈가 있다. 두개골하고 목뼈, 경추를 제대로 배우면 건강 관리에 많은 도움을 받게 된다.

예전에는 세수할 때마다 목을 씻어서 목 관리가 됐다. 그런데 아파트가 들어서면서 실내에서 세수하다 보니 목을 씻으면 물이 떨어지니까 목은 대충 씻게 되었다. 얼굴만 씻는 일명 고양이 세수를 하는 것이다. 전혀 목 관리를 안 하는 것이다. 평소에 사람들의 목 관리가 완전히 제로인 것이다.

이제부터 건강을 위해 목을 꼭 씻어야 한다. 샤워를 해도 로션을 아끼지 말고 목에 꼭 발라야 한다. 그러면 생명의 자인 목뼈가 바로 서게 된다.

생각은 머리만 한다. 생각이 목을 지나가는데 관리를 안 하면 이것이 오십견으로 가고, 고개가 안 돌아가는 것이다. 최근 들어 갑상선 환자가 급격히 상승한 이유가 바로 여기에 있다. 목을 안 문질러주기 때문이다.

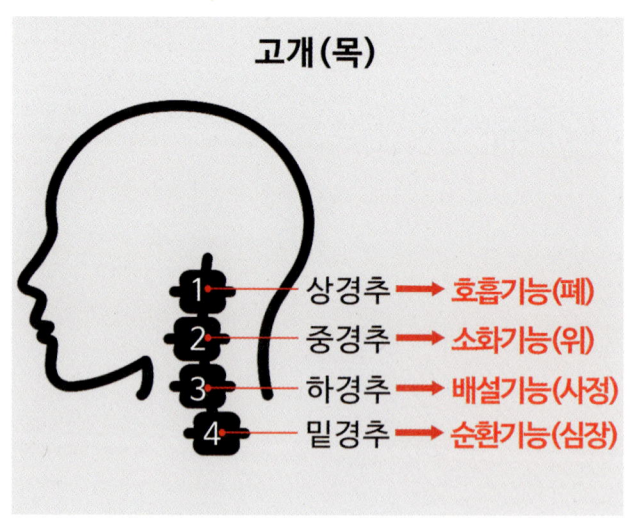

[상경추, 중경추, 하경추, 밑경추 나타내는 그림]

목에는 숨골이라는 데가 있다. 운전할 때 의자에 닿는 자리다. 상경추인데 호흡기관을 관리한다. 호흡 기능의 장애를 일으킨 사람은 경추가 왼쪽으로 나가든지 오른쪽으로 나가든지 아니면 뒤쪽으로 튀어나온다. 목뒤를 만져보면 뼈가 튀어나온 것을 알 수 있다. 폐의 심폐기능을 관리한다.

그 아래 중경추는 소화기관인 위와 간을 관리한다. 소화기관에 이상이 있는 사람은 중경추가 튀어나온 경우가 많다. 뼈가 튀어나오는 것은 선천적일 수도 있지만, 잠버릇이 나쁠 때가 많다. 요즘은 컴퓨터를 적어도 하루에 2~3시간 이상을 하니까 직업병으로 여기에 병이 생긴다. 소화가 안 될 때는 여기를 주물러 주어야 한다.

그 아래 하경추는 배설기관을 관리한다. 남자의 사정도 여기에 해당된다. 조루나, 최루, 대변이나 소변이 마려우면 여기 뼈가 튀어나온다. 디스크도 하경추 뼈가 굉장히 튀어나와 있다. 이걸 알면 디스크 수술도 100% 고칠 수 있다. 이걸 모르고 수술하면 반드시 재발한다. 이 뼈가 다른 장기하고 결부되어 있기 때문이다. 디스크와 결부된 이 뼈를 고쳐줘야 하는데 여기에 쇠를 박고 수술하니까 또 재발하는 것이다.

그 다음이 밑경추인데 순환 기관인 심장을 관리한다. 이 뼈가 나쁘면 심장에 이상이 생긴 것이다. 밑경추 밑에 갈비뼈가 있다. 여기에서 척추가 내려간다. 경추, 척추가 같이 움직인다. 모든 것이 다 연결되어 있다. 예를 들어 호흡 기관이 안 좋으면 소화기관도 안 좋게 되어 있다. 순번의 차이가 날 뿐이지 전체적으로 연결되어 일어난다. 경추를 관리하면 다 좋아지게 되어 있다.

목관리의 중요성
- 상경추는 호흡기능(폐)을 관리함
- 중경추는 소화기관(위)을 관리함
- 하경추는 배설기관(사정, 신장)을 관리함
- 밑경추는 순환기관(심장)을 관리함
- 목을 관리하면 모든 것을 다 관리할 수 있음

나는 생명 에너지, 죽음 에너지, 생존 에너지를 찾아냈다. 사람이 살기 위해 숨을 쉬고, 물을 마시고, 밥을 먹는다. 그 에너지는 하늘에서 온다. 하늘에서 생명 에너지가 오니까 사람이 죽으면 몸은 땅에 묻지만, 영혼까지 묻지 못한다. 영적으로 에너지가 움직이는 것이다. 사람이 죽을 때는 죽음의 색깔이 나온다. 영적으로 예감이 있는 사람은 꿈에 검은 옷 입고 잡으러 오고 도망가고 이런 것을 본다. 이것이 죽음의 에너지와 생존의 에너지다. 이것이 다 뼈에서 일어나는 작용이다.

두개골에서 생명 에너지를 받는데 그걸 차단하는게 죽음 에너지다. 질병의 에너지는 죽음 에너지와 다르다. 질병 에너지는 산화철이다. 사람이 신경을 많이 쓰면 혈관에 산화철이 쌓이게 된다. 그러면 생명 에너지가 들어오지 못해서 두통, 편두통, 불면증이 생기는데 잠을 푹 자게 되면 뇌가 숨을 쉬어서 생명 에너지를 받아들인다. 숨 쉬는 속에 산소만 있는 줄 아는데, 그 안에는 질소도 있다. 사람이 화가 나면 몸에서 뼈가 질소로 호흡하게 돼 있다. 질소는 심장이 터지는 걸 막아준다. 산소는 활발하게 움직이고, 질소는 정지를 시켜버린다. 그래서 우리가 살려면 산소가 필요한 것이다. 그런데 화가 나면 몸 안에 질소가 쌓여 죽음의 에너지를 받아들인다는 사실을 알아야 한다.

뼈를 연구해보면 상상도 할 수 없는 병의 원인을 알 수 있다. 탄소는 몸에서 탄소 동화 작용을 한다. 사람 몸에 탄 음식이 들어가면 암을 유발한다. 고기 탄 거 좋아하는 사람은 빨리 끊어야 한다. 세계보건기구에서 아시아 지역에 사는 사람이 발암이 제일 많다고 발표했다. 그 이유가 바로 쌀을 먹는데 있다는 것이다. 쌀밥이 나쁜 것은 탄수화물이 제일 많기 때문이다. 쌀밥만 먹으면 되는데 반찬을 같이 먹을 때 문제가 생긴다. 가난한 사람은 밥만 먹으니까 탄수화물이 80% 이상 분해가 되는데, 부자가 쌀밥을 먹으면 반찬을 많이 먹으니까 탄수화물의 분해가 40% 내지 50%밖에 안 된다. 그래서 암이 발생하는 것이다. 골수가 썩어서 암이 되는 것이다.

어떤 사람은 건강식으로 숯가루를 먹는데 절대 하지 말아야 한다. 기분이 아주 쾌할 때 좋아하는 거 하고, 기분이 아주 나빠 화병이 났을 때 좋아하는 거는 다르다. 화가 나면 더 부서진다. 에너지의 목적이 다르다. 소화가 안 된다고 숯가루를 먹는 것은 더 나쁜 효과를 불러온다. 우리 몸에는 병이 들어 있고, 통증이 들어 있다. 여기에 숯가루를 먹으면 병이 아주 좋아한다. 골수를 썩히기 위해서다. 위장병은 단단하고 심하면 아주 딱딱하다. 배가 단단하니 위장이 움직이지 못해서 병이 생기는 것이다.

근육이 단단한 것하고 복부가 단단한 것은 다르다. 복근이 단단한 것은 겉으로 지나가는데, 내장이 단단한 것은 덩어리가 밑에서 잡힌다. 복근에 아무리 왕(王)자를 만들어 놔도 소장, 대장까지 근육이 내려갈 수는 없다. 내장이 단단한 것을 감지해야 한다. 깊이 들어가면 돌처럼 단단하게 나온다. 이것이 숙변이다.

사람이 화가 나면 핏줄이 선다. 병이 화가 나면 응고가 돼버린다. 복근 안에 있는 장기에 작은 돌 같은 것에서부터 수박 만한 돌들이 잡히게 된다. 소화가 될 수가 없다. 그래서 죽게 되는 것이다.

사망과 별세는 '죽었다'와 '떠났다'의 차이이다. 제 명을 못 살면 죽었다, 천수를 누리고 편안하게 가면 떠났다고 한다. 사망이냐, 별세냐는 뼈가 결정한다. 뼈가 깨끗하면 별세고, 안 좋으면 사망인 것이다.

발목과 발가락이 중요한 것은 뼈로 이뤄졌기 때문이다. 발가락 마디를 문질러서 좋게 해줘야 한다. 죽으면 엄지발가락이 툭 튀어나온다. 제일 중요한 것은 새끼발가락이다. 그런데 요즘 이 발가락 뼈를 관리하지 못하고 있다. 새끼발가락은 여러분이 상상도 못할 정도로 중요하다. 1시간 새끼발가락을 만져주면 그것보다 좋은 것도 없다.

뼈를 연구하면 알 수 있는 것
- 생명, 죽음, 생존 에너지를 뼈가 관리함
- 쌀밥을 먹고 반찬을 많이 먹으면 탄수화물 분해가 안 돼 암에 걸림
- 뼈가 깨끗하면 별세, 뼈가 안 좋으면 사망임
- 새끼발가락이 제일 중요하니 잘 관리해줘야 함

뼈를 알아야 산다-**의술혁명**

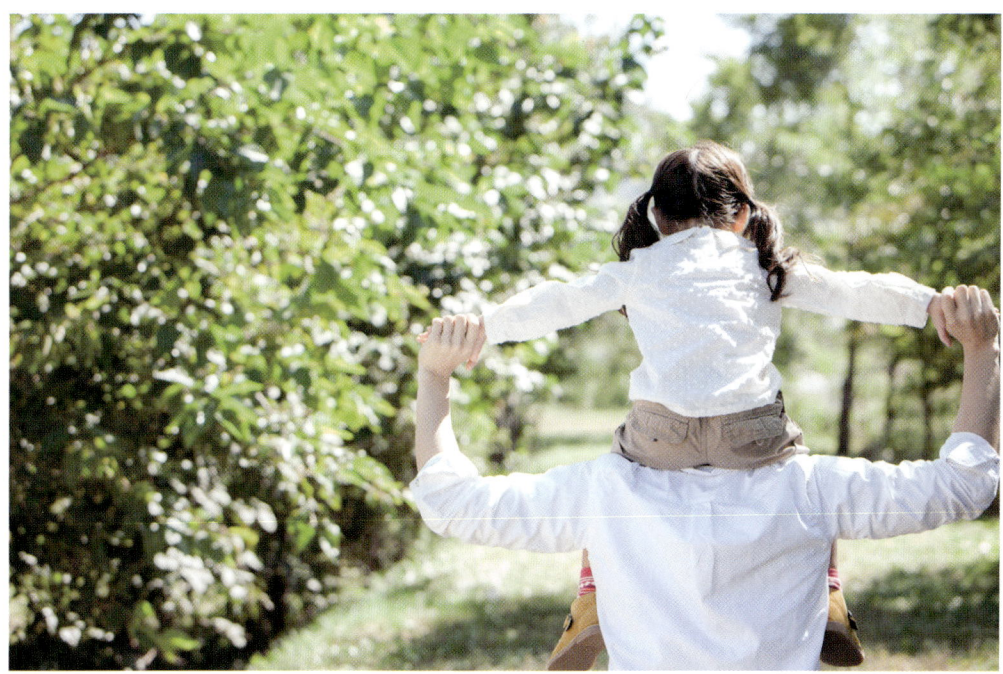

3강 어깨

주요 주제
어깨의 중요성과 관리 방법
병의 예방과 치유를 위한 뼈와 근육의 역할

다음 할 일
잠을 잘 자는 방법 찾기
근육이 뭉친 원인 파악

어깨를 육체적으로밖에 생각하지 않는데 정신적으로도 엄청난 비중을 차지하고 있다. 사람이 정신적으로 충격을 받으면 어깨가 쳐진다. 어깨 처진 사람에게 어깨를 세우라고 아무리 해도 잘 서지 않는다. 이미 정신적으로 꺾여서 그런 것이다. 의기양양하거나 기고만장하면 어깨가 올라가고, 낙심하면 어깨가 축 처진다. 우리는 어깨를 통해 기분이 좋고 나쁘고를 다 알아본다.

나이가 들면 어깨가 앞으로 굽는다. 그런데 이것은 사실 나이의 문제가 아니라 정신적으로 삶에 꺾였을 때 나타나는 증상이다.

병은 반드시 어깨를 타고 뇌를 향해 올라간다. 뇌를 지키는 것이 몸을 지키는 것이다. 그 뇌를 지키는 방어선이 어깨다. 사람의 몸은 뇌를 보호하기 위해 어깨에 방어선을 치고 있는 것이다. 그래서 어깨를 지킴이라고 한다.

오십견은 나이가 오십쯤 되면 어깨에 통증이 오는 것이다. 요즘은 10대에도 오십견 증상이 나오는데, 다 컴퓨터 때문이다. 사람이 50이 되면 산전수전을 다 겪어서 어깨에 통증이 오는데, 요즘 아이들은 10대에 이미 그 경계에 이르는 것이다. 10대의 오십견, 소아당뇨, 소아 고혈압이 나오는 것을 대비해야 한다.

우리는 추위에 떨 때 어깨를 흔든다. 이런 것에서 보듯이 몸의 반응이 가장 빠른 데가 어깨라는 것을 인식해야 한다. 사람이 120살을 넘길 수 있는데 이런 것을 모르니까 50에서 70이 다 소비하고 죽는 것이다.

어깨가 방어선이면 반드시 병의 공격선이 있을 것이다. 그 공격선이 바로 어깨 밑의 뼈들이다. 이순신 장군이 학익진을 펼치듯이 우리 몸을 보호하기 위한 학익진이 어깨라는 사실을 염두에 두고 병 치유법을 배워야 한다.

어깨는 병의 방어선(학익점)
- 병이 뇌로 침투를 막기 위해 어깨에서 방어선을 치고 있음
- 몸을 보호하기 위한 방어선이 어깨임

똑같은 심장병으로 호흡곤란이 있지만, 판막증도 있고, 부정맥도 있고, 심근경색도 있고, 협심증도 있다. 병은 어깨선에 거의 다 주둔하고 있다. 방어선을 뚫고 뇌를 선점하기 위해 도사리고 있는 것이다.

앞에서 보면 어깨뼈를 보면 쇄골이다. 이 쇄골을 만져봐서 뼈가 활처럼 굽어 있으면 병이 있는 것이다. 깡마른 사람이 더 표시가 난다. 자신이 말라서 그렇다고 하는데 그건 완전히 다른 이야기다. 좋은 쪽은 쇄골뼈가 완만한 곡선을 그린다. 나쁜 쪽은 불룩 올라와 있다. 쇄골 시작하는 곳이 동그라미처럼 둥그러면 건강하고, 여기가 울퉁불퉁 올라오면 병이 있는 것이다. 뼈에 병이 들어있기 때문이다.

'**미라클터치**'로 동그란 뼈를 눌러서 통증이 없어야 한다. 통증이 심한 사람은 상태가 심각하다고 인식하고 뼈를 쭉 따라가서 치유해야 한다. 통증이 심한 사람은 뼈 밑이 움푹 들어가는 걸 알아야 한다. 옷 입었을 때 어깨의 재봉선을 따라서 '**미라클터치**'를 대주면 좋다. 혼자서 얼마든지 다 할 수 있다. 자기가 한다고 생각해야 비로소 고칠 수 있다. 직접 뼈를 터치해보면 그때 알게 된다. 처음에는 막 짜증이 난다. 눌러서 멀쩡한 데가 하나도 없기 때문이다. 이걸 꾸준히 하면 자동적으로 건강해 진다. 뼈가 건강의 척도다. 생명을 버티어주는 버팀목이고 지켜주는 지킴이다.

어깨뼈가 바르지 않으면 잘 때도 편하게 잠이 오질 않는다. 옛날부터 베개가 높을수록 단명한다는 말이 있다. 그 이유가 머리하고 목뼈하고 어깨뼈하고 삼박자로 이뤄졌는데, 하나가 잘못돼서 어깨뼈가 나쁘면 목뼈도 나빠지고, 두개골도 나빠지는 악순환이 되풀이되는 것이다.

두개골 관리, 목뼈 관리에 이어서 어깨뼈 관리를 중요하게 여겨야 한다. 목뼈와 어깨뼈를 연결하면 귓바퀴에 있는 뼈를 눌러줘야 한다. 한 번 눌러주고 3분을 못 대고 있을 정도면 상태가 전부 나쁘다는 걸 알아야 한다. 상경추를 맞물고 지나가면서 눌러주면 좋다. 다음에 어깨를 누르고, 쇄골을 누르고, 목뒤 뼈를 눌러주면 된다. 두개골과 목뼈, 어깨뼈를 삼위일체로 눌러줘야 한다. 어깨가 그만큼 중요하다는 것을 알고 계속 치유해나가야 한다. 어깨가 부자연스럽고 통증이 오면 근육이 뭉쳤다고 근육을 풀기 위해 마사지를 하는데, 근육이 뭉쳤을 때는 그 앞에 뼈 조직이 뭉쳐 있음을 알아야 한다. 뼈 조직이 뭉치면 그 뒤에 나타나는 현상으로 근육이 뭉치게 되는 것이다. 근육이 움직이는 것은 그 바탕이 뼈다. 따라서 뼈를 풀어야 근육도 풀 수가 있다.
근육이 뭉친 것은 뼈가 뭉친 것이니까 뼈를 문질러줘야 한다.

사람이 깊은 잠을 잘 때 뼈 청소가 된다. 잘 자야 혈액도 잘 만든다. 잠을 못 자고 설치면 눈이 따갑고 멍해져버린다. 뼈에 자꾸 노폐물이 쌓여서 그런 것이다. 산화철하고 노폐물하고 플러스가 되면 부패돼서 뼈의 조직이 뭉쳐 버리는 것이다.
고지혈증은 혈액이 어묵처럼 굳어버린 것이다. 물처럼 흘러야 하는데 굳어버린 악성 고지혈증이라도 '**미라클터치**'로 눌러주면 전기가 들어가서 산화철을 없애고 노폐물을 풀어내버려 건강하게 되는 것이다.

어깨뼈 관리의 중요성
- 두개골과 목뼈와 어깨뼈의 3단계를 관리만 잘해도 병의 3분의 1은 예방이 됨

뼈를 알아야 산다-**의술혁명**

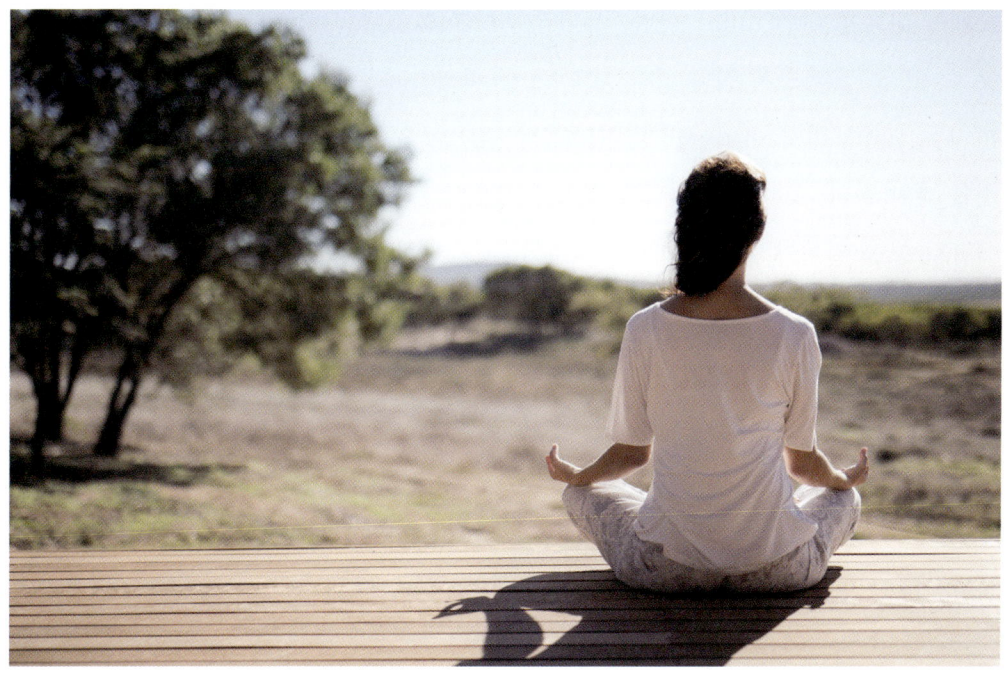

4강 등판

주요 주제
등 관리의 중요성과 방법
뼈 연구의 중요성과 효과적인 활용 방안
병의 원인과 예방 방법

다음 할 일
갈비뼈 재생 방법 연구
등판 관리 방법 교육

몸의 뒤쪽을 등판이라고 한다. 등판은 덩어리와 우묵처럼 엉덩이와 연결되었다고 볼 수 있다. 등은 모든 짐을 진다. 그만큼 등 관리가 중요하다는 것을 알 수 있다. 지금까지는 드러누워서 아이한테 밟아달라는 정도로 등관리를 해왔다. 이제 그 이상의 것을 해야 한다. 꼬부랑 할머니를 일으켜 세워야 한다.

먼저 등을 알아야 한다. 등에는 척추와 그 사이에 관절이 있다. 등의 형태는 여러 가지가 있다. 소 등처럼 굽은 사람도 있고, 두툼하게 올라오는 사람도 있다.

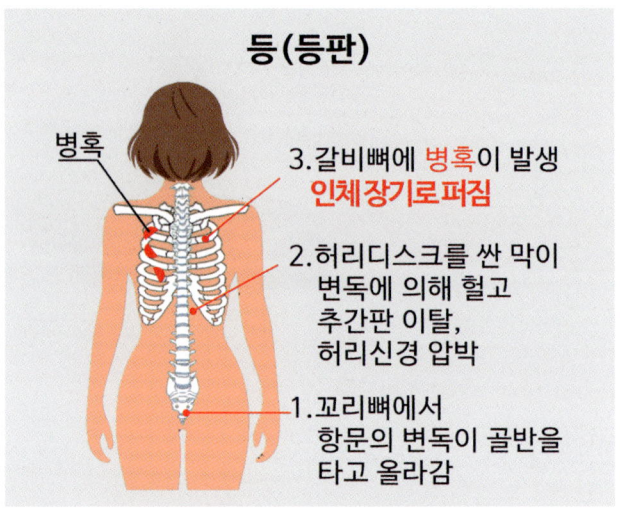

[등뼈와 등에 생길수 있는 병과 병혹의 위치]

등뼈와 연결된 것에는 두뇌뼈, 목뼈, 어깨뼈가 있다. 두뇌뼈가 천기를 받아들이면, 목뼈를 타고 내려와서, 어깨뼈를 거쳐 척추뼈를 타고 내려온다. 그리고 척추에 갈비뼈가 붙어 있다. 천기가 내려오면서 척추를 타고 갈비뼈로 타고 돌아간다.

척추 아래에는 골반이 있고, 꼬리뼈가 있고, 항문이 있다. 항문에는 변이 늘 있다. 항문에서 변독이 올라가면 골반뼈가 정상적인 재생을 못 한다. 울퉁불퉁해지는데 변독이 넘치면 척추를 타고 올라간다. 척추가 디스크를 싸고 있는데 변독이 타고 올라가면 헐어버린다. 그러면 추간판이 옆으로 밀려 나온다거나 신경이 압박되면 통증이

오게 된다. 이 골반을 '**미라클터치**'로 계속 눌러주면 이 독이 다 빠져서 전부 자연 재생이 돼버려 수술할 필요가 없다.

변독이 올라가서 갈비뼈를 싸고 돌아가면 아주 무서운 병이 된다. 이것이 바로 '**병혹**'이다. 이걸 '**미라클터치**'로 쭉쭉 밀면 덜컹덜컹하는 데가 잡히는데, 여기에 있는 병들이 전부 장기로 들어간다. 암 환자는 보통 이 병혹이 4개 이상 있다.

항문이 갈비뼈를 다 망가뜨리고, 갈비뼈가 인체 장기를 전부 망치는 역할을 하는 것이다. 병혹은 처음에 콩알 만하지만 나중에는 계란처럼 커진다. 이걸 쭉쭉 밀어버리면 병이 낫게 되어 있다. 이 병은 가족끼리 음악 틀어놓고 고쳐야 하는 병이다.

미리 예방도 하고.

> **뼈의 중요성**
> - 뼈를 연구하면 하늘의 천기를 받아들이는 것을 알 수 있음
> - 천기가 뇌, 목뼈, 어깨뼈, 척추를 타고 들어와 갈비뼈로 돌아감
> - '**미라클터치**'로 골반을 계속 눌러주면 독이 다 빠져서 자연 재생이 됨

우리 몸에는 케이블처럼 혈관이 있다. 혈관은 혈액을 운반한다. 혈액에는 병만 다니는 병관이 있다. 병의 힘이 약한 것은 굵기가 우동처럼 굵은데, 이것이 강할수록 아주 가늘어진다. 아주 센 거는 거미줄 같은데 이것을 없애는데 3년이 간다.

몸이 굽은 사람은 몸을 완전히 철조망처럼 당기니까 굽어지게 되는 것이다. 의학에서 모르니까 이런 걸 못 고치는 것이다.

우리는 이걸 아니까 병을 다 고칠 수밖에 없다. 병은 누가 걸리라는 게 아니라 자기가 걸리는 것이다. 내가 뿌린 씨를 내가 거두듯이 이것만 알면 내 병은 내가 잡을 수 있다. 혼자 힘들면 가족의 도움을 받아 '**미라클터치**'를 돌리면 된다.

> **병관의 굵기**
> - 혈액에는 병만 다니는 병관이 있음
> - 병의 힘이 약한 것은 우동처럼 굵고 강할수록 가늘어짐
> - 나중에 아주 센 거는 거미줄처럼 가늘어지는데 이것을 없애려면 3년이 가야 됨

'미라클터치'는 혼자서 할 수 있다. 타살하기는 어려워도 자살하기는 쉽듯이 내가 걸린 병은 내가 스스로 고치는 것이 쉽다. 부부가 사랑싸움할 때 서로 상대를 어떻게 하려고 할 때 제일 싸움이 크게 난다. 상대를 끌지 말고 나를 끌어야 한다. 암으로 병이 번지는 것은 전부 자기가 다 뼈 관리를 안 했기 때문이다. 뼈를 관리하면 암은 100% 예방이 되고 100% 치유를 할 수 있다.

어깨에서 등판을 치유하는데 요령을 알아야 한다. 척추가 있고 등줄기가 있는데, 갈비뼈에 얹혀 있다. 척추가 약해지면 등줄기는 강하게 해야 한다. 나무뿌리가 약해서 쓰러지려고 하면 부목을 해주듯이 인체 내에서 뼈가 약해지면 버티기 위해 등줄기가 강해진다. 이것이 '자연의 법칙'이다. 등줄기가 세게 올라온다. 문제는 등줄기가 세지면 척추는 더 약해져 버린다는 것이다. 역으로 척추를 강하게 하려면 등줄기부터 잡아 버려야 한다. 등줄기는 허리뼈부터 올라간다. 치유할 때는 허리뼈에 대고 척추로 올라가야 한다. 그러면 어깨부터 부드러워지고, 등줄기가 어느 정도 평준화되면 그때 척추 치유에 들어간다. 척추에 바로 하지 말고 척추의 골에 45도 들어간다. 치유하는 쪽은 굉장히 예쁘고, 안 하는 쪽은 뻣뻣하다.

뼈는 생명의 에너지가 다니는 길이다.

뼈는 혈액을 만든다. 이 뼈를 관리하지 못 하니까 온갖 종류의 병이 다 생기는 것이다. 난치병, 희귀병 고질병을 못 고치면 무덤까지 가져간다. 이것을 찾아내야 한다.

모든 병이 뼈에서 온다. 심지어 감기도 뼈에서 온다. 따라서 고혈압, 당뇨, 뇌졸중, 식물인간까지 다 뼈로 고칠 수 있다.

감기가 걸리면 기침을 할 뿐만 아니라 온몸에 한기가 돈다. 이것을 알면 무슨 병이든 고칠 수 있다. 이것을 알아야 병의 문을 열 수 있다. 지금 가지고 있는 병, 또 앞으로 올 병, 이 뼈를 알면 전부 다 예방이 된다.

삶이라는 것은 참 짧다. 지나가는 시간이 한순간이다. 우리가 사는 것이 지금 얼마나 됐는데 시간을 굳이 약방에 가고 병원에 가는데 쓸 수 있겠는가? 뼈를 알면 전부 다 완치가 된다. 심장 이식을 대기하고 있는 사람을 세 사람이나 완치를 시켰다.

갈비뼈는 척추보다도 중요하다. 특히 뒷갈비가 엄청 중요하다. 여기가 등뼈가 있는데 아픈 사람은 이 덩어리가 병덩어리로 되어 있다. 이곳을 '**미라클터치**'로 치유하는 것이다.

암은 15년 동안 잠복한다고 한다. 암은 주로 뼈 속에 잠복하는 이것은 뼈가 혈액을 만드니까 생생한 혈액을 필요로 하기 때문이다. 생명 공식을 아니까 답이 나오는 것이다.

유령은 유체 이탈을 한 영혼이다. 몸이 그릇이면 그 안에 영혼이 들어있다. 그런데 죽으면 영혼이 싹 나와버리는 것이다. 죽고 살고는 영혼이 몸 안에 있느냐, 몸 밖에 있느냐의 차이다. 우리는 영혼을 잘 꼬셔서 몸 안에 더 오래 있게 하는 방법을 찾아야 한다. 그것이 바로 '**생명 에너지**'다.

서양에서는 하늘을 인공위성이 다니는 공간으로밖에 못 본다. 물질문명의 말로가 바로 거기 있다. 하늘은 영혼의 세계가 있다. 사람이 죽으면 영혼이 갈 데는 하늘밖에 없다. 영혼을 가지고 있는 육체를 영체라고 한다. 이 영체가 놀라면 등에 식은땀이 난다. 눈도 커지고 심장도 벌렁벌렁해진다. 영적으로 놀라면 등이 저리고, 뻣뻣해진다. 등쪽이 아픈 것은 영체와 육체가 충격을 받아 나타나는 현상이고, 이것이 다 병을 만드는 것이다. 그래서 '**미라클터치**'로 등줄기를 잡고 척추를 잡아주면 등이 쫙 펴져 버리면서 병도 낫게 되는 것이다. 등 관리할 때는 근육만 생각하지 말아야 한다. 척추 옆에 갈비뼈를 생각하고, 병이 갈비뼈에 다 맺혀 있다는 것을 알고 관리해야 한다. 그러면 자연의 병은 다 고칠 수 있다.

등뼈 관리의 중요성
- 등뼈는 갈비뼈의 등줄기를 이루는 가는 뼈세포로 이뤄짐
- 등을 관리할 때는 척추 옆에 갈비뼈를 관리해야 함
- 미라클터치로 등을 문질러주면 병을 고칠 수 있음

뼈를 알아야 산다-**의술혁명**

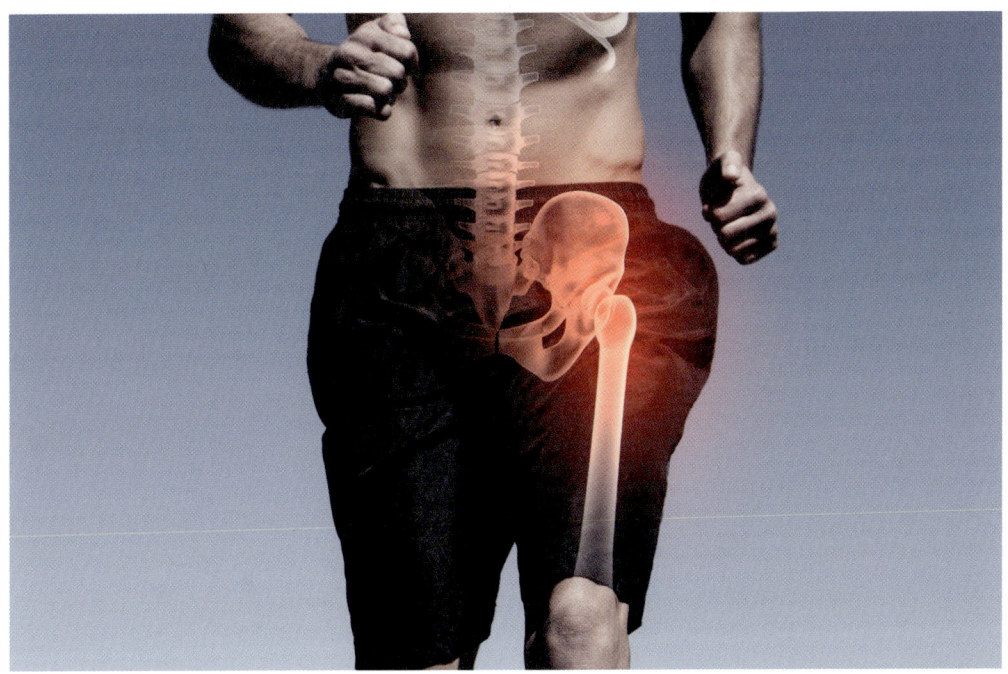

5강 골반

주요 주제
골반이 영과 육체에 큰 영향을 주는 역할을 하고 있고
삶의 만족과 흡족, 풍족을 위해서는 골반을 알아야 한다.

골반은 승반이라고도 한다.

뼈의 기반을 골반이라고 한다. 골반에 대한 느낌이 쉽지 않은데, 어떻게 생각해 볼 수 있느냐 하면 손끝을 모아서 끝을 올리고 양 발을 벌렸을 때에 이 중간이 골반이다.

뼈의 중간이다.

본 저자는 노화 즉, 사람의 늙는 비밀을 찾아내게 되었다.

나무를 보면 항상 끝이 마릅니다. 사람도 나무들처럼 양쪽 발끝과 손끝이 말라서 노화가 시작되는 것을 찾아냈다. 그래서 노화를 방지 하려면 제일 먼저 왼쪽 발끝, 오른쪽 발끝부터 말라 있는 것을 '미라클터치'로 누르면 뼈가 말랑말랑 해지면서 노화의 속도가 줄어들게 되어 있다.

손끝도 마찬가지이다. 주변에 주부들의 손끝이 옆으로 삐져나가는 사람이 있다.

이것을 '관절염'이라고 한다. 어떤 명칭이든 뼈를 계속 눌러주면 이 뼈를 제자리로 돌아오게 할 수 있다. 그리고 신경이 죽었던 것이 다시 되살아나게 된다.

자고 일어나면 손이 펴지지 않을 때가 있는가? 손가락 끝이 이렇게 말라서 죽어있는데 무슨 기대를 할 수 있을까? 그것이 발가락에도 적용된다. 여러분들이 양쪽 발가락, 손가락을 눌러주면 예방이 되게 된다. 손가락 끝마디, 마지막 끝마디가 다 포함된다. 골무를 끼면 덮어 씌워지는 부분이다. 손톱이 생기기 위해서는 손톱과 연결된 판이 있다. 판이 있기 때문에 손톱이 생긴다. 손톱 끝 위에도 다 눌러줘야 한다. 그러면 굉장히 아픈 걸 느끼게 된다. 손톱 아래 신경도 다 죽어있어서 그렇다. 죽어있는 것을 '미라클터치'로 누르면 그때 세포가 살아나고 아픈 이유이다. 나중에 살아나면 아프지 않다. 누르면 시원하다. 골반이 손가락 끝까지 미치고 있다는 사실을 여러분이 알고 계시면 좋겠다. 이 골반에 대해서 구체적으로 강의하게 되었다.

제가 연구한 것을 책으로 쓰면 골반 연구를 한 책을 백 권은 쓸 수 있다.

여러분은 이해가 안 되실 수 있다. 여기에서 엄청난 사실이 들어나게 된다.

지금 강의 한 것이 영상으로 공유가 되고 책이 앞으로 발간되면 세상의 의학계가 완전히 뒤집어지게 된다.

우리 사람은 육체 그리고 정신, 영혼 이것이 3합 1체이다.

그래서 육체가 골병이 들어서 병들면 구실을 못하고, 정신이 이상이 생기면 또 구실을 못 한다. 또 영혼에 문제가 생기면 구실을 못한다. 사람이 구실을 하기가 참 힘들다. 어딘가 하나가 이상 있을 수가 있으니까.

그럼 우리가 현재 건강하려면 이 3가지가 3합 1체가 제대로 되어야 한다.

나이가 70대인 사람들은 치매를 다 무서워한다. 치매를 못 고칩니다. 예방도 못 한다. 왜 그러냐면 그것이 '영혼의 문제'라서 그렇다. 의학으로도 현재 현대과학에서도 영혼을 연구하는 코드가 없다. 그것이 이것을 못 고치는 이유이다. 예방도 안 되고 불행한 일이다. 그러나 여러분들은 제 뼈 강의를 들으면 다 예방이 되고 또 치유도 할 수 있다는 사실이다. 또 효과를 볼 수 있다. 그러면 지금 여기서 '골반하고 이것이 무슨 관계가 있느냐?'고 의아해 하실 수 있다. 또 골반을 가지고 100권의 책을 어떻게 쓸 수 있느냐는 실마리를 풀어가면서 강의를 진행하겠다.

6.25가 없었다면 제가 오늘날 골반도 몰랐다.

지금 제가 개척한 분야가 뼈과학 이다. 그리고 뼈의학이고 뼈의술이다.

지금 세상에 아주 뛰어난 의과대학이 많지만 뼈과학을 모르고 뼈의학을 모르고 뼈의술을 모른다. 그래서 사람이 병을 효과적으로 치유하지 못하고 있다. 그 사람들은 6.25를 경험해보지 못했다. 뼈과학, 뼈의학, 뼈의술과 무슨 관계가 있느냐? 이것을 살펴보면 여러분들이 이제 이해를 하시게 된다.

6.25때 피난을 가면서 제가 목격한 것은 무수한 시체를 봤다.

제가 대구에 사는데 수백 만 명의 피난민이 대구로 피난을 내려왔을 때이다.

피난 내려오다 죽는다. 하루에 3구에서 많이 보면 10구까지 시체를 보았다.

저희 집이 컸다. 피난 온 피난민들에게 방을 줘서 재우는데 그러면 피난 오면서 온갖 고생한 것을 다 이야기했다. 나는 그저 재미있었다. 그런데 며칠 집에서 지내다 죽어 버렸다. 갖은 고생을 사선이라고 하는데 이 사선을 넘기 위해서 온갖 고생을 해서 대구까지 내려와 놓고 한 며칠 밥 먹고 이렇게 하다가 죽는 겁니다. 그러니 이 허망한 것을 내가 어린 나이에 보았던 것이다. 이렇게 보니까 '도대체 죽는다는 것이 무엇이냐?' 하는 것을 생각을 안 할 수가 없게 된다.

라디오를 켜놓으면 라디오에서 소리 나고, 끄면 소리가 안 납니다. 고장이 나면 안 나옵니다. 사람이 죽는다는 것은 소위 고장이 나는 것이라고 저자는 어린 나이에 생각을 하게 되었다. 라디오가 고장 나면 고치는 사람을 만나면 고치게 되는데, 이 '고장 난 걸 다시 살리는 방법은 없을까?' 하고 어릴 때 생각을 해봤다. 연구를 하게 되면서 어렸던 나에게 항상 관심은 죽음이었다. 어린이로서 죽음에 대한 호기심이 발동 되는 것이었다. 죽음으로 소꿉장난을 했던 것이다. 그러니 죽음에 겁이 나지 않았다.

어린 아이면서 제일 궁금했던 것이 죽고 난 후가 어떻게 되느냐가 궁금했다.

이런 해답을 얻기 위해 제가 접했던 것이 천주교를 접했고 그 다음에 기독교를 접했다.

그 다음에 불교를 접했다. 그러다 8살 때에 가라데 시범을 보고 큰 전환이 있었다.

맨손으로 막 벽돌을 깨고 기와장을 깨는 것을 보니 보통 사람한테 없는 힘이었다.

'저 힘을 내가 가져야겠다.'라는 생각에 8살 때부터 가라데를 배운 거였다.

가라데를 배우면서 뼈가 중요한 것을 알게 되었다. 왜 그러냐면 뼈는 자꾸 닿을수록 더 강해진다는 사실을 알았기 때문이었다. 보통 사람들은 뼈에 금이 가면 겁을 낸다.

하지만, 무술하면 금이 가도 괜찮다. 금이 가도 겁을 안 내는 것이 금 간곳에 진이 나와서 더 강해지는 것이다. 완전히 부스러지지 않는다면 뼈는 강해지면서 초능력이 나온다는 것을 터득하게 되었다. 일반적으로 현미경을 보고 병을 연구한 사람과 차원이 다른 접근법이었다. 의학으로 병만 연구한 사람은 뼈가 이렇게 금이 가면 겁을 낸다. 뼈는 부스러지지 않는 다음에는 괜찮고 또 바스러져도 굳어버리면 더 세집니다.

골반에는 생명의 법칙이 있다. 골반은 남자보다 여자가 더 발달되어 있다.
여자가 남자보다 수명이 긴 이유가 골반에 있다는 사실을 깨닫게 된다. 여성은 애기를 낳는 동안 골반은 아코디언처럼 벌어집니다. 여기서 저자가 깨달은 **'골반의 힘'**이라는 것은 바로 **'생명을 산출하는 곳'**이라는 것이다. 그래서 골반만 개발하면 내가 살 수 있다는 생각이 들었다. 골반 위에 허리가 있고 골반에 생식기가 있다.
골반은 생명의 본산지이다. 그래서 우리가 생로병사의 비밀을 알려면, 생로병사의 신비를 알려면, 골반을 알아야 하고 죽음의 비밀을 알려면 골반을 알아야 하는 겁니다.
골반에 생식기관이 있으면 배설기관이 같이 붙어있다.
생명이 있는 곳에 항상 죽음도 있는 것이 바로 골반에서 찾아볼 수 있다는 사실이다.
생명을 죽이기 위해서는 골반 밑에 미골이 있고 미골 밑에 항문이 있다.
항문에는 변이 평생 있다. 썩는 것이 나오는 곳이다. 이게 바로 죽음의 산실이고 바로 골반이다. 생식기가 있어서 생명을 만들기도 하고 죽음을 만들어내는 것이 동시에 있는 곳이다. 그래서 골반을 제대로 알고 또 관리법을 알면 엄청난 양의 병을 예방할 수 있고 또 생명을 연장 할 수 있다. '약'이라는 것이 필요 없는 것 이라는 것을 골반을 공부하면 답이 나오게 된다. 여자가 골반이 약하면 반드시 병치레를 많이 하게 된다. 또 애를 놓을 때도 힘이 듭니다. 골반에는 소변, 대변을 방출하고 애기를 산출하는 힘이 있는데 이런 힘을 건강법에 이용하게 하는 것이다. 그것이 바로 **'미라클터치 건강법'**이다. 150년을 거뜬하게 쓸 수 있는 골반을 개발하게 되면 상상도 할 수 없는 일이 생긴다.

왜 골반이 영과 육에 큰 영향을 주게 될까?

난자와 정자는 생식기에서 생산되는데 생식기는 골반에 있다.
난자와 정자가 형성되면서 영혼이 연결되게 된다. 정신이 연결되게 된다. 육체가 연결되게 된다. 여러분들이 '**미라클터치**'를 2년 내지 3년 이렇게 쓰면 다른 사람이 보면 10년 전의 병, 20년 전의 병, 어릴 때의 병이 다 잡힙니다. 정신적 충격을 받았던 것이 다 낫게 된다.

이 골반이라는 곳이 영혼하고 통하고 육체와 정신하고 통하는 것이다.
상처 받으면 골반이 상하게 된다. 상하면 10% 내지 90%까지 상한다.
이것이 외부로 나타나는 것은 걸음걸이가 나빠지고 자다가 통증을 느끼게 된다.
이런 것들을 치유 하다보면 꿈에 여러 영적인 현상이 나타나게 되는 것이다.
골반의 기능적 차이를 보면 여자들은 골반이 흡수하는 능력이 있다. 남자는 품어내는 능력이 있다. 남자는 근육신경이 발달하고 여자는 골격신경이 발달되어 있다.
이를 통해 여자가 오래 사는 이유도 여기 있다.
여자는 받아들이기 때문에 생명을 연장하게 되고 남자는 자꾸 사용한다.
남자는 시장성이라면 여자는 공장성이라고 할 수 있다. 생명을 만들어낸다. 그래서 '골반 하나 가지고 모든 정신적, 육체적으로 총 본산지다.'라고 하게 된다. 그리고 골반에서 생명이 산출되기도 하고 죽음이 동시에 산출되기도 한다. 이것이 바로 '산화철'이다.

여기서부터 산화철이 나오게 된 것이다.
못에 찔리면 파상풍 걸리는데, 파상풍에 걸리면 100% 죽게 된다. 오늘날 과학이 발달해도 못 고치는 것이 파상풍이고 100% 치사병이다. 그것이 뭐냐 하면 바로 산화철이다. 산화철을 인체의 병의 원인이라는 사실을 알지 못하는 게 골반을 연구 안 했기 때문이다. 이제는 골반과 산화철의 관계, 이것만 이야기 하고 산화철을 제거 시키면 상대적으로 건강해지는 것이다. 영적, 정신적, 육체적으로 다 만족할 수 있고, 흡족할 수 있고, 풍족해야 삼족을 만족할 수 있게 된다.

뼈를 알아야 산다-의술혁명

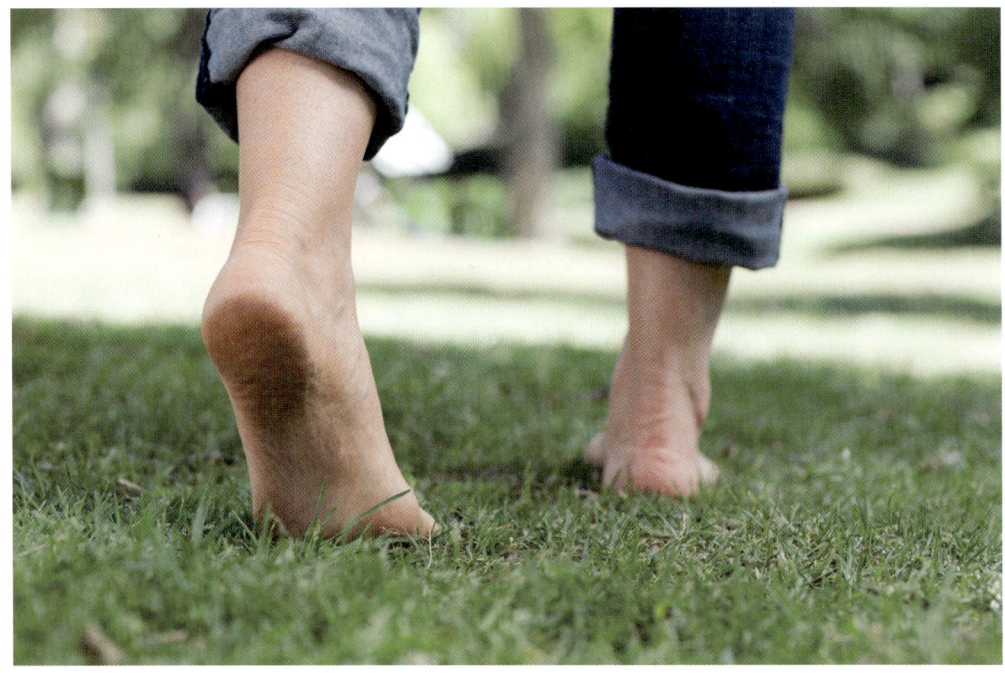

6강 관절

주요 주제
죽어가는 관절에 생기를 넣어주는 '미라클터치'

우리나라에서 주로 관절로 고생하는 환자는 추정해서 500만 명 정도 된다고 본다.

이렇게 퇴행성 관절염, 류마티스 관절염 등 여러 가지 명칭이 있어서 분리해서 치유하고 있는데, 관절염은 쉽게 고치지 못하고 있다. 그러다 보니 수술까지 하는데 수술을 해도 반드시 재발이 된다. 수술 자체가 근본 치유책이 아니기 때문이다.

이번 강의를 통해서 여러 가지 관절에 왜 병이 발생되느냐 거기에 대해서 상식도 얻게 되고 또 스스로 치유할 수 있는 전문지식도 얻게 될 것이다.

몸에는 대관절이 있다. 그것이 바로 고관절이다. 대퇴골에 붙어있다.

50만 명의 관절 환자 중에 한 10% 되는 한 5만 명이 고관절 병으로 굉장히 고생을 하고 있다. 통증이 심해서 잘라내고 쇠를 박아 넣는 사람도 전국적으로 10,000명 이상 넘는 실정이다. 손가락, 발가락에 마디가 있다. 모든 뼈 마디가 있는데 관절 환자가 되면 마디마디가 다 아파온다. 턱 관절도 마찬가지다. 그렇게 되면 사람이 우울증에 빠지게 된다. 통증이 심할 때는 진통제를 먹는 것도 한계가 있다. 나중에는 효과가 나지 않는다. 그러다 보면 뼈 주사를 맞게 되는데 6개월에 한 번에 맞아야 되는데 급하니까 한 달 한 번씩 맞는다. 나중에 이마저도 듣지를 않는다.

관절 통증은 어떤 이해를 하고 어떻게 고쳐야 할 것인가?

뼈의학에서 산화철을 규명 했다. 산화철로 관절의 문제를 찾으면 답이 나오게 된다.

몸에 벌써 류마티스 관절염으로 뼈마디가 옆으로 꺾어진 사람들, 이런 분들은 예외가 없다. 엉치뼈가 안 아픈 사람은 단 한 사람도 없다. 우리나라 사람들이 음식을 필요 이상으로 많이 먹고 또 맛있는 것을 너무 챙긴다. 이것이 관절을 망가뜨리는 원인이 된다. 미국 사람들은 햄버거, 샌드위치를 먹고 후식을 먹는다. 뭔가 허전해서 후식까지 먹는다. 이런 과식이 관절에 그렇게 나쁜 이유이다. 시계보고 밥 때가 되면 밥을 먹는다. 몸에서는 아직 음식을 받을 준비가 안 돼 있는데 자꾸 넣게 된다. 식품영양학과에서 하루에 기본 몇 천 킬로칼로리를 먹어야 된다고 하는데, 하루 종일 일 안

하고 가만히 있는 사람에게는 이런 많은 칼로리가 필요없다. 노는 사람들이 오히려 더 잘 챙겨 먹으려고 한다. 몸 안에는 일정한 양의 음식이 필요하고 사람마다 달라서 반드시 배에서 꼬르륵 소리가 나면 먹어야 하는데 소리가 나기도 전에 다 먹어 버린다. 만약 입맛이 없을 경우 가만히 있어야 된다. 꼬르륵 소리가 나게 되면 입맛이 나게 되어 있다. 꼬르륵 소리가 나지 않고 입맛은 없고 때 되서 먹으면 좋고. 그러다보니 입맛에 자극이 가는 것만 찾게 된다. 이것이 '자살형'이다. 자극이 있는 음식은 대부분 '중독 현상'에 일어난다.

사람은 입맛으로 살아서는 안 되고 몸 맛으로 살아야 된다.
몸 맛이라는 말은 내가 만들어서 여러분은 이해가 잘 가지 않을 것이다.
바로 꼬르륵 소리가 나는 것이 몸 맛이다. 몸이 원하는 것이다.
이것이 관절하고 어떤 관계가 있느냐 하면 엔진 오일을 교체할 때 적정량이 있다. 적정량을 넣어줘야 되지 그렇지 않을 경우 엔진에 이상이 생기게 된다. 엔진 조차도 그러는데 사람 몸은 안 그렇겠는가.
TV를 보다가 먹는 화면이 나오면 채널을 돌려버려야 한다. 필자는 그렇게 한다.
내 앞에 있는 것만 맛있게 먹으면 된다. 필자는 아침을 안 먹은 지 30년이나 넘었는데, 단 새벽 6시 이전에 일어나는 사람은 아침을 먹어야 된다. 8시쯤 돼서 일어날 경우 절대 아침을 먹으면 안 된다. 속을 비워야 한다. 그럼 12시간쯤 되면 속이 다 비워지고 그때 음식을 먹어야 된다.

관절을 파괴시키는 것이 '과식과 산화철'이다. 어떻게 연결되느냐면 식사를 많이 먹으면 대변이 잘 안 나오게 된다. 이상하지 않는가? 먹으면 대변이 많이 나와야 되는데 오히려 나오지 않다니. 과식을 하게 되면 안에서 눌려버린다. 기능장애를 일으키게 된다. 너무 먹어서 그렇게 되는 것이다. 필요한 양이 들어와서 거의 소화가 다 되고 배출이 되야 하는데 배출 기관 장애가 되어버린다. 이렇게 될 경우 꼬리뼈 쪽에서 산화철을 엄청나게 생산하게 된다. 이렇게 생성된 산화철은 전부 골반뼈로 올라오게 된다. 이것이 다 썩어 버리는 것이다. 학교 다닐 때에 음식을 밝히는 애들 보면 눈이 흐리멍텅하고, 음식이 덜 밝히는 아이는 눈이 반짝 반짝 거림을 알 수 있다. 총기가 없어져 버린다. 머리는 생각하려면 비워놓아야 한다. 하지만 배에 음식이 있으면 혈액이 소화한다고 배쪽에 머물러있다 보니 머리가 총명하지 않게 된다.

다시 고관절 이야기로 돌아가서 항문에서 독이 나와서 이 골반 전체에 독이 다 차게 된다. 독이 차오면 고관절에 변독이 쌓이게 된다. 그렇게 되면 썩는 방법 밖에 없다.
고관절 썩는 사람이 굉장히 많다. 검사해보니 썩어있어서 수술을 하게 되고, 수술을 해서 쇠를 넣게 된다. 그래도 통증은 가시지 않게 된다. 나중에는 진통제 중에 제일 강한 것을 사용해도 듣질 않게 된다. 나중에 심하면 집안이 망하기도 한다. 아주 큰 사업하는 사람인데 몇 명이 망했다.

고관절이 아픈 사람은 대부분 90%가 여자이다.
왜 90%가 여자일까. 바로 아기 놓을 때에 산도를 열어주기 위해서 고관절이 벌어지기 때문이다. 그런데 옛날에 8명 이상 10명을 나은 사람들 보면 병이 없다. 건강하다. 그런데 하나에서 둘 놓은 사람들은 그렇게 온갖 병이 많다.
나중에 알고 보니까 고관절이 애 놓기 위해서 자꾸 벌어졌다 닫혔다 하면서 나중에 제대로 맞춰지게 된다. 하지만 애기 한 두명을 낳으면 어긋나있는 상태로 있다가 벌어진 후 제대로 못 들어간다. 산후조리를 몰라서 그렇게 되는 것이다. 산후조리는 뼈를 바르게 맞춰주는 게 산후조리이다. 일반 사람들은 뼈를 연구 안 해서 하는 방법을 모르고 있다.
여러분들 중에 며느리나 딸이나 애 놓고 나면 고관절 주위를 문질러 주는 사람이 있을 수 있다. 이럴 경우 고관절이 제대로 들어가게 된다. 우리가 밥을 씹다가도 혀도 깨물고 볼도 깨문다. 늘 씹는 자기 입인데도 어긋나는 데가 있는 것이다. 하물며 아기는 더 크다. 골반이 아코디언처럼 벌어지게 되는 것이다. 잘못된 산후 조리로 아기 놓고 7일 이 내에 이사 가는 사람이 있습니다. 이 행위는 사람 잡는 행위이다. 짐 들다가 골반이 벌어져 버립니다. 무슨 일 있어도 애기 놓고 30일 이 내에 이사 가면 안 된다. 보통 산모들이 입맛 없다고 딱딱한 누룽지 먹는 경우가 있는데 이빨 다 나가게 하는 행위이다. 뼈가 아직까지 제자리 안 잡힌 상태이다. 뼈 걱정해 준 사람이 잘 사는 사람이다.

현대 사회는 병이라는 것을 도대체 모르고 있다.

지금 양방이나 한방에서도 모르고 있다.

왜 병을 모를까? 병은 눈에 보이지 않는다. MRI와 CT 촬영을 개발할 때는 아주 자신만만했다. 이제는 병을 정복할 수 있다고 생각했다. 장비에서 촬영하는데 돈이 많이 듭니다. 장비에 들어갔다 나왔다 해도 병이 안 찍혀나온다. 이걸 독자분들이 알아야 한다. 병은 인간의 눈에 보일 정도로 그렇게 어설픈 존재가 아니다.

병은 무서운 존재다.

■무릎관절 자가치유법

무릎 뒤 오금부위가 건강한 사람은 편하고 무릎관절에 이상이 있는 사람은 살짝 튀어나와있다. 그러면 이 속에 모든 신경 조직이나 내부의 어떤 것이 부풀어 올라와서 튀어나와있다. 무릎 관절을 고치려면 반드시 제일 처음 무릎 뒤쪽 오금부위부터 시작해야 한다.

· **오금부 마사지** / GH-30000사용

① 오금부의 아래쪽 꺾이는 부분에 '미라클터치'를 데고 위치를 잡는다.

② 시간은 한 3분~5분 정도. 절대로 힘들여서 누르지 말고 얹어 놓는 정도.
③ 한 3분~5분이 지나면 시계 방향으로 반 정도 돌려 다시 얹는다. 한 바퀴를 반복한다.
④ 이런 식으로 한 15분 정도 하면 튀어나온 오금부가 살짝 내려가게 된다.
⑤ '미라클터치' 뒤의 동그란 부분으로 골고루 문질러 준다.
⑥ 마치면 오금부 바깥쪽에도 1~5번을 반복한다.
⑦ 오금부 다른 안쪽도 1~5번을 반복한다.
※ 바깥쪽을 먼저 하는 이유-몸의 안쪽은 오목하고(발) 바깥쪽은 지면과 닿는다. 뼈도 바깥쪽이 먼저 닳게 된다.
※ 안에 케이블 선이 꼬여 있다가 이렇게 돌아가면서 전부 다 풀리게 되어 있다.

이런 무릎 뒤 오금부 마사지를 매일 해줄 경우 관절에 물이 고인 사람이라도 다 수분이 빠져 나가게 된다.

· 무릎 바깥 옆 마사지 / GH-30000사용

① 무릎 바깥쪽에서 무릎과 정강이뼈가 만나는 부분에 '미라클터치'를 데고 위치를 잡는다.
② 시간은 한 3분~5분 정도. 절대로 힘들여서 누르지 말고 얹어 놓는 정도.
③ 한 3분~5분이 지나면 시계 방향으로 반 정도 돌려 다시 얹는다.
④ 한 바퀴를 돌리는 과정을 반복한다.
⑤ '미라클터치' 뒤의 동그란 부분으로 골고루 문질러 준다.
※ 주의-꼭 무릎 옆면과 정강이뼈가 연결되는 튀어나온 부분을 마사지 한다.
※ 심하게 튀어나온 분은 그 뼈를 중점적으로 한 번 더 실행한다.

이런 식으로 한 2, 3달하면 튀어나와 있던 뼈가 안으로 들어간다.
빠른 사람은 한 2주 만에 들어가고 심하게 나온 사람은 3개월 걸린다.

· 무릎 안 옆 마사지 / GH-30000사용

① 무릎 안쪽에서 무릎과 정강이뼈가 만나는 부분에 '미라클터치'를 데고 위치를 잡는다.
② 시간은 한 3분~5분 정도. 절대로 힘들여서 누르지 말고 얹어 놓는 정도.
③ 한 3분~5분이 지나면 시계 방향으로 반 정도 돌려 다시 얹는다.
④ 한 바퀴를 돌리는 과정을 반복한다.
⑤ '미라클터치' 뒤의 동그란 부분으로 골고루 문질러 준다.
※ 주의-꼭 무릎 옆면과 정강이뼈가 연결되는 튀어나온 부분을 마사지 한다.

· 무릎 앞 마사지 / GH-30000사용

① 무릎 앞 튀어나온 부분의 옆 살짝 들어간 부분에 '미라클터치'를 데고 위치를 잡는다.
② 시간은 한 3분~5분 정도. 절대로 힘들여서 누르지 말고 얹어 놓는 정도.
③ 한 3분~5분이 지나면 시계 방향으로 반 정도 돌려 다시 얹는다.
④ 한 바퀴를 돌리는 과정을 반복한다.
⑤ '미라클터치' 뒤의 동그란 부분으로 골고루 문질러 준다. 무릎 수술을 해야 될 정도의 악화된 무릎 관절도 전부 소생이 된다.
근육신경은 완전히 마비됐더라도 뼈신경이 재생되기 때문에 시간이 더 걸린다 뿐이지 한 3개월, 6개월 하면 큰 효과를 볼수 있다.
※ 무릎 관절하고 연결되는 부분의 뼈가 톡 튀어 올라와 있다.

계단을 못 올라가는 사람이 100% 이곳이 빠져 나와서 위 무릎 관절과 충돌이 되기 때문에 굽히고 펴지 못하는 이유다. 이 뼈를 잡고 1~4번의 순서대로 마사지 해준다.

스스로 하는 자가치유는 유난히 아픈 자리가 자기 몸에서 병이 제일 깊은 뿌리가 있다는 사실을 알고 하면 되고 거기에 더 시간을 할애해서 치유하면 놀라운 효과를 얻을 수 있다. 위의 방법으로 계속 반복을 하면 1주일 내지 3개월 후 아무리 악화되었다 하더라도 6개월 만에 호전되었다는 기록이 있다.

■ **발목관절 자가치유법**

· **발목 바깥쪽 마사지** / GH-30000사용

발목 관절을 치유할 때는 바깥쪽 부분이다.
발목이 부어있는 부분이 많을 때 발목 상태가 나쁘다는 것을 의미한다.
① 바깥 발목관절에 자리를 잡는다.
② 시간은 한 3분~5분 정도. 절대로 힘들여서 누르지 말고 얹어놓는 정도.
③ 한 3분~5분이 지나면 시계 방향으로 반 정도 돌려 다시 얹는다.
④ 한 바퀴를 돌리는 과정을 반복한다.
⑤ '미라클터치' 뒤의 동그란 부분으로 골고루 문질러 준다.
※ 문지를 때 발목뼈에서 소리가 난다면 발목이 안 좋다는 증거이다.

· **발목 안쪽 마사지** / GH-30000사용

① 안쪽 발목관절에 자리를 잡는다.
② 시간은 한 3분~5분 정도. 절대로 힘들여서 누르지 말고 얹어놓는 정도.
③ 한 3분~5분이 지나면 시계 방향으로 반 정도 돌려 다시 얹는다.

④ 한 바퀴를 돌리는 과정을 반복한다.

⑤ '미라클터치' 뒤의 동그란 부분으로 골고루 문질러 준다.

※체중을 발목이 감당하는데 복숭아뼈는 베어링 같은 역할을 하는데 몇 십 년 살던 집에서 넘어지는 이유가 발목이 망가져 돌아가지 않아서 이다. 발목이 망가지면 신경이 죽어서 굳어 버리게 된다. 이렇게 치유하면 발목뼈가 재생이 된다.

· 발뒤꿈치 마사지 / GH-30000

사용발목에서 중요한 부분이 뒷꿈치이다.

발목이 놀기 위해서 땅에 부딪히는 부분 이 부분이다. 그리고 필자가 연구해서 찾아낸 것이 있는데, 인체 내에서 전기를 뼈에서 발전한다는 사실을 알아냈고 발전하는 부분이 바로 이 뼈라는 사실을 필자가 알아냈다.

① 발 뒤꿈치에 자리를 잡는다.

② 시간은 한 3분~5분 정도. 절대로 힘들여서 누르지 말고 얹어놓는 정도.

③ 한 3분~5분이 지나면 시계 방향으로 반 정도 돌려 다시 얹는다.

④ 한 바퀴를 돌리는 과정을 반복한다.

⑤ '미라클터치' 뒤의 동그란 부분으로 골고루 문질러 준다.

발 뒤에 굳은살이 많은 사람이 있는데, 발뒤꿈치를 치유해주면 굳은살이 완전히 생기지 않는다. 뒷꿈치의 굳은살이 생기는 이유는 발목뼈가 소위 고사가 되었다고 할 수 있다. 고사가 되어서 근육 세포까지 교체를 못 해 주기 때문에 굳은살이 되는 원리이다.

· 바깥 복숭아뼈 바로 위 / GH-30000

사용발목 자가 치유 할 때 중요한 것이 하나 있다. 바깥 복숭아뼈 위에 무릎 옆쪽과 연결해주는 뼈가 있는데 이 뼈가 중요한 역할을 한다. 이 부분을 누르면 통증으로 악소리를 내는 사람들이 많다. 왜냐하면 이 부분이 다 상해서 그런 이유이다. 발목치유에서 절대 빠지면 안 되는 부분이 이 부분 이다. 마무리 할 때 꼭 해줘야 하는 부분이다.

① 바깥 복숭아뼈 바로위의 무릎과 연결되는 뼈에 자리를 잡는다.
② 시간은 한 3분~5분 정도. 절대로 힘들여서 누르지 말고 얹어놓는 정도.
③ 한 3분~5분이 지나면 시계 방향으로 반 정도 돌려 다시 얹는다.
④ 한 바퀴를 돌리는 과정을 반복한다.
⑤ '미라클터치' 뒤의 동그란 부분으로 골고루 문질러 준다.
　　바깥을 마치고 안쪽도 해준다.

· **안쪽 복숭아뼈 바로 위** / GH-30000사용

① 바깥 복숭아뼈 바로위의 무릎과 연결되는 뼈에 자리를 잡는다.
② 시간은 한 3분~5분 정도. 절대로 힘들여서 누르지 말고 얹어놓는 정도.
③ 한 3분~5분이 지나면 시계 방향으로 반 정도 돌려 다시 얹는다.
④ 한 바퀴를 돌리는 과정을 반복한다.
⑤ '미라클터치' 뒤의 동그란 부분으로 골고루 문질러 준다.

■**꿈치/ 발가락 관절 자가치유법**

발에서 엄지발가락으로 이어주는 뼈와 새끼발가락을 이어주는 뼈가 위에서 봤을 때 많이 튀어나온 사람이 있다. 앞꿈치 치유할 때는 놓치면 안 되는 부분이 이 부분이다.
　또 중요한 부분은 발 날 부분인데 걸을 때 뒤꿈치, 앞꿈치 사이의 발 날 부분이 많이 망가진다.

· **새끼발가락 관절 마사지** / GH-30000사용

① 새끼발가락 첫 마디 관절에 자리를 잡는다.
② 시간은 한 3분~5분 정도. 절대로 힘들여서 누르지 말고 얹어놓는 정도.
③ 한 3분~5분이 지나면 시계 방향으로 반 정도 돌려 다시 얹는다.
④ 한 바퀴를 돌리는 과정을 반복한다.
⑤ '미라클터치' 뒤의 동그란 부분으로 골고루 문질러 준다.

· **발날 마사지** / GH-30000사용

① 발날에 자리를 잡는다.
② 시간은 한 3분~5분 정도. 절대로 힘들여서 누르지 말고 얹어놓는 정도.
③ 한 3분~5분이 지나면 시계 방향으로 반 정도 돌려 다시 얹는다.
④ 한 바퀴를 돌리는 과정을 반복한다.
⑤ '미라클터치' 뒤의 동그란 부분으로 골고루 문질러 준다.

· **엄지발가락 첫 마디 관절 마사지** / GH-30000사용

① 위에서 봤을 때 엄지발가락 첫 마디 바깥으로 불룩 튀어나온 관절에 자리를 잡는다.
② 시간은 한 3분~5분 정도. 절대로 힘들여서 누르지 말고 얹어놓는 정도.
③ 한 3분~5분이 지나면 시계 방향으로 반 정도 돌려 다시 얹는다.
④ 한 바퀴를 돌리는 과정을 반복한다.
⑤ '미라클터치' 뒤의 동그란 부분으로 골고루 문질러 준다.

무좀도 이 치유를 하면 상당한 효과를 볼 수 있다. 왜 그러냐면 무좀 발톱이 썩는 이유가 안의 뼈가 썩어서 발톱 만드는 물질이 안에서 썩어서 나오는 이유이다. 그래서

뼈를 치유하면 전부 정상으로 돌아온다.

다음 앞꿈치에서 마지막 중요한 것이 각 발가락의 첫 마디를 마사지 해준다.

· 각 발가락 첫 마디 관절 마사지 / GH-30000사용

① 위에서 봤을 때 각 발가락 첫 마디에 미라클터치 침 쪽의 하나로 눌러 자리를 잡는다.
② 시간은 한 3분~5분 정도. 절대로 힘들여서 누르지 말고 얹어놓는 정도.
③ 한 3분~5분이 지나면 다음 발가락 마디로 이동한다.
④ 마지막 발가락 마디까지 반복한다.
⑤ '미라클터치' 뒤의 동그란 부분으로 발가락 첫 마디를 왔다갔다 하면서 골고루 문질러 준다.

그 다음 중요한 것이 각 발가락의 안쪽 면 라인이다.
발가락 관절에 문제가 있는 사람은 대부분 여기가 튀어나와 있고 발가락이 굽어 있다.

· 각 발가락 안쪽 면 마사지 / GH-30000사용

① 발을 위에서 봤을 때 각 발가락 안쪽면을 '미라클터치' 침쪽의 하나로 촘촘하게 누르면서 발가락 끝으로 올라온다.
② 마지막 발가락까지 끝나면 발바닥 쪽에서 각 발가락 첫 마디 부분을 '미라클터치'의 침쪽으로 눌러주면서 마지막 발가락까지 진행한다.
③ 한 3분~5분이 지나면 다음 발가락 마디로 이동한다.
   발등 마사지로 마무리를 한다.

· **발등 마사지 / GH-30000사용**

① 발등에 자리를 잡는다.

② 시간은 한 3분~5분 정도. 절대로 힘들여서 누르지 말고 얹어놓는 정도.

③ 한 3분~5분이 지나면 시계 방향으로 반 정도 돌려 다시 얹는다.

④ 한 바퀴를 돌리는 과정을 반복한다.

⑤ '미라클터치' 뒤의 동그란 부분으로 골고루 문질러 준다.

■**팔굽 관절 자가치유법**

팔굽을 치유 할 때는 3부분으로 나눠서 마사지 한다.
1〉팔굽 중앙
2〉팔굽 바깥쪽
3〉팔굽 안쪽

· **팔굽 마사지 / GH-30000사용**

① 1번 자리에 3분 정도 힘들여서 누르지 말고 얹어놓는 정도 데고 있는다.

② 한 3분~5분이 지나면 시계 방향으로 반 정도 돌려 다시 얹는다.

③ 한 바퀴를 돌리는 과정을 반복한다.

④ '미라클터치' 뒤의 동그란 부분으로 골고루 문질러 준다.

※통증을 견딜 수 있으면 찍은 상태에서 흔들어 주면 치유속도가 굉장히 가속이 된다. 속의 뼈가 전부 다 뒤엉긴 상태에서 굳어있기 때문에 찍어서 돌려주면 전부 제자리로 돌아오게 된다.

팔꿈치가 심하게 굳어있거나 산화철이 많이 쌓여 좋지 않은 사람은 딱지처럼 붙어 있게 되어 있다. 딱지처럼 붙어있으면 1번이 나쁘다는 뜻이 된다.

1번 자리가 끝나면 2번, 3번도 ①~④의 순서로 진행한다.

※ 심하게 튀어나온 사람은 반대 방향으로 돌아가면서 해도 된다.

■ 어깨 관절 자가치유법

옷을 입으면 재봉선이 승모근을 따라 어깨뼈로 이어진다.
재봉선이 치유하는 라인과 일치를 한다.

· **어깨 마사지** / GH-30000사용

① 승모근에서 내려오는 가상의 재봉선과 어깨뼈가 만나는 곳에 누르지 말고 얹어 놓는 정도 데고 있는다.
② 한 3분~5분이 지나면 시계 방향으로 반 정도 돌려 다시 얹는다.
③ 한 바퀴를 돌리는 과정을 반복한다.
④ '미라클터치' 뒤의 동그란 부분으로 골고루 문질러준다.

어깨 가운데가 끝났으면 어깨 뒷부분부터 '미라클터치'로 마사지 해준다.

· **어깨 뒷부분 마사지** / GH-30000사용

① 승모근에서 내려오는 가상의 재봉선과 어깨뼈가 만나는 곳의 바로 뒷부분에 누르지 말고 얹어 놓는 정도 데고 있는다.
② 한 3분~5분이 지나면 시계 방향으로 반 정도 돌려 다시 얹는다.
③ 한 바퀴를 돌리는 과정을 반복한다.
④ '미라클터치' 뒤의 동그란 부분으로 골고루 문질러준다.

※모든 힘을 쓸 때 뒤에서 받쳐주는 이유로 병의 뿌리가 뒤에 있기 때문이다.
이 과정이 끝나면 어깨 뒤쪽 더 아래로 내려가서 계속 반복해준다.

이런 과정을 갈비뼈까지 내려와서 마무리 한다. 어깨의 병이 심한 사람은 그 병의 뿌리가 겨드랑이에 있다. 겨드랑이를 반드시 잡아줘야 한다. '미라클터치'로 어떤 조치를 하더라도 효과를 제대로 보지 못하는 이유는 겨드랑이를 해주지 않아서이다.

■ 손목, 손가락관절 자가치유법

· 손목 마사지 / GH-30000사용

① 손등과 팔이 만나는 부분 접히는 부분의 윗부분에 위치한다.
② 시간은 한 3분~5분 정도. 절대로 힘들여서 누르지 말고 얹어놓는 정도.
③ 한 3분~5분이 지나면 시계 방향으로 반 정도 돌려 다시 얹는다.
④ 한 바퀴를 돌리는 과정을 반복한다.
⑤ '미라클터치' 뒤의 동그란 부분으로 골고루 문질러준다.

손목 가운데를 하고 나면 그 다음에 손날 쪽 손목뼈를 ①~⑤순서로 반복한다.
이 과정이 끝나면 손날의 반대쪽 손목도 ①~⑤순서로 반복한다.
이 과정이 끝나면 손목을 뒤집어 안쪽도 같은 방법으로 ①~⑤로 반복한다.
손목이 끝나면 손목을 위에서 봤을 때 손목 바깥에 볼록하게 튀어나온 뼈에서부터 팔꿈치까지 ①~⑤순서로 반복한다.
마지막으로 사람의 몸의 뼈가 말라 들어갈 때 반드시 끝부터 말라 들어가게 된다. 그래서 손등을 본 상태에서 손가락과 손바닥 연결되는 마디부터 손가락 끝 쪽으로 '미라클터치' 뾰족한 부분으로 꼭꼭 누르면서 손가락 끝으로 올라오고 손가락 사이사이의 손가락 면을 '미라클터치 침'으로 문질러 준다. 손등을 눌러주면서 마무리를 한다.

뼈를 알아야 산다-**의술혁명**

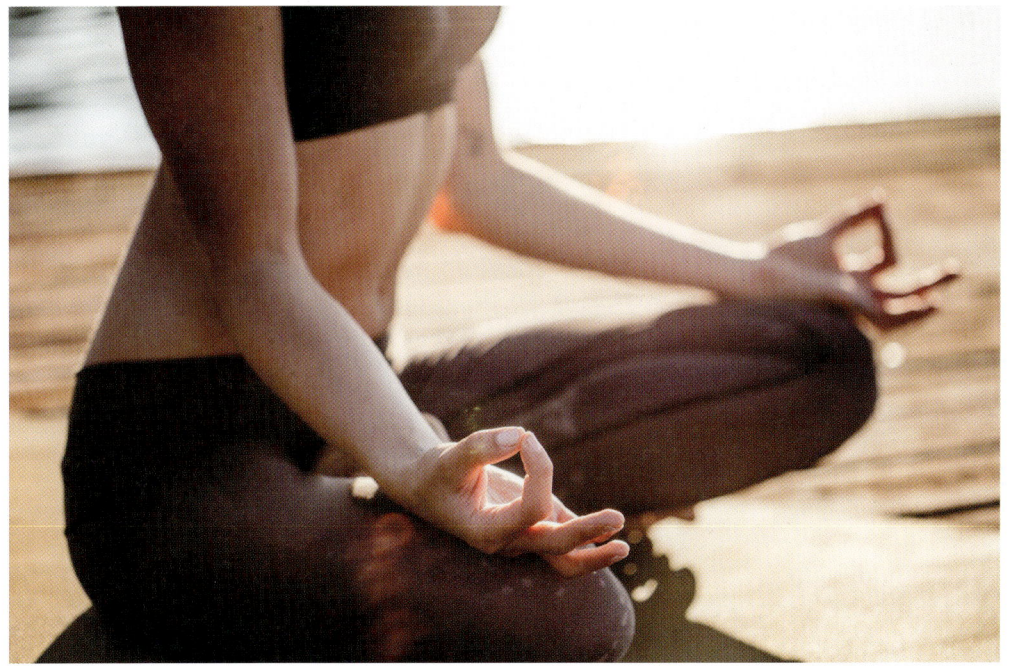

7강 당뇨·고관절·복부
자가치유법

주요 주제
당뇨병의 원인을 알면 누구나 건강해질 수 있다.

■ 당뇨 자가치유법

몸 안에 산화철이 있으면 죽는다. 이 산화철이 몸에서 발생하는 전기를 망치고 있는 것이다. 산화철은 몸 안의 전기를 발전을 못하게 한다. 산화철이 끌어오를 때 산화철을 차단하면 생명이 다시 재생된다. 엄청난 일입니다.

산화철이 용암처럼 부글부글 끓을 때 차단하면 다시 생명이 소생이 됩니다.

여러분이 이런 생명법칙을 알고 일상생활을 하면 여러분 자신의 목숨도 구하고 또한 집안에서 같이 생활하는 가족 중에 누군가가 숨이 넘어가면 응급처치를 할 수 있게 된다. 생명의 신비는 전기다. 그리고 질병의 죽음의 비밀은 산화철이다.

생과 사는 서로 다툰다. 사가 이기면 생이 죽고, 생이 이기면 사는 밀려나간다.

우리 몸은 생사투 즉, 몸은 생과 사의 싸움이다. 어떤 쪽이 밀리느냐, 생이 왕성하면 건강하고, 사가 왕성하면 병에 걸린다. 그러나 나중에 죽어버린다.

우리의 평균 수명은 150년인데 그 이전에 죽는 것은 산화철이 몸 안에 퇴적이 되어서 죽음의 원인을 만들기 때문이다. 이 부분을 어떻게 컨트롤하느냐에 따라 여러분이 건강하거나 또 병에 걸리거나 아니면 오래 살거나 또는 일찍 죽는 사람이 된다.

당뇨환자 1000여 명을 치유해 봤는데, 당뇨는 경증, 중증, 종증이 있다.

경증은 180 전후, 중증은 300 전후, 종증은 400 전후를 말한다. 아주 심한 상태이다. 경증일 때는 보통 3개월이면 완치가 된다. 그리고 종증 일 때는 12개월 걸린다. 경증이 완치 되면 105에서 110사이를 유지한다. 300 전후의 중증도 12개월 지나면 105나 110사이를 유지한다. 먹을 거 다 먹고 운전을 하게 되고, 떡, 커피, 갈비등 먹을 거 다 먹고 고치게 된다. 필자는 이 말에 책임지는 사람이다. 이렇게 치유를 해왔기 때문이다. 종증은 36개월이 걸린다. 3년 정도를 잡는데 105에서 110을 유지하게 된다.

술 좀 마시고, 자기 먹고 싶은것 다 먹으면서 치유한다.

경중을 치유하는 방법은 위에 설명한 발목 관절 자가치유법이 이에 해당된다. 180 전후인 사람은 '미라클터치'로 발목을 집중적으로 관리하면 3개월만에 호전 된다.

치유된 사례를 보면 17세 학생인데, 180 전후 였다. 발목을 '미라클터치'로 3개월 자가치유해서 호전 되었다.

300 전후인 사람은 발목관절 치유에 무릎관절, 고관절 '미라클터치 치유법'을 쓰면 증상이 호전 된다.

종중인 사람은 즉 300에서 400사이의 사람은 발견되는 것이 있는데 반드시 복부를 만지면 배가 단단하다. 만약 배가 단단하지 않으면 배가 벌떡 벌떡 뛴다. 심장 뛰듯이 뛴다. 이것을 현대의학은 존재를 모른다. 이것이 몸 안에 들어와 있는 병마이다.

그 병마에게 에너지를 주기 위해서 복부에 자리 잡고 있는 것이다. 병한테 필요한 에너지가 우리가 보통 소화해서 나오는 에너지와는 다르다. 그렇기 때문에 이 병에게 먹을 것을 보내기 위해서 배 안에 자리 잡고 있다. 아주 수박처럼 단단해 있으면서 에너지를 가져오거나 아니면 굉장히 파워가 쎈 병마는 안에서부터 깨기 시작합니다.

여자 분들은 애기 발길질과 비슷해서 임신했다고 할 정도이다. 어느 병원에 물어봐도 아는 사람이 없을 것이다. 배가 동맥이 뛰는 것 같다는 정도 밖에 알 수 없다. 배 안에 동맥이 있을 수가 없다.

400 이상 되는 환자를 치유시킨 필자만이 알고 있는 것이다.

나만 알고 있는 것이 아니라 여러분들도 알게 해드리겠다. '미라클터치'로 계속 눌러주면 더 세게 뛰기 시작한다. 하루에 반드시 2시간 이상을 '미라클터치'로 눌러주어야 한다. 오른쪽에서 뛰는 걸 계속 눌러주면 사라졌다가 다시 왼쪽으로 뛰게 된다. 1년 정도 치유하고 나면 에너지가 구렁이처럼 배 안에서 돌아가는 것을 느낄 수 있다.

당뇨가 300에서 400으로 올라가면 비밀이 있다. 안에서 분비물을 낸다.

당을 인체에서 분해하지 못 하도록 분비물을 낸다. 거머리가 사람 몸에 붙으면 분비물을 내는데 혈액이 응고되지 않도록 하기 위해서이다. 배 안의 독충이라고 할 수 있는데 에너지를 많이 빨아들기 위해서 분비물을 내고는 당을 분해 못하도록 하는 엄청난 비밀이 있다. 3년을 치유해야 배 안의 병마가 죽는다. 그러면 당수치가 105로 떨어진다. 먹고 싶은 것 무엇을 먹어도 관계없이 105를 유지한다.

앞으로 여건이 된다면 '당뇨치유센터'를 만들 계획이다.

보통 당뇨치유센터는 못 먹게 해서 당 수치를 조절하는 게 대부분 이다.

필자는 먹고 싶은 것 다 먹으면서 치유해야 된다고 본다.

당이 벌써 200만 되면 그때부터는 먹고 싶은 것을 못 먹는다. 사는 게 고역이 될 수밖에 없다. 그러니 당뇨가 600되는 사람을 치유해서 먹고 싶은 것 다 먹게 해주는 것이 훌륭한 일이라고 자부할 수 있다. 여러분도 할 수 있다는 사실이다. 관절 치유법이 당뇨 300위를 오르는 사람에게 전부 해당된다. 여러분이 왜 당뇨병 치유를 못 하는 이유는 당을 분해를 못 해서 이다.

필자가 알아낸 사실은 '**뼈에서 전기를 발전한다.**'는 사실이다.

어디서 발전하느냐면 발목의 뒤꿈치에서 발생한다. 우리가 걷는 것이 좋다고 하는 이유는 걸으면서 충격이 돼서 발전이 되기 때문이다. 단 뼈가 다 망가진 사람이 걸으면 안 되고 뼈를 고쳐놓고 걸어야 한다. 모든 부분의 관절은 변압기 역할을 한다. 우리 몸의 뼈와 뼈가 연결되어야 하는데 연결 될 때 전기가 옮겨 다녀야 한다. 이것이 몸의 전압에 의해 조절이 된다.

수에즈 운하도 물의 높이 차이에 의해 배를 이동하는 것처럼 뼈 사이에 전기가 통해야 하는데, 관절에서 전압을 조절해서 전기를 보내는 그런 역할을 한다. 위에서 이야기했던 것처럼 관절을 여러분이 완전히 알고 '**미라클터치**'를 접하게 되면 몸에 병이 모두 없어져 버린다.

주로 당뇨병 환자는 발가락부터 썩는다. 그것이 바로 필자가 연구한 것이 100% 맞다는 의미다. 발꿈치에서 전기가 발생하면 발끝으로 갔다 다시 들어와야 한다.

나무 잎이 마르면 꼭 끝부터 마르기 시작한다. 사람도 당뇨가 시작되면 바로 발가락이 끝부터 마른다. 전기가 다시 흐리지 못해서 그렇다. 그래서 세포가 썩기 시작한다.

그래서 발의 발전소를 고치면 전기가 전부 재가동이 된다.

우리가 현재 음식을 먹게 되면 당수치가 400까지 올라가는 게 정상이다.

필자는 600넘던 사람이 딸기를 설탕에 찍어먹고 도너츠위에 설탕시럽 발라 먹어도 105가 되도록 하는데 그 이유는 바로 **뼈**가 전기를 발전해서 당을 전부 다 분해하도록 하기 때문이다. 인체 모든 기능은 전기에 의해 작동한다. 더군다나 당을 분해하는 것은 전기가 아니면 할 수 없다. 이 사실에 여러분이 이제 눈을 떠야 한다.

전기와 산화철. 산화철이 생기면 쇠가 녹 쓴다.

염분과 철분은 불과분의 관계이다. 철분에 전기가 가려면 염분이 없으면 안 된다.

염분 없이는 철분에 전기가 들어가 옮겨지지가 않는다. 철분이 많아도 염분이 있어야 전해질을 움직이는 것이다. 전기가 돌아가는 것이다. 그러나 너무 많이 먹어버리면 철분이 삭아버린다. 소금을 캔에 담다두면 캔이 썩어버리는 이치다.

우리나라 사람들은 염분은 원래 많이 먹고 있다.

이미 우리 음식에 먹을 만큼 다 들어있다. 좋다고 해서 더 먹는 사람도 있다.

사실은 완전히 자살행위이다. 숯이 정화를 한다는 사실을 많은 사람들이 알고 있다. 이 사실은 간장을 담궜을 때만 해당된다. 이 사실을 모르고 숯을 방에 두면 숯가루가 몸에 얼마나 안 좋은지 여러분은 모른다.

  몸에 제일 해로운 것이 탄소이다. 세계 보건기구에 의하면 지금 아시아 지역에 암 환자가 제일 많다. 이 이야기를 접하고 필자는 답을 찾아냈다.
  사람들은 고기를 구워먹을 때 바삭한 식감 때문에 일부러 태워서 먹기도 한다. 필자가 아는 사람 몇 명은 이렇게 먹다가 비명횡사를 했다. 이유는 탄소가 들어가서 혈관을 타고 뼈 속으로 들어간다. 연탄가스를 마시면 일산화탄소가 헤모글로빈의 응축을 막게 된다. 이런 현상이 몸에서 발생하는 것이다. 탄소가 뼈 속으로 들어가면 뼈 속의 골수가 들러붙어버린다. 그러면 암이 발생하는 것이다.

  몸이 심하게 체하면 숯가루를 먹으면 효과가 있다. 이 비밀을 여러분들이 알아야 한다. 몸 안에 병마가 있다. 병마가 제일 좋아하는 것이 숯가루이다. 체했을 때 숯가루를 먹으면 병마가 좋아한다. 그래서 체한 것이 누그러지는 것이다.
  순간적으로 좋아지는 느낌에 여러분들은 속고 있는 것이다.

  21세기에 살고 있는 우리들은 근본적인 것을 생각해야 한다.
  근본을 치유하고 병을 끝내야 한다. 걸러주는 역할을 하는 정도의 숯은 일부 좋다. 그런데 숯 자체는 아니라는 말을 하고 싶다.

  당뇨 종증인데 안 눌러도 뛰는 사람들이 많다. 병마에게 에너지를 대주는 젖줄 같은 역할을 한다. 누구도 못 고친다는 종증의 당뇨를 필자가 고치는 이유는 배 안의 병마를 없애서 고치기 때문이다. 병마를 없애버리면 병들이 굶어죽는다.
  사람들은 병을 살아 생전에 못 고치고 거의 다 죽는다.
  필자는 그것이 너무 싫었다. 반드시 필자가 고치겠다는 생각을 하고 찾아내게 된 것이다.

사람이 죽지 않고는 못 고치는 병이라는 말을 용서 할 수 없었다.

사람이 인체가 필요한 에너지와 병체가 필요한 에너지가 다르다는 사실을 알게 되었다.

'복제'라는 말이 있다. 이 복제 기술을 이미 병체가 수천 년을 앞서가 있다.

인체를 복제를 해서 몸 안에 살아있다.

여기까지 깨닫다 보니 몸 안에서 병체에게 에너지를 공급하는 것을 찾아내게 되었다.

몸 안의 병체가 먹고 사는 법이 있을 것이라는 생각이 들었다. 육식 좋아하는 사람, 채식 좋아하는 사람이 있듯이 사람도 식성이 다른데, 병들도 식성이 다를 것이라는 생각을 하게 되었다. 원자재를 배에서 뽑아내서 자기들 입맛에 맞게 맞춰서 공급한다는 것을 알게 되었다. 뇌를 공격하는 병과 발가락을 공격하는 병의 식성이 달랐다.

'담'이라는 것이 있다. 이 담은 온 몸을 돌아다닌다. 또는 스물스물 기어 다니는 느낌이 들기도 한다. 병체의 형태는 갯지렁이처럼 생긴 것에서부터 낙지 같이 생긴 것도 있고 구렁이처럼 생긴 것도 있다. 당뇨가 300넘어가는 사람은 구렁이가 크다. 도둑을 제압하려면 그 도둑을 알고 눈치를 주면 도둑당하는 것을 예방할 수 있듯이 필자의 강의를 듣고, 책을 보고 병을 보면 병이 제압을 당한다. 병을 알고 보면 병이 도망을 가버린다. 이런 부분을 모르는 의사들은 고칠래야 고칠 수가 없다. 본인 스스로가 답답할 것이다. 병마의 굵기는 작으면 장어 정도의 굵기가 있고 제일 굵은 병마는 종아리 굵기 만한 병마를 봤던 적이 있다. 나중에 배 속에서 틀기도 했다. 필자가 방범대장을 치유했는데, 큰 병마가 배에서 올라오는 것을 보고 가운데를 탁 치니까 머리가 반으로 쪼개져서 양 옆으로 박히는 것을 보았다. 사람들이 필자는 명의가 아니라 신의라고 하는 경지에 오른 이유가 여기에 있다. 이런 것들이 배 안에 들어있으니까 어떻게 하지를 못하고 당하기만 당해왔다. 치유방법은 병마가 시달리게만 하면 된다. 어릴 때 어른들을 보고 한심했었다. 사람이 있고 질병이 있는데 질병이 사람을 괴롭히는 것을 보았다. 하지만 사람이 질병을 괴롭히는 방법을 모르는 것이다. 이런 모습들이 어린 나이의 무술을 배운 필자의 눈에 보였다. 질병이 사람을 노예처럼 두들겨 패는 것 같이 보였다. 그것이 통증으로 나오게 된다. 나중에 지근지근 밟히면 반신불수가 되기도 한다. 통증이 심해지면 지팡이를 짚거나 휠체어를 타는 단계로 가게 된다. 그러다 죽게 된다. 이 짓을 당하는 데에도 인간은 눈도 한 번 흘기지 않는다. 이런 모습을 볼 수 없어서 연구를 시작하게 되었다. 질병을 쳐야한다. 병을 고치자는 게 아니다. 생각을 바꿔야 한다. 여러분의 발 뒷꿈치는 다 뼈 떡이 되어있다고 봐도 된다. 망가진 곳에 띠가 둘러져있는데 계속 '미라클터치'로 문질러주면 뼈세포가 재생이 된다. 건강의 원리를 알고 나면 건강 만큼 지키기 쉬운 게 없다.

다음의 뜻을 알면 무병장수, 불로장생을 하게 된다.
너무 쉽게 병에 걸린다. 너무 빨리 늙는다. 너무 일찍 죽는다.
이런 것들이 못 마땅해서 인류의 역사를 바꿀 새로운 뼈 의술을 만들게 되었다.

■ 고관절 자가치유법

① 고관절 치유할 때는 엎드린 상태에서 반드시 미골을 먼저 잡아주고 '미라클터치'를 눌러준다. (필자는 GH-30000을 사용했다.)
② 시간은 길수록 좋으나 최소한 5분 정도가 좋다.
③ 5분 후 위치를 약간 옆으로(1cm) 이동해서 다시 5분 정도 눌러준다.
④ 골반 끝까지 이동했다면 가운데를 중심으로 반대로 넘어가서 5분 정도 눌러주면서 옆으로 이동한다.
⑤ 골반 끝까지 이동했다면 미골 중심에서 위로 올라오면서 5분씩 눌러준다.

⑥ 허리까지 올라오면 5분씩 눌러주면서 양 허리로 이동한다.
⑦ 반대쪽 허리까지 가게 되면 '미라클터치'의 둥근면으로 골반 전반을 골고루 문질러 준다.

항문의 독이 고관절과 대퇴부에 퍼져서 쌓이게 된다. 병이 심한 사람일수록 골반뼈가 울퉁불퉁한데 변독에 상해서 촛물 녹은 것처럼 되어버린다. 이 부분을 알고 해결해야만 대퇴골의 산화철이 빠져나간다.

■ 복부 자가치유법

양 갈비뼈의 아래 끝부분과 골반(대퇴골의 맨 윗 부분)에 병이 4군데 포진을 하게 된다.(필자는 GH-30000을 사용했다.)

당뇨가 심하거나 병이 심한 사람은 양 갈비뼈가 솟아오르게 된다. 오른쪽에 병이 있는 사람은 오른쪽이 더 올라오고 왼쪽에 병이 있는 사람은 왼쪽이 더 올라온다.

약한 뼈에 병들이 기생을 한다.
① 복부 들어가기 전 갈비뼈를 먼저 '미라클터치'로 5분 정도 눌러준다.
② 갈비뼈 후 요골을 5분 정도 눌러준다.
③ 5분 후 명치 아래 배 가운데 쪽으로 옮겨 5분 정도 눌러준다.(힘을 조금 주어도 된다.)

뼈를 알아야 산다-**의술혁명**

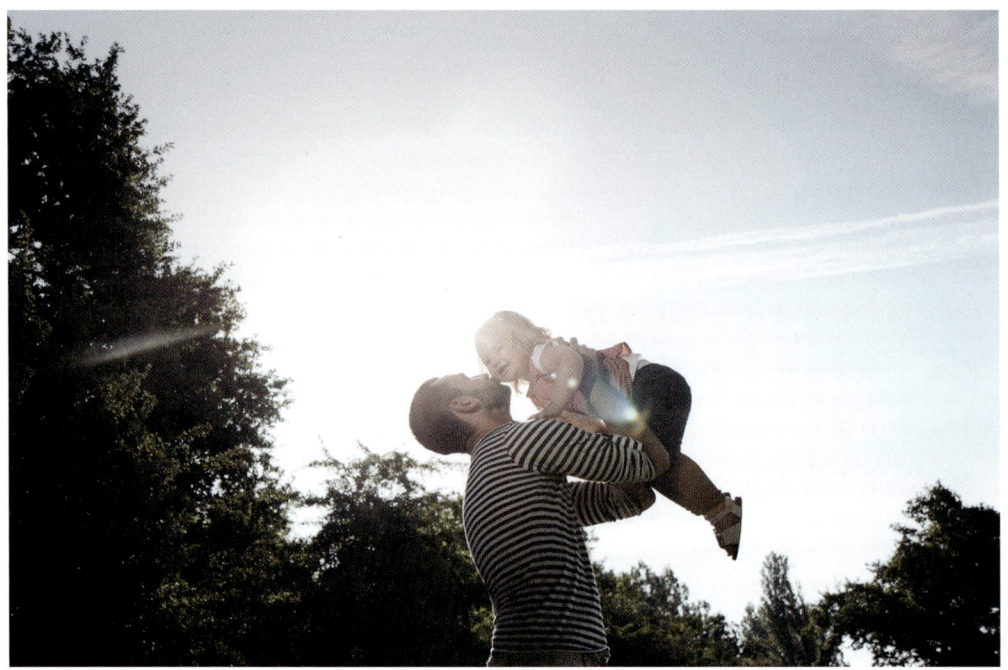

8강 얼굴

제일 관심이 많은 데가 얼굴이다. 서울 강남의 성형외과 의사들이 돈을 제일 많이 번다. 공항 면세점에 가면 화장품이 제일 많다. 물건 중에 얼굴에 관한 것이 많다.

대부분 얼굴을 보면 전부 표면에 대해서 관심을 가지고 있다. 그러나, 표피 밑을 연구 한 것이 그렇게 많이 나와 있지 않다. 필자는 무술을 하는 사람인데 무술을 하면 아주 심오한 얼굴에 대한 연구를 하게 된다. 왜냐하면 얼굴에는 칠공급소가 있다. 두 눈, 코구멍 두 개, 두 귀, 입이다. 칠공급소를 연구하면 인체의 엄청난 비밀을 알게 되고 또 건강의 절대적인 이론과 실질적인 치유법을 알게 된다.

먼저 눈에 대해서 보자.

사람은 시력으로 문제가 많다. 어린 애도 안경을 쓰고 많은 사람이 안경을 쓴다.

시력으로 문제가 되는 것이 근시, 원시, 난시, 비문증, 백내장 등이 있다.

필자가 그런 칠공급소를 연구 하면서 무공을 알았는데, 그러면 무술을 하지 않는 일반 사람은 이런 것을 어떻게 하면 혜택을 받을 수 있을지 고민을 했다.

총 뼈를 연구를 한 것은 50년인데, 그 중 30년은 일반적으로 무공 없는 사람들도 이런 시력을 교정하는 방법을 필자가 연구해서 완성을 했다. 자세한 내용으로는 그것을 어떻게 하면 시력을 회복하느냐, 또 눈을 치유하느냐 이런 것을 적어보려고 한다.

그 다음에 코가 있다. 코도 보면 급소가 있다.

급소가 있는데 또 무술달인을 보면 축농증이라든지 비염등 이런 것이 전혀 없다.

역시 무공이 없는 사람들도 축농증, 비염, 알러지까지 치유하는 방법을 알려주고자 한다.

다음은 귀부분인데 50넘어 부터 보청기 끼는 사람이 있는데 60, 70, 80 넘어서 보청기 끼는 사람이 많다. 또한 무공하는 사람은 보청기를 낀 사람이 없다. 내가 연구한 이론으로 보청기를 끼고 있는 사람도 보청기를 끼지 않고 청력을 회복하는 것을 자세히 알려드리려고 한다.

다음은 입인데 보통 나이가 들면 목소리가 작아진다. 또 갑상선 등의 병이 생기고 입 안에 침이 안 나와서 애를 먹는 사람도 있고 또 혓바닥이 갈라지고 구강 위생에 문제가 생기게 된다.
이것 또한 치유방법을 알려드리고자 한다.

그 다음에 치아.
나이가 들면 양치질 잘 해왔더라도 풍치, 충치가 생기고 또 턱관절 때문에 문제가 생기고 나중에 잇몸뿌리를 흔들게 된다. 이럴 경우 치통으로 고생하는 경우도 많다. 이런 것을 아주 쉽게 자가 치유할 수 있는 방법을 알려드리고자 한다.

다음으로 이중턱, 얼굴 처짐현상도 같은 얼굴 범주에 속하기 때문에 같이 해결방법을 알려드리고자 한다.
마지막으로 피부의 검버섯, 잡티, 잔주름 등을 얼굴과 관련된 치유법으로 알려드리고자 한다.

· **얼굴-눈**

눈은 어떻게 여러 가지 병이 있다.
수술하지 않고 눈의 병을 100% 치유하고 좋은 시력을 유지할 수 있을까?
눈에 여러 가지 증상이 있는데 그 증상이 따라서 치료법이 일일이 다르지는 않다.
이 치유는 어떤 이론적으로 끝난 것이 아니고 100% 이것이 성공을 했던 사례가 있기 때문에 이를 근거로 해서 이야기를 하고자 한다. 시력 저하의 원인으로 원시, 근시, 난시, 여러 가지 백내장, 녹내장 생기는 이유는 다음에서 찾아볼 수 있다. '안구'라고 하는 부분인데 안구가 조절이 안 되기 때문에 근시, 원시, 난시가 생기게 되고 이 안구 속의 노폐물이 있는데, 안구 노폐물이 안구 밖으로 배출이 안돼서 백내장, 녹내장 등 병이 생긴다. 의학에서는 뼈를 연구를 하지 않음으로 안구 속에 있는 노폐물을 배출시키는 방법을 알 길이 없다. 그런데 우리가 사실 눈을 비비는데 눈알을 비비는 건 아니고 비비다보면 주위의 뼈를 터치하게 됩니다.

안구를 움직이기 위해서는 이 주위의 뼈, 여기가 가장 골자가 됩니다.
① '미라클터치'의 둥근 부분을 이용해
　　-얼굴은 기본형을 사용해도 된다
　　- 코와 가까운 안구 쪽을 꾹 눌러 준다.
② 한 자리를 눈을 감고 눈을 누른다. 한 30초에서 1분 정도 누른다.
③ 30초는 1분 정도 지나면 0.5cm로 옆으로 옮긴다.
④ 이런 순서로 안구 한 바퀴를 돈다.

이 과정이 끝나면 안구 위의 눈썹이 있는 뼈를 **'미라클터치'**로 마사지 해준다.
① '미라클터치'의 둥근 부분을 이용해
　　-얼굴은 기본형을 사용해도 된다
　　- 코와 가까운 눈썹있는 뼈를 꾹 눌러 준다.
② 한 자리를 눈을 감고 눈을 누른다. 한 30초에서 1분 정도 누른다.
③ 30초는 1분 정도 지나면 0.5cm로 옆으로 옮긴다.
④ 이런 순서로 안구 한 바퀴를 돈다.

이 과정이 끝나면 눈썹 위의 뼈를 **'미라클터치'**로 마사지 해준다.
① '미라클터치'의 둥근 부분을 이용해

- 얼굴은 기본형을 사용해도 된다
- 코와 가까운 눈썹 위쪽을 꾹 눌러 준다.

② 한 자리를 눈을 감고 눈을 누른다. 한 30초에서 1분 정도 누른다.

③ 30초는 1분 정도 지나면 0.5cm로 옆으로 옮긴다.

④ 이런 순서로 안구 한 바퀴를 돈다.

모든 과정이 끝나면 지금까지 해온 부위를 둥근 부분으로 가볍게 문질러 준다.

이 과정이 딱 끝나고 나면 벌써 눈이 시원함을 느낀다. 눈이 안 보였을 때 부비는 정도보다 앞선 방법이다. 바로 뼈가 눈알을 움직이는데 눈알의 불순물이 뼈가 뽑아내게 됨을 뼈과학 연구소에서 밝혔기 때문에 이런 치유법이 나온 것이다.

그 다음에는 관자놀이 마사지 인데 우리가 안경을 꼈을 때 안경이 지나가는 자리가 **'마사지 자리'**이다.

① 관자놀이부터 시작을 하는데 30초 정도 **'미라클터치'**의 둥근 부분(기본형)으로 눌러주고

② 그 다음에 약간 뒤쪽 0.5cm 정도 옮겨서 눌러준다.

③ 이런 과정을 반복해서 귀 뒷부분 볼록하게 튀어나온 뼈까지 진행해준다.

이 과정이 끝나면 관자놀이 아래로 내려와 눈 아래에서 다시 시작해서 ①~③을 반복하면서 귀 뒤로 넘어간다. 이 과정이 끝나면 관자놀이 위로 올라가 눈 위에서 다시 시작해서 ①~③을 반복하면서 귀 뒤로 넘어간다. 마지막으로 지나간 면 전체를 둥근 면으로 문질러준다.

우리는 음식을 씹습니다. 하루 세 끼를 먹죠. 나중에 간단한 칩을 하나 먹더라도

씹을 때 관자놀이가 움직인다. 이것이 바로 시신경을 파괴한다. 한 60, 70년 이렇게 씹다 보면 관자놀이 뒷부분 평편한 면이 다 골병이 든다. 그래서 눈 안구의 쌓이는 노폐물을 뽑아내지를 못한다. 이 방법으로 안구 안의 노폐물이 나오면 눈이 아주 시원해지고 기능이 정상으로 된다는 사실을 알게 된다.

그 다음에 세 번째 마시지 해야 할 부분은 이마이다. 무엇을 볼 때 이마가 시신경을 움직인다는 사실이다.
① 이마 경우도 우측 관자놀이를 시작으로 해서 30초 정도 '미라클터치'의 둥근 부분(기본형)으로 눌러주고
② 그다음에 약간 좌측 0.5cm 정도 옮겨서 눌러준다.
③ 이런 과정을 반복해서 이마 좌측 끝까지 간다. 다시 시작점보다 살짝 위에서 ①~③을 반복한다. 이마는 가상의 세 줄을 그어 세 줄을 이동한다.

그 다음에는 안구를 마지막 움직여주는 데가 숨골(머리 뒤쪽 머리뼈가 끝나고 목과 이어주는 움푹 들어간 곳)이다. 숨골을 가로 방향으로 세 줄 정도를 눌러주고 문질러준다.

그러면 안구 시신경이 움직이지 않고 있다가 주위 뼈로 움직이면서 활성화 돼서 근시, 원시, 난시가 전부 조절이 된다. 노폐물이 전부 다 빠져나온다.

필자의 말을 들은 사람은 안경을 다 벗었다는 사실.

여러분이 한쪽 눈을 우선 마사지를 하면서 하루를 보내고 다음 날 비교를 하면 근본적인 시력의 차이를 알 수 있다.

· **얼굴-코**

필자가 보기에 냄새 못 맡는 사람도 많다.

알러지 또 축농증, 비염 이런 것들로 수술해도 또 재발이 되고 또 용하다는 의사 찾아가도 별 효과를 못 보고 있던 사람이 필자에게 고맙다는 말을 하게 된다.

코는 근육이다.

코는 사실 엄청난 역할을 한다는 것을 여러분은 알아야 한다.

코에서는 면역 능력 물질이 나온다는 사실을 필자가 찾아냈다.

알러지의 경우 '**미라클터치**'로 마사지하면 아주 빠른 시간에 치유가 된다.

몇 년씩, 몇 십 년씩 알러지로 고생하는 사람이 어처구니 없이 낫게 되는 경우가 콧구멍을 알아서이다. 우리가 호흡을 하면서 모든 먼지나 세균이 들어오게 된다.

이런 것들을 막아내는 곳이 코인데 이곳에 방어선이 쳐져있다고 보면 된다.

면역이 떨어지면 알러지가 생기고, 충농증이 되고 염증이 생기면 비염이 된다.

① 눈 가까이의 콧등 뼈에서 시작해서 둥근면으로 꾹 눌러준다.

   (필자는 기본형을 사용했다.)

② 0.5cm 아래로 이동해서 다시 꾹 눌러준다.

③ 코뼈까지 내려오면 뺨 위의 광대뼈를 따라 바깥쪽으로 둥근 면으로 눌러준다.

④ 콧등 날을 따라 내려오면서 둥근 면으로 눌러준다.

⑤ 다 끝나면 전체적으로 골고루 문질러주고

⑥ 마지막으로 코뼈가 끝나는 부분을 코 외부에서 45도 정도 깊숙이 눌러주는 것을 3번 반복한다.

⑦ 반대쪽으로 넘어간다.

이렇게 하면 코가 막혀서 숨을 입으로 쉬는 사람도 금새 뚫려버린다. 몇 달을 지속하면 알러지도 완치된다. 전기를 넣어주는 '**미라클터치**'로 코마사지를 하면 뼈세포가 재생이 돼서 면역력이 생겨 스스로 강해지는 역할을 한다. 냄새 못 맡는 사람은 이런 방법으로 몇 달을 하면 신경이 다 살아나 버린다. 신경이 예민하다 과해서 과민한 사람들도 이 방법을 계속 하면 심신이 안정이 된다. 인체는 작더라도 위험한 소리에는 반응하고 쓸데 없는 소리에는 반응을 하지 않게 되는 신비함이 있다. '**미라클터치**'로 마사지를 하면 자연반응능력은 개발되고 쓸데없이 과민한 능력은 안정이 된다.

머리를 양 옆으로 감싸고 씹는 것처럼 턱을 움직이면 연동작용으로 머리까지 파장이 올라가는 것을 알게 된다. 음식을 씹는 행위는 두개골에 주름을 지도록 한다. 두개골을 노화시키게 된다. 산화철과 노폐물과 불순물 이런 것이 뼈가 기능을 못 하면 빠져나가질 못하게 된다. 이런 것들로 인해 눈도 나빠진다. 안경을 쓰면 옆을 눌러주고 안 그래도 좋지 않은데 안경테까지 눌러주어 더 안 좋게 된다. 위에 말씀드린 눈 치유법을 사용하면 나중에 안경 자체도 필요 없고 나중에 신문도 안경 없이 볼 수 있게 된다. 이런 모습에 깜짝 놀랄 것이다.

까만 점이든 하얀 점이든 점이 왔다 갔다 하는 것이 비문증이다.

동공 뒤의 실핏줄로 영양분이 들어가고 노폐물은 빠져나오지 못해서 생기는 것이 비문증이다. 빠져나오지 못하고 속에서 왔다 갔다 하는 것이다. 뼈가 노폐물을 빨아내야하는데 뼈가 그 역할을 못해서이다. 뼈는 혈액을 생산한다. 이렇게 생성된 혈액은 실핏줄까지 들어가서 영양분을 공급하고 혈액을 생성하는 뼈만이 노폐물을 가지고 나올 수 있다. 여러분들이 평생 관리를 할 줄 몰랐던 탓이다. 눈 주변의 뼈를 '**미라클터치**'로 눌러주면 노폐물이 다 빠져나가 버린다.

'**모래 감각**'이라는 것이 있다.

체험사례 중 비문증으로 고생한 화가 이야기가 있다. 비문증과 녹내장으로 그림을 그릴 수 없는 지경이었다. 자기는 죽었다고 생각하고 밤새도록 동틀 때 까지 '**미라클터치**'로 눈을 문질렀랬더니 눈이 좋아졌다. 밤사이 좋아졌던 사례가 있다. 그 분이 자고 나면 눈 가에 좁쌀 모래 같은 것이 끼인다고 했다. 담석은 공기 중의 먼지 등이 몸으로 들어가는데 육체적 중노동을 하는 사람이나 정신적 중노동을 하는 사람은 배출이 잘 안 되서 몸에 쌓이는 것을 말한다. 몸 안에 들어오는 먼지가 쌓이는 경우인데 눈도 마찬가지로 눈 주변에 모래 같은 것이 나온다. '명현반응'의 하나이다. 모래 같은 것이 다 나올 때 까지 자꾸 나와야 한다.

눈이 까칠 까칠한 것을 눈물이 없고 물기가 없어 까칠하다고 하는데 아니다. 먼지가 쌓여서 그런 것이다. **'미라클터치'** 치유법을 사용하면 까칠까칠하던 것이 언제 그랬냐는 듯 잊어버리게 된다. 안에서 배출을 해대는 것이다.

자기 몸을 한 60년, 70년 사용하면 별의별 오물이 쌓인다. 이걸 여러분은 모르고 있는 것이다. 노폐물이 빠져나가고 나면 건강이 30대로 돌아가게 된다. '몸 안에 필요하고 필요없다'는 누가 판단하느냐? 뼈가 판단한다. 피를 만드는 뼈인데 무엇이든 못 할까!

그것이 바로 생명의 법칙이다.

체험 사례에 보면 담석 1.1cm가 요도로 나왔다는 남자분의 체험사례가 있다.

우리가 보면 뼈가 한 통속이다. 그래서 우리가 음식을 이렇게 먹고 배출을 하고 발가락에 생긴 여러 가지 불순물도 소변으로 나옵니다. 머리의 노폐물도 다 대소변으로 나오고 피부로 나오고 땀으로 나오고 배설이 된다. 이 모든 총체적인 것을 뼈가 한다.

· **얼굴-귀**

청각장애가 있어서 병원에 가서 검사를 해보면 멀쩡한데 본인이 안 들리는 경우가 있다. 고막, 달팽이관이 다 괜찮은데, 그런데 본인이 소리가 안 들리는 경우이다.

이런 경우 보청기가 필요 없다. 듣기 좋은 소리는 작은 소리라도 잘 들린다. 듣기 싫은 소리는 잘 들리지 않을 수도 있다. 이런 심적 기능도 뼈가 하게 된다. 놀라면 발이 안 움직이거나 심하면 풀썩 주저 앉아 버린다. 모두 뼈가 그렇게 움직인다. 여러분은 뼈가 하는 일을 잘 모르고 있다. 청각장애가 일어나는 것은 바로 귀 주위 뼈가 상해서 그런 것이다.

① 귀 아래 턱뼈와 연결된 부위를 '**미라클터치**' 기본형의 둥근면으로 30초에서 1분 정도 꾹 누른다.

   ※안의 뼈가 산화철이 많이 생긴 사람은 심한 통증을 호소한다.

② 귀와 접합된 부분을 따라 0.5cm 올라가서 30초에서 1분 정도 눌러준다.

③ 같은 방법으로 한바퀴 돈다.

④ 한바퀴 돌고 나면 약간 뒷부분 볼록한 뼈의 밑에서 시작해서 30초에서 1분 정도 눌러주면서 0.5cm 씩 이동해 한바퀴 돌면서 눌러준다.

⑤ 귀 안으로 둥근 면을 넣고 30초에서 1분 정도 눌러준다.(세게 누를 필요 없다.)
   6개월에서 1년을 하면 청각이 좋아진다.

동상이 걸렸던 사람은 귀를 붙여서 바깥 면을 '**미라클터치**'로 계속 마사지해주고 열어서 안쪽면도 계속 마사지 한다. 동상 걸렸을 때 이것이 전부다 다시 재생된다.

'**미라클터치**' 둥근 부분을 얼굴에 주로 사용하는데, 1년 정도 지난 후에 단련이 되면 침봉으로도 할 수 있다. 어설프게 처음부터 침봉을 사용하면 안 된다.

· **얼굴-턱관절**

치통 때문에 고생을 많이 한다. 인플란트 할 정도 아닌 다음에는 치통은 '**미라클터치**'로 완전하게 건강하게 될 수 있다.

① 귀 아래 턱뼈 안쪽을 '미라클터치' 둥근면으로 30초~1분을 눌러준다.

② 0.5cm 아래로 옮겨서 같은 방법으로 30초~1분을 눌러준다.

③ 턱 앞까지 온 후 반대쪽 턱도 같은 방법으로 눌러준다.

④ 턱 전체면을 골고루 문질러준다.

　이러면 치통도 해결되고 이중턱도 해결된다. 턱뼈가 상하면 근육을 잡아당기지 못해서 이중턱이 생기는 것이다. 턱뼈 안쪽이 끝났으면 턱뼈 라인을 따라 0.5cm씩 이동을 하면서 30초~1분을 눌러준다. 이 후 턱뼈 라인 안쪽 얼굴부분을 따라 0.5cm씩 이동을 하면서 30초~1분을 눌러준다. 마지막으로 전체 턱 부분을 골고루 문질러준다. 턱이 부드러워지고 치근이 강해진다.

　턱뼈가 약해지면 뿌리에 병균이 들어오고 병균이 들어오면 면역이 없을 경우 썩는다. 그러나 특별히 턱뼈가 강해지면 병균이 들어왔더라고 차단을 해버린다. 뿌리가 썩지 않게 된다. 갑자기 치통이 생겼을 경우 입을 벌리고 뾰족한 침봉 부분을 아픈 잇몸에 찔러준다. 30초 에서 1분 전 치통이 100% 없어진다. 그 이유는 전기가 들어가서 전기 치유가 되었기 때문이다. 치통에 이것 만큼 좋은게 없다.

　그다음은 윗니.
① 관자놀이에서 광대뼈를 타고 내려온다. 광대뼈가 아프지 않은 사람은 한 사람도 없을 것이다. 광대뼈 안이 다 산화철로 부식이 되어있어서 그렇다.
② 광대뼈를 따라 내려온 후 인중을 지나 반대쪽 광대를 거쳐 관자놀이로 올라간다. 윗니가 썩던 것이 정지 되고 뼈 세포가 재생이 된다.

· 얼굴-피부
검버섯의 경우 '**미라클터치 침봉**'으로 검버섯 주위를 눌러준다.
레이저 역할을 해서 전기가 돌아가고 나중에는 피부가 약해지고 진물도 나게 된다.
계속 눌러주면 딱지가 앉고 딱지가 떨어지면서 검버섯이 같이 떨어진다.
여드름의 경우 여드름 위에 '**미라클터치 침봉**'으로 꾹 눌러준다. 전기가 들어가서 여드름 샘의 세균이 살균이 된다. 여드름 마다 이렇게 하고 둥근 면으로 문질러 준다. 2개월~ 3개월 만에 얼굴 덮고 있던 여드름이 흉터도 같이 완전히 사라진다. 체험사례 사진을 보면 여고생인데 여고생이 여드름으로 완전히 이마도 다 덮었다. 공부는 잘 하는데 스트레스가 심해 학교도 안갈 정도였다. 엄마가 사서 딸보고 써보라고 했는데 딸은 믿지 않고 방치했다. 이를 본 엄마가 잘 때 이마에 해줬더니 3개월만에 깨끗하게 되었다. 이건 흉터도 없다.

결국 우리 안면이 뼈이다. 뼈에 병이 들어있다 보니까 피부가 그런 문제를 일으키는 것이다. 뼈를 '**미라클터치**'로 눌러주면 뼈가 살아나 피부가 좋아지는 원리이다.

잔주름이 많은 경우 잔주름 부위에 전반적으로 '**미라클터치**'로 마사지 해주면 처음에는 잔주름이 더 생긴다. 잔주름에 계속 하면 뼈의 판, 골판이 깨끗해지면서 피부를 짝 당기게 된다. 골판이 펴지는 것이다. 골판의 노폐물, 산화철이 빠지면서 얼굴 잔주름이 쪽 펴지게 된다.

의술혁명
BONE CARE

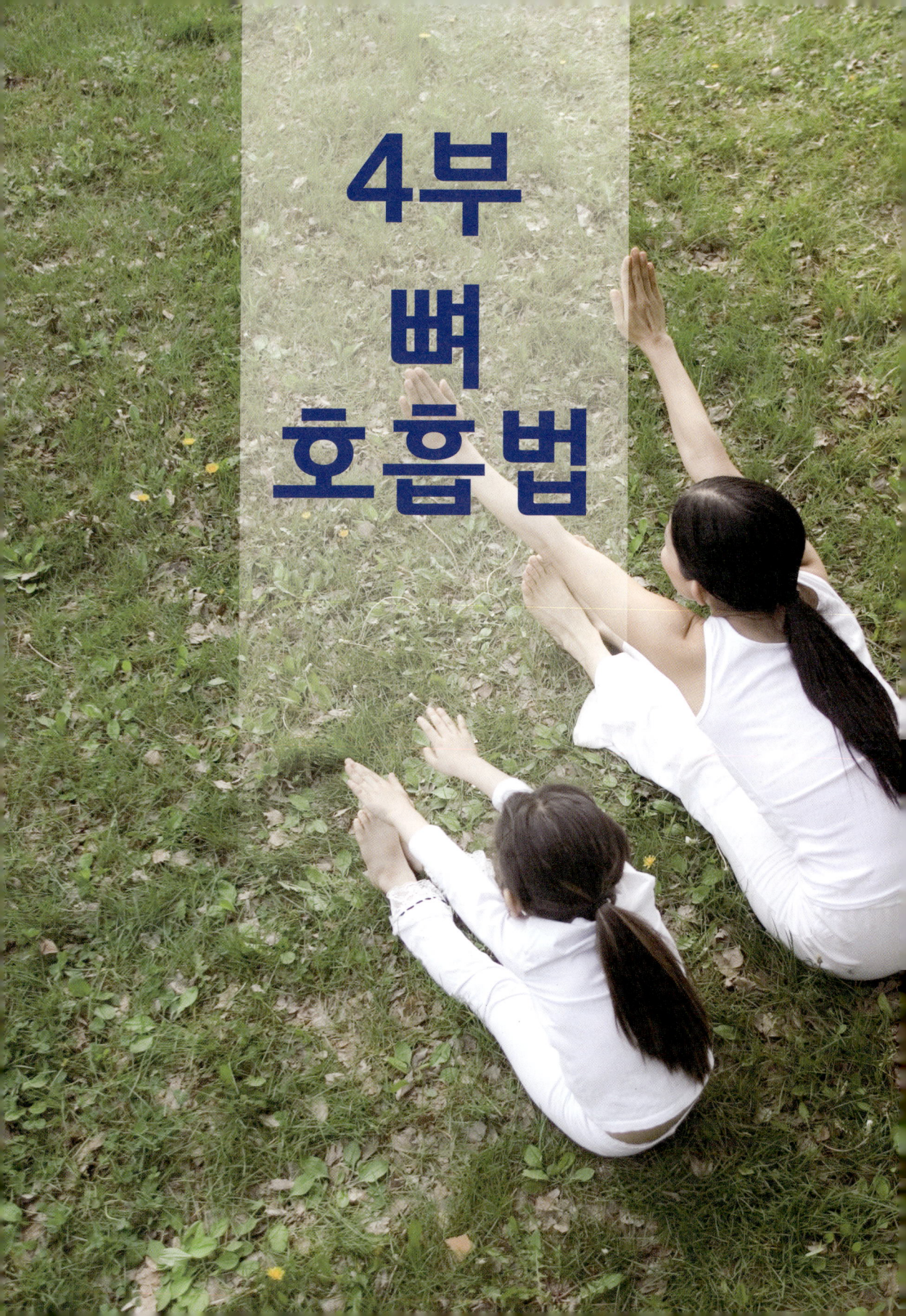

4부 뼈 호흡법

뼈를 알아야 산다-의술혁명

뼈호흡법

　면역체계를 다시 복원하는 방법은 지난 100년 동안에 여러분들이 알고 있는 기계과학의 의존에서는 절대로 그 답을 찾을 수가 없습니다.

　눈에 보이지 않는 에너지, 바로 우주 에너지인 '코스믹 에너지 & 파워'를 몸 안으로 흡수했을 때만 비로서 가능한 일입니다.

　'코스믹 에너지 & 파워'를 흡수하는 방법으로 3백 여 가지 뼈 호흡법을 개발 완성 하였습니다.

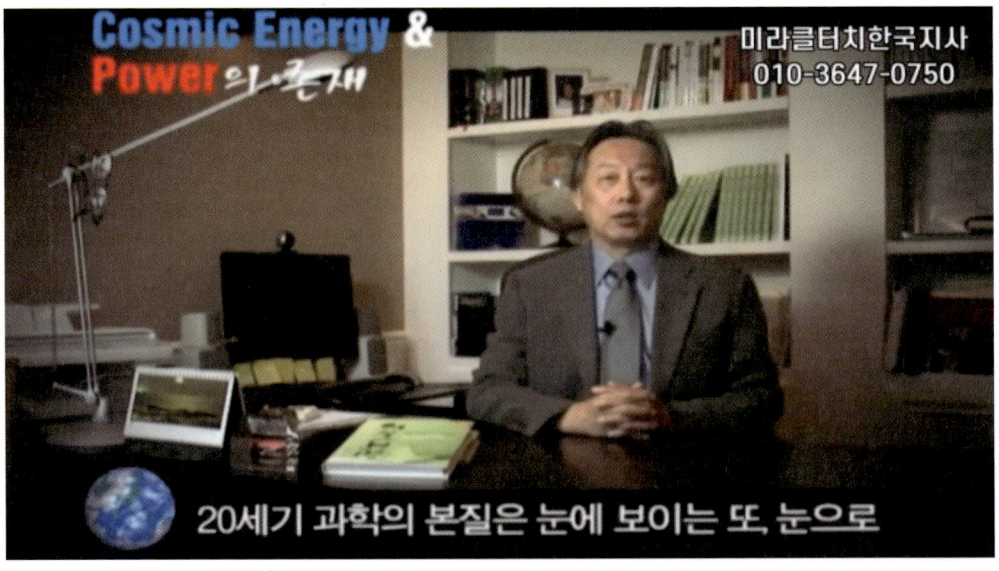

첫째, 임산부 건강법, 두 번째, 청소년 발육 방법, 세 번째, 사춘기 성장 방법, 네 번째, 장청년 건강 방법, 다섯 번째, 가정주부들의 갱년기 건강 방법, 여섯 번째, 노년기 남녀 노화방지 방법, 모두 3백여 종이 되는데, 오늘 그 기초가 되는 다섯 가지 방법을 여러분께서 수련하시게 되겠습니다.

첫 번째가 파초나무호흡법, 두 번째가 야자나무호흡법, 세 번째가 버드나무호흡법, 네 번째가 소나무호흡법, 다섯 번째가 단풍나무호흡법이 되겠습니다.

이런 호흡법을 수련함으로 해서 여러분께서는 이때까지 보지도 못했던 '**코스믹 에너지 & 파워**'를 여러분이 몸소 체험하시게 되면서 인체가 얼마나 빠른 속도로 개선되면서 건강에 도움이 된다는 사실을 체험하시게 되겠습니다.

◉파초나무 호흡법

머릿속에 떠오르는 온갖 잡념과 상념을 잊어버리십시오.

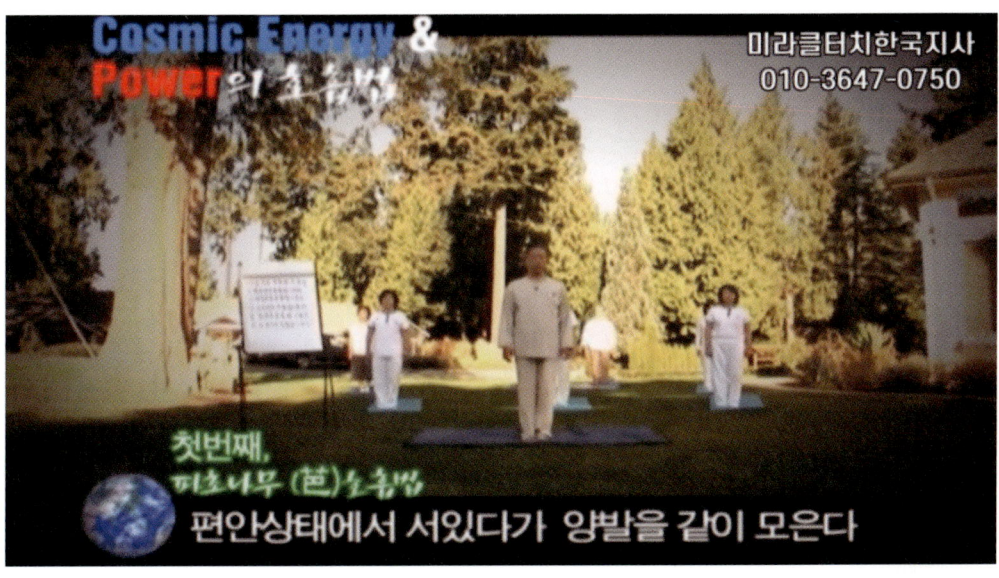

①편안 상태에서 서 있다가 양발을 같이 모은다.

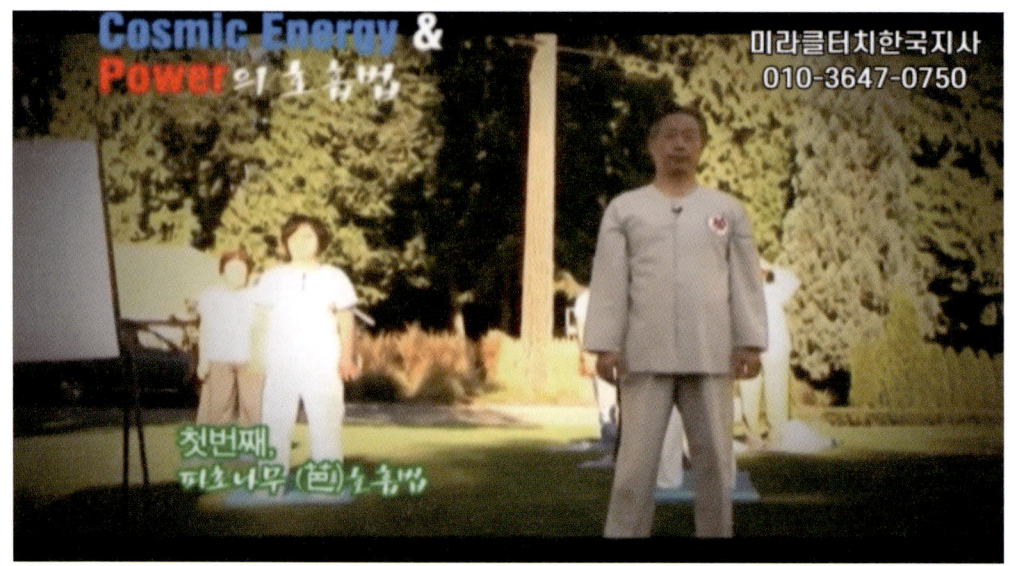

②그런 연후에 왼 발을 어깨 넓이로 벌린다.

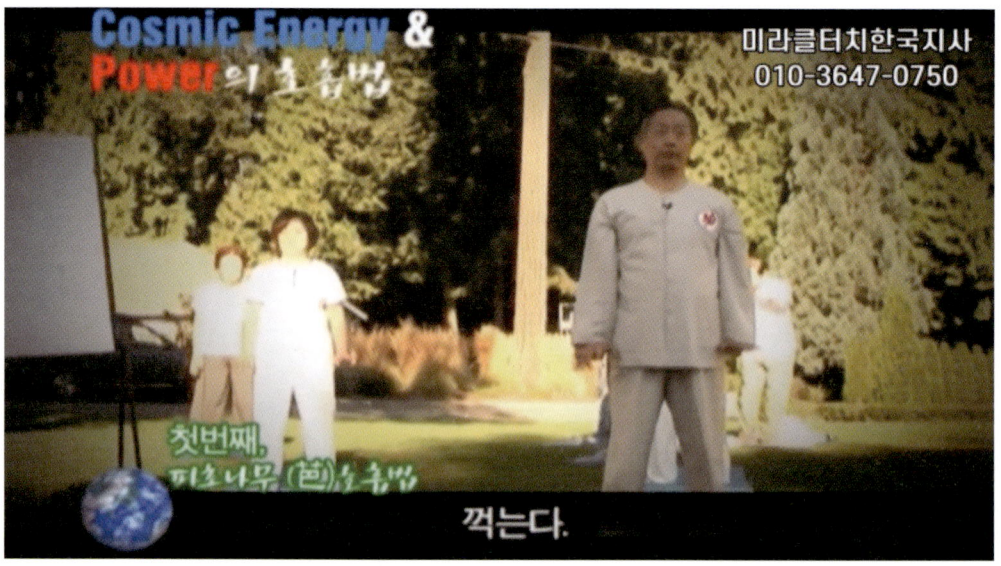

③그리고 손목을 90도로 자연스럽게 힘을 주지 말고 위로 꺽는다.

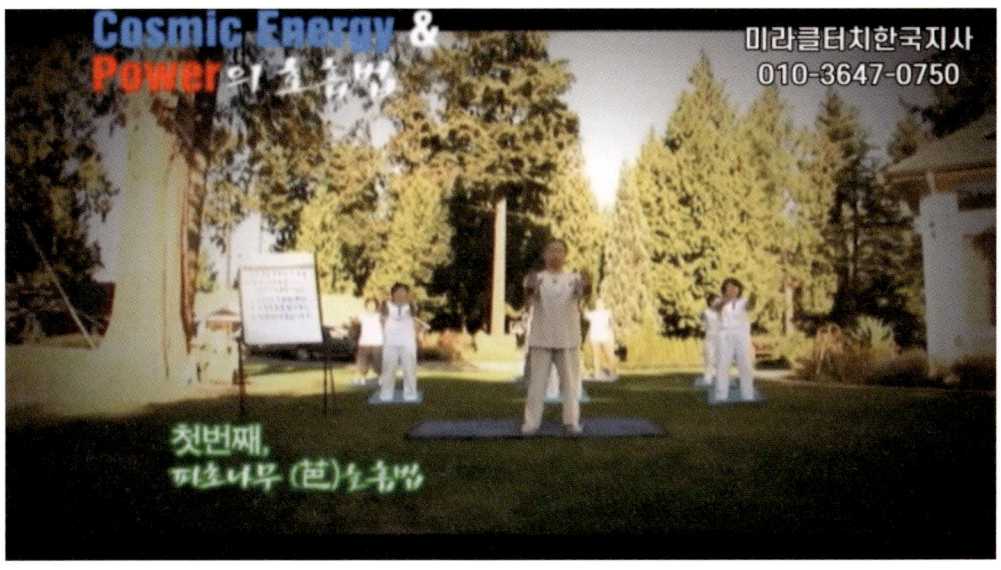

④그리고는 천천히 양팔을 수직으로 들어 올린다.
⑤이때 호흡은 평상시의 편안한 호흡을 한다.

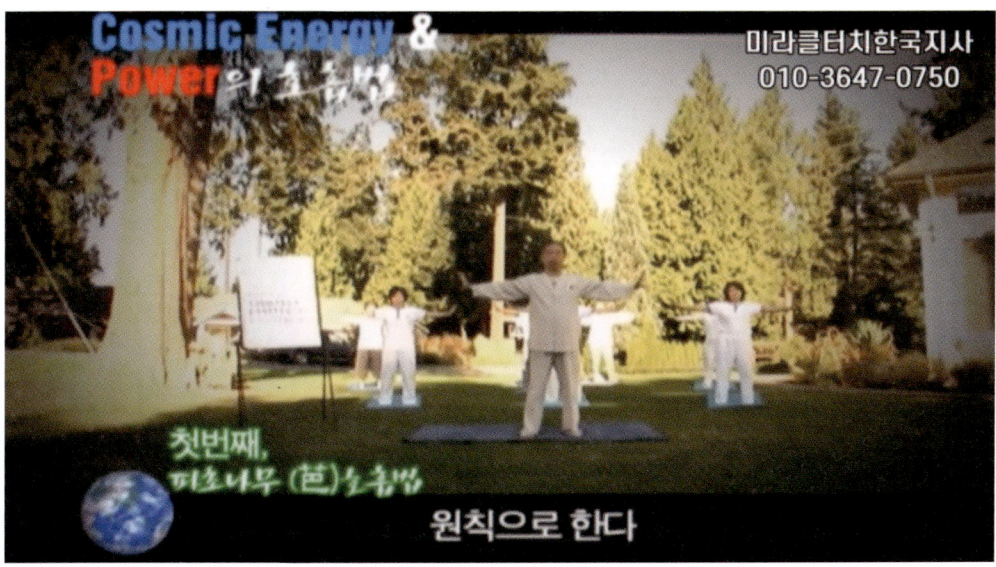

⑥양팔을 활짝 벌린 후 1, 2초 후에다가 다시 모은다.

⑦천천히 아래로 내린다.
⑧다시 양팔을 올린다.
⑨잠시 기다렸다가 다시 모은다.
⑩그리고 천천히 내린다.

이때 가장 중요한 것은 팔의 움직임의 속도인데 빨리 움직이게 되면 체조가 되어버려 에너지가 몸속으로 들어오지 못한다.

전기 에너지가 들어오는 것으로 반복하여 연습을 하면 손바닥에서 찌릿찌릿한 감전 현상을 느끼게 되는데 이런 현상은 바로 전기가 들어오면 정명하는 것이다.

이 동작의 이름은 파초나무 호흡법으로서 한 번 호흡을 할 때는 5번, 4번, 10번을 하는 것을 원칙으로 한다. 호흡을 반복하면서 숫자를 세면 안 된다. 숫자를 세면 무식 능력이 파괴가 되기 때문이다. 그래서 3회를 하든지 10회를 하든지 개의치 말고 또 동작 숫자를 세지 말고 반복을 하라.

⊙야자나무 호흡법

하늘을 우러러보며 숨을 천천히 들이마시고 내쉬십시오.

야자, 나무 호흡법으로서 이 호흡법은 지구에 있는 '자기'가 몸속으로 유입되는 그런 동작이다.

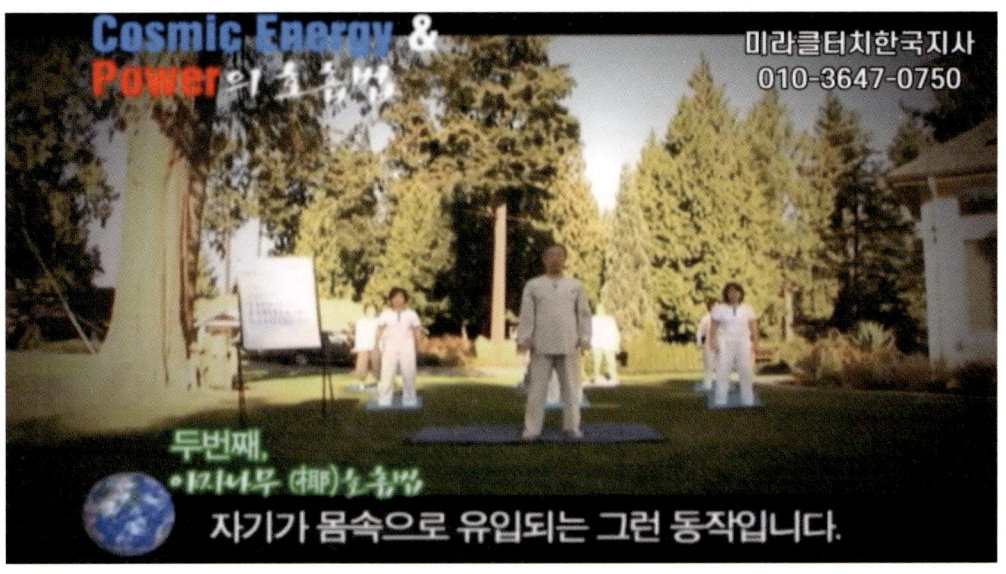

① 손등이 앞을 보게 하고 편안하게 내리고 있다가 손등이 위로 오도록 90도로 꺾은 후 천천히 수직 상상을 한다.

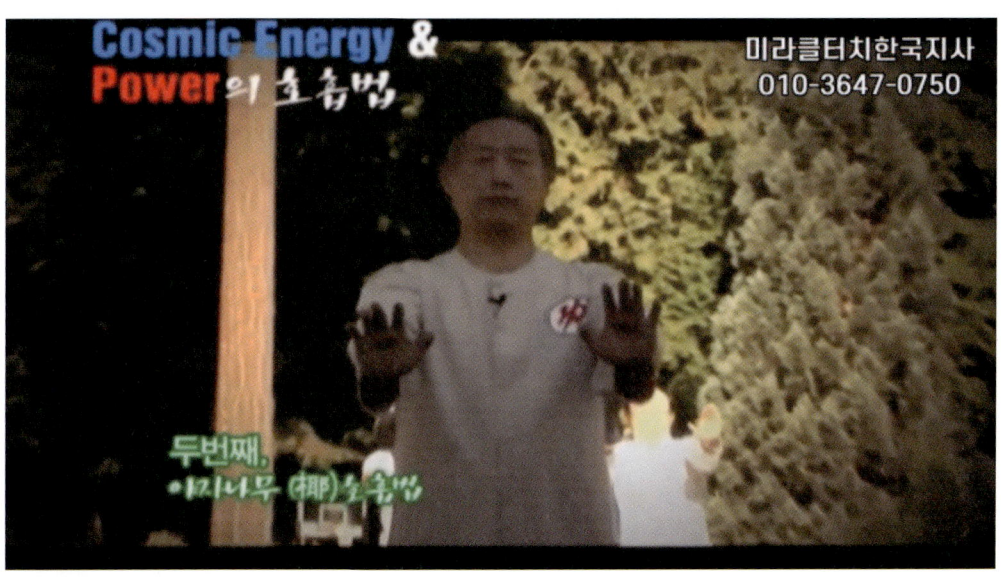

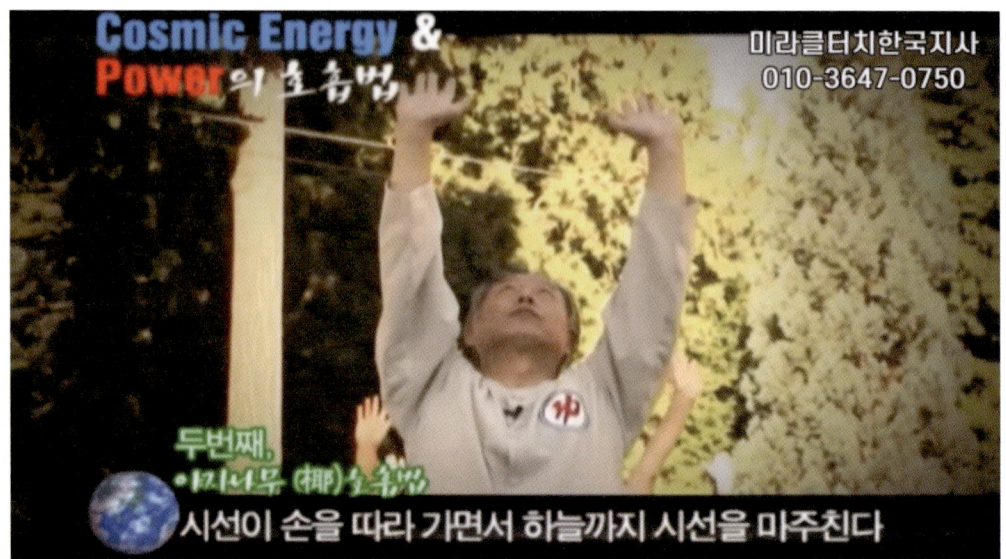

② 시선이 손을 따라가면서 하늘까지 시선을 마주친다.

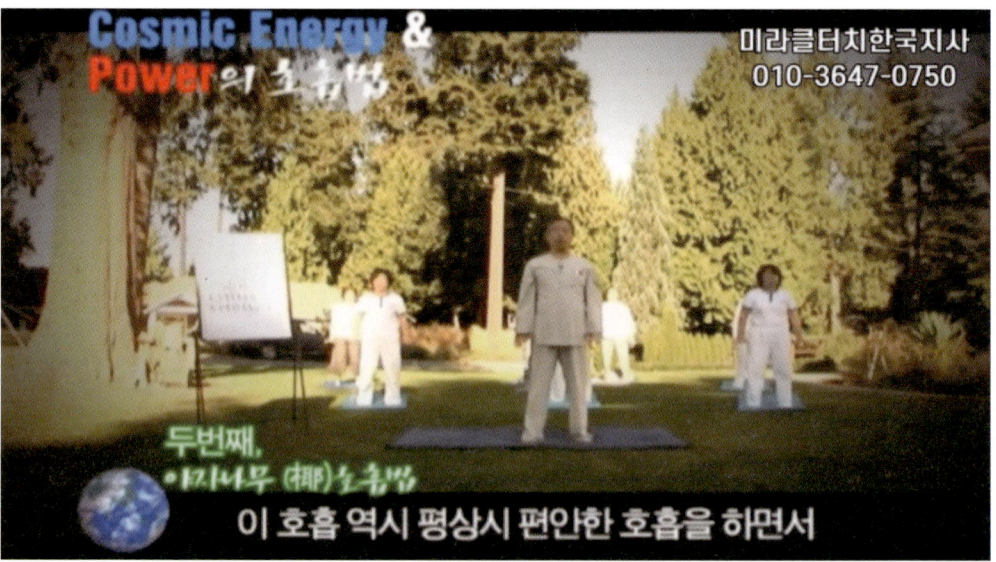

③그런 연후에 천천히 내려온다.

이 호흡을 반복하면 손이 아주 무거운, 묵직한 감을 느끼게 되는데 바로 지구의 자기가 몸 안에 충적된다는 사실이다. 이 호흡법은 평상시 편안한 호흡법을 하면서 여러가지 생각이 떠오르게 되는데 그 생각이 떠오르더라고 일부러 멈추려고 하지 않는다. 온갖 상념과 집념이 떠오르더라도 그냥 버려두고 동작만 편안한 마음으로 되풀이 하는 것이 이 호흡법의 중점이다.

⦿ 버드나무 호흡법
우주 에너지가 온몸에 흐르고 열기로 몸이 뜨거워집니다.

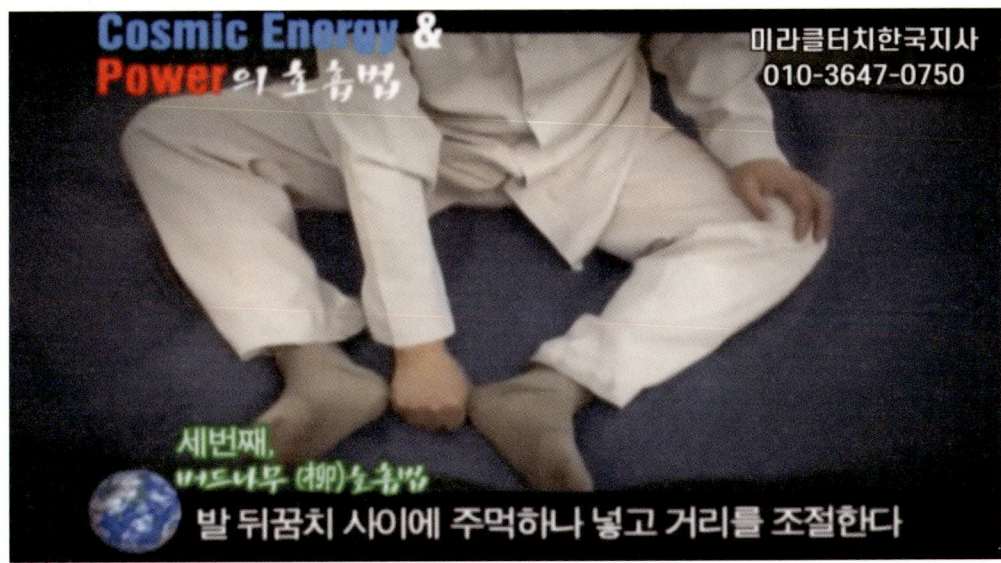

① 이 호흡법은 평상시 편안한 호흡법을 하면서 편하게 앉은 자세에서 양쪽 다리를 벌리고 발뒤꿈치 사이에 주먹 하나만큼 두고 거리를 조정한다.

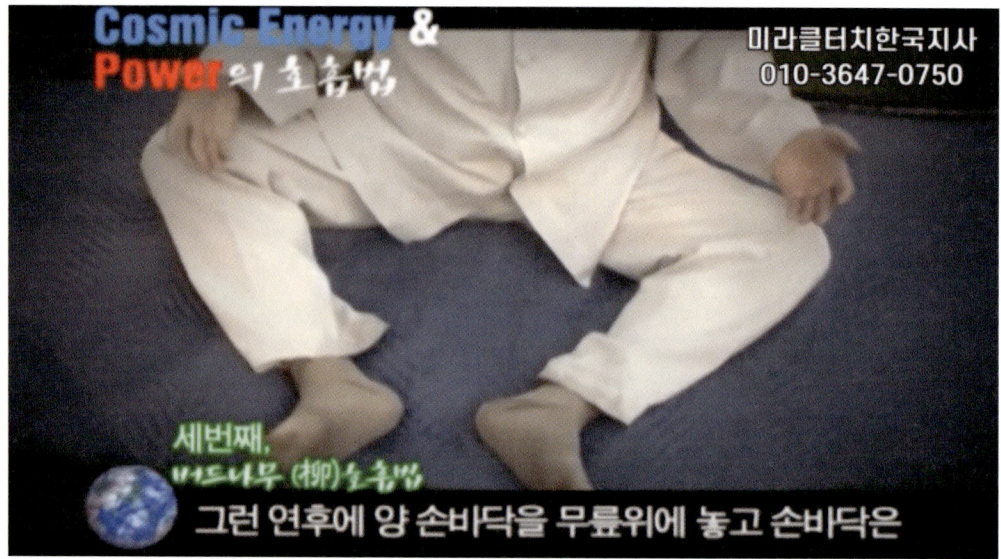

②그런 연휴에 양 손바닥을 무릎 위에 놓고 손바닥은 하늘로 향하게 한다. 이 호흡법은 능수버들 호흡법으로서 열기를 흡수하는 동작이다.

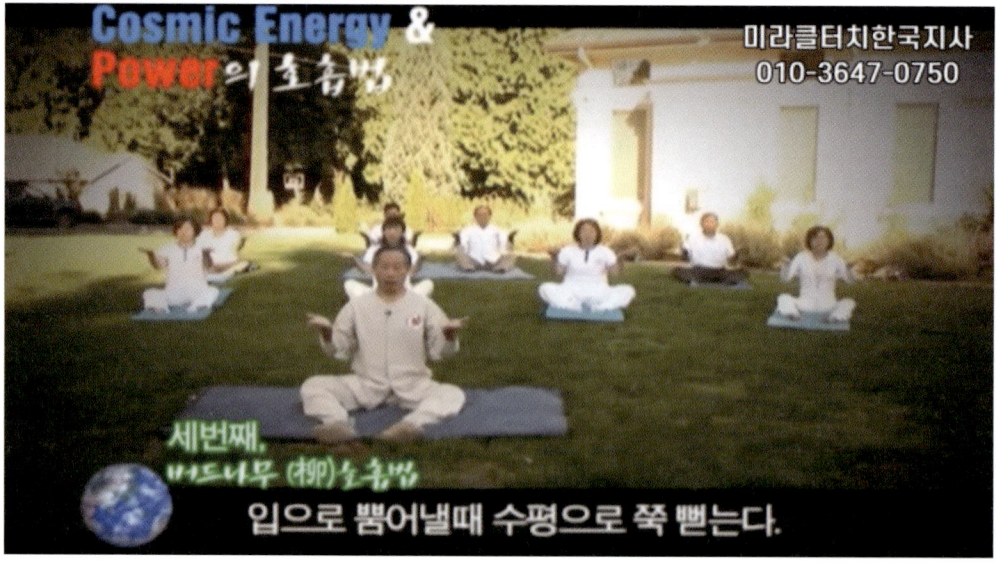

③코로 숨을 천천히 들이마실 때 양 손바닥이 자신의 가슴 높이까지 수직 상승을 한다.

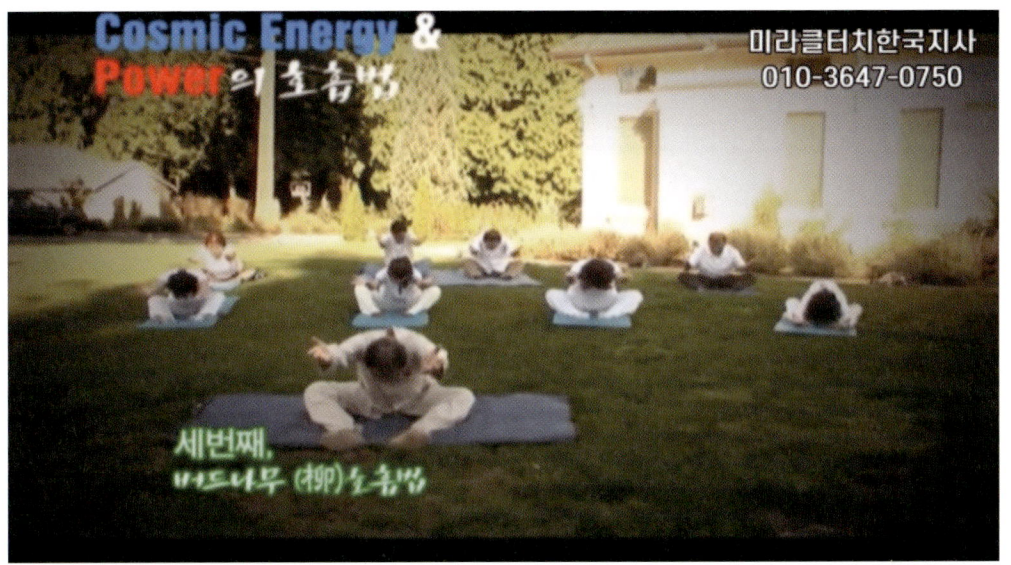

④입으로 숨을 천천히 내쉬면서 손을 앞으로 쭉 뻗는 느낌으로 상체를 숙여준다.

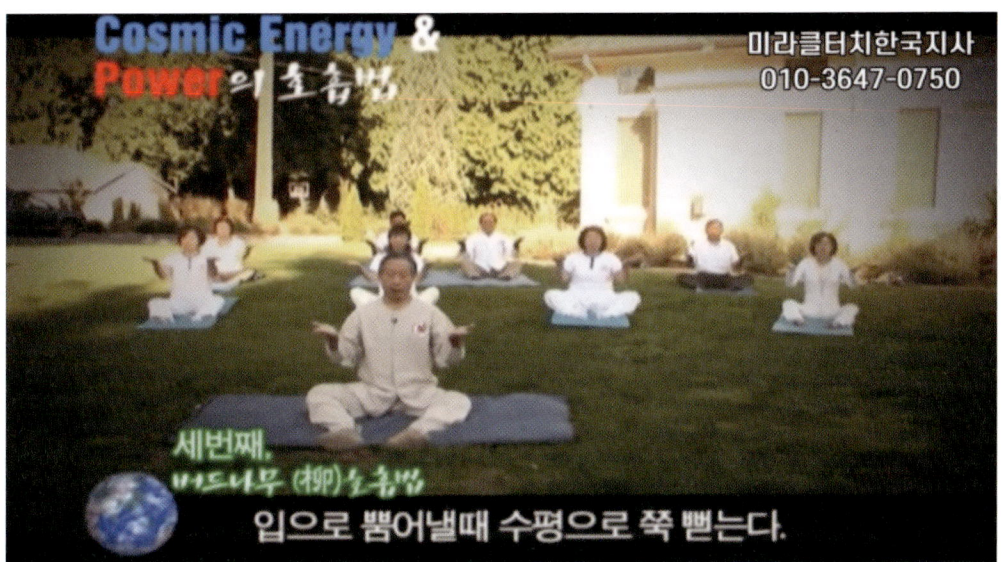

⑤다시 코로 마시면서 양손을 당기고(코로 숨을 마실 때는 입을 꼭 다문다)
⑥입으로 품어 내면서 양손을 내린다.

평상시 편안한 호흡법을 하면서 이 동작을 5회~10회를 반복한다.

이 동작을 하면 열기 에너지가 손 위에 이렇게 쌓이는 것을 체험하게 된다.

이런 느낌을 못 갖는 사람은 인체 내에 열 회로 회선이 막혀 있다는 것을 알고 더욱 더 열심히 노력을 해야 한다

⊙소나무 호흡법(전기)
하늘과 땅의 기운이 온몸에 넘치고 충만해집니다.

①이 호흡법은 평상시 편안히 머리카락 하나가 가볍게 움직일 수 있도록 천천히 편안한 호흡법을 하면서 편하게 앉은 자세에서 양쪽 다리를 벌리고 발뒤꿈치 사이에 주목하나 만큼 두고 거리를 조정한다.

②눈을 지그시 감고 편안한 마음으로 양 손바닥을 무릎 위에 놓고 손등을 하늘로 향하게 한다.

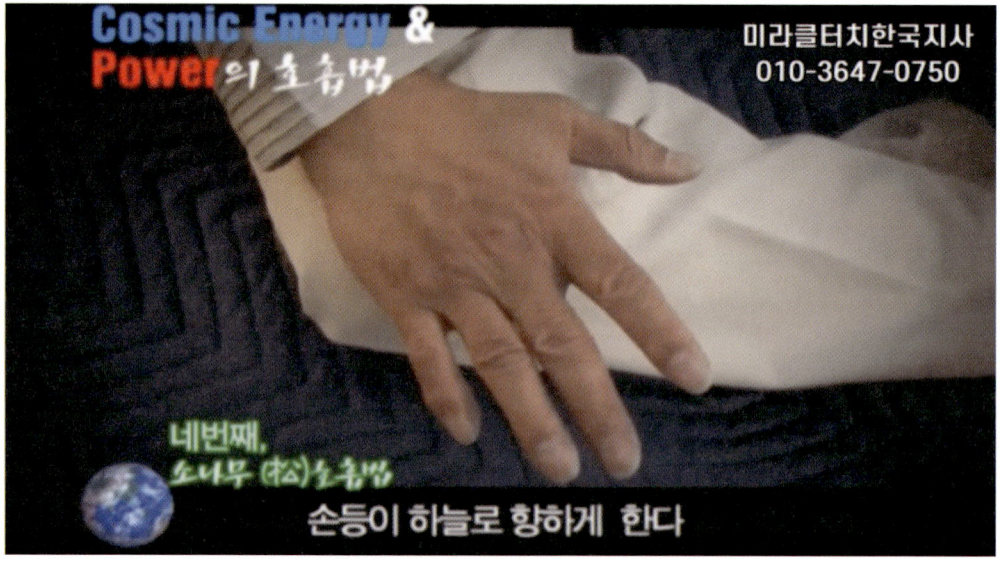

③한 겨울에 모든 나무의 잎이 떨어져도 소나무가 잎이 떨어지지 않는다.

그것은 바로 나무 중에 '**코스믹 에너지 & 파워**'를 우주로부터 받아들이는 유일한 상록수이기 때문이다. 그래서 이 호흡을 반복을 하면 전기가 몸 안에 충전되는 것을 느끼게 된다.

④호흡을 들어 마실 때에 공기속에 있는 전기를 열손가락으로 빨아들여서 어깨까지 빨아들인다.

⑤숨을 품어 낼 때에는 몸통을 통하여 자기 골반을 통해서 땅바닥으로 흘러보낸다. 이때에 절대로 다리를 의식하지 않는다. 반드시 골반으로서 땅바닥으로 흘러 보내게 한다. 이것을 명심을 해야 한다.

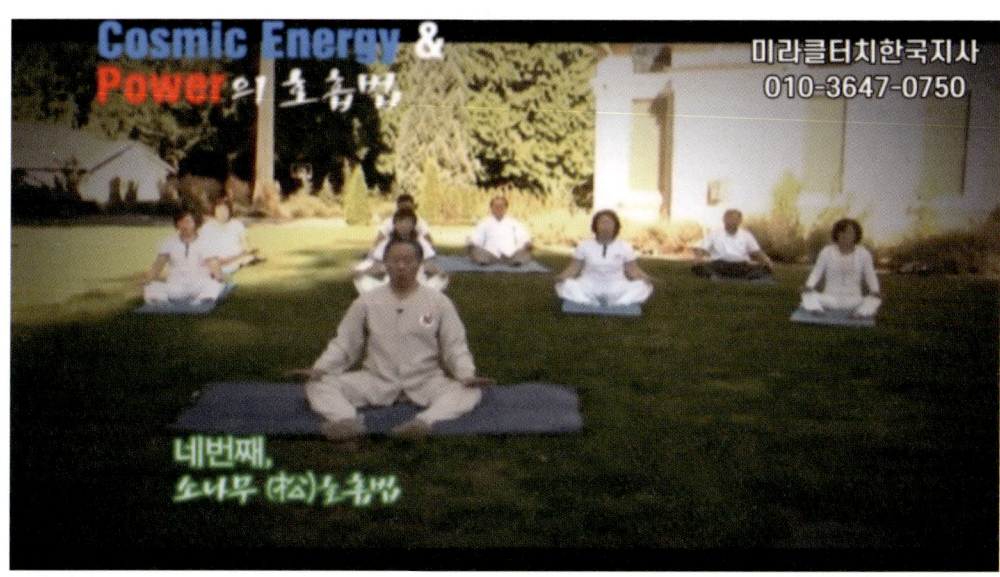

이 호흡 수련의 소요 시간은 최소한 5분에서부터 10분, 20분, 30분, 그리고 1시간 어떤 특수한 경지에 오르고 싶은 사람은 3시간까지 연속적으로 호흡을 하면 우리 인체가 소우주로서 대우주에 있는 '**코스믹 에너지 파워**'를 직접 온 몸으로 흡수하는 경이로운 사실을 처음 알게 된다. 인체내에 있던 산화철 등 여러 가지 중금속들이 모두 체외로 배출이 될 뿐만 아니라 뼈 세포를 생성시키는 엄청난 불가사의한 인체 생명

공학의 경지를 체험하게 된다.

⦿ 단풍나무 호흡법(열기)

몸이 편안해지고 마치 고요한 물처럼 잔잔해진다.

①이 호흡법은 평상시 편안한 호흡법을 하면서 편하게 앉은 자세에서 양쪽 다리를 벌리고 발뒤꿈치 사이에 주먹 하나만큼 두고 거리를 조정한다.
(주먹 하나 사이로 발바닥이 마주보게 앉는다.)
②눈을 지그시 감고 편안한 마음으로 양 손바닥을 무릎 위에 놓고 손바닥은 하늘로 향하게 한다.

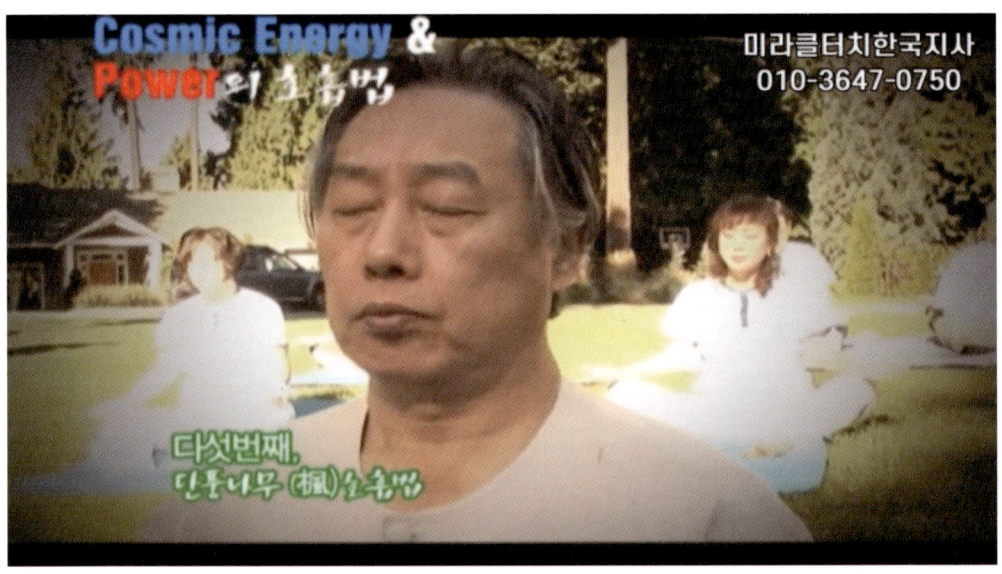

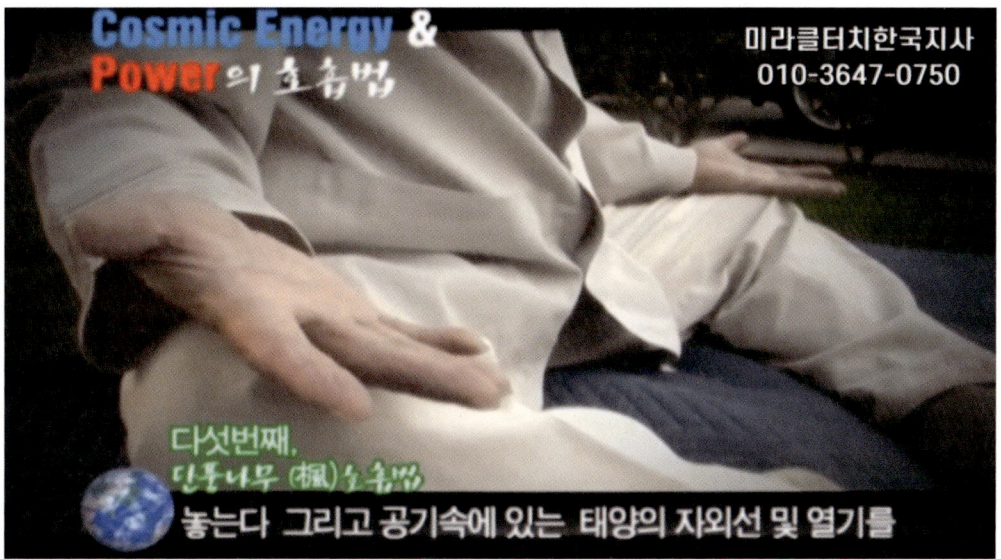

③공기 속에 있는 태양의 자외선 및 열기를 손바닥으로 받아들인다는 생각을 한다.
④그러면서 코로 숨을 들이마실 때 열기를 손바닥으로 흡수를 해서 어깨까지 올리고
⑤입으로 숨을 내쉴 때 한 줌의 머리카락이 흔들릴 정도 숨을 쉰다. 몸통을 통해서 골반을 통해 땅바닥으로 열기를 흘러 보낸다.

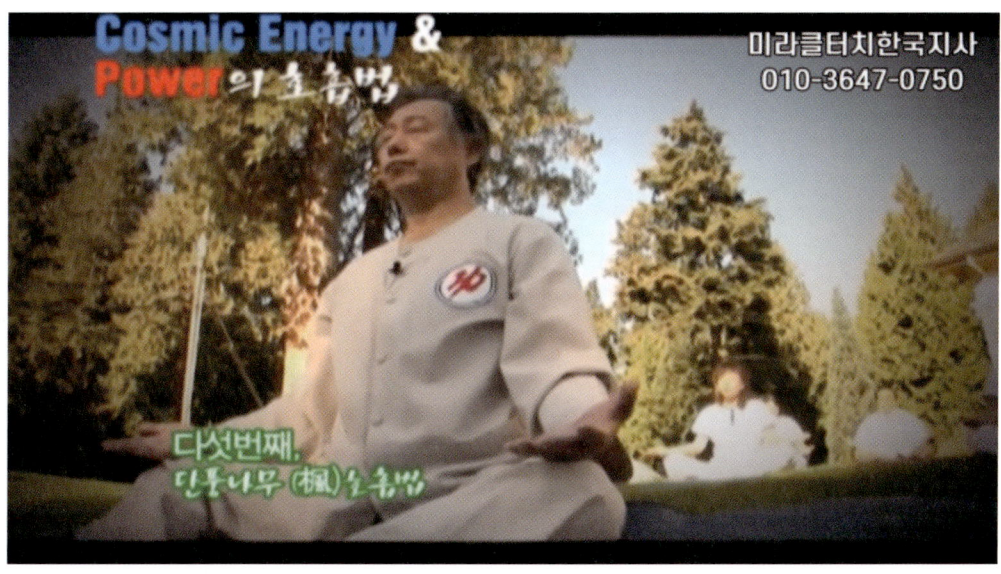

이 단풍나무 호흡법은 최소 5분을 수련을 해야 하고 10분, 20분, 30분, 60분 3시간까지 호흡하는 것이 좋다. 그리고 단전호흡법을 알고 있는 사람이 많은데 물도 가둬놓으면 썩듯이 공기도 가둬놓으면 썩는다. 그래서 단전호흡을 오래 한 사람은 탈장이 될 뿐만 아니라 성기능마비 그 다음에 잘 때 위산이 역류가 될 뿐만 아니라 여러 가지 호흡장애를 일으키는 인체의 기능, 장애를 일으키는 사실을 명심하고 이전에 단전호흡을 하던 사람이라 하더라도 이 호흡을 연습할 때는 절대로 기를 모으지 말고 땅바닥으로 흘러보내야 한다.

이는 마치 건물이 벼락을 맞았을 때 건물이 벼락을 바로 받아버리면 건물이 무너지게 된다. 그래서 피뢰침을 통해서 땅바닥으로 흘려보내는 것과 같은 이치인 것이다.

이렇게 기본 5가지를 30~45분 하고나면 몸에서 증세가 나타나는데
1. 등뼈 속에서 열이 화끈화끈하게 난다.
2. 잠이 부족한 사람은 쓰러져 잔다.
3. 뼈호흡을 하고나면 몸에 증세가 나타난다.(뼈호흡=명의)
4. 통증이 나면 옆에 있던 '**미라클터치**'로 45도 각도로 눌러주고, 연봉으로 문질러 준다.(아픈 곳을 깊숙이 하게된다.)

건강루틴 분석

본 라이프스타일 분석은 인체의 조화와 균형을 깨는 인체시스템을 찾아내어 개인의 건강개선목표를 설정할수 있도록 도움을 주는 편리한 도구 입니다.

"더러운 장이 병을 만든다."
- Dr. 버나드 젠센 -

방법
① 자신에게 해당되는 항목에서 'A' ~ 'J' 칼럼까지의 모든 하얀색 칸에 V 체크를 해주세요.
② 해당되는 모든 항목을 체크한 후, 'A' ~ 'J' 칼럼의 열별 V 체크 를 합산해 하단의 합계 빈칸에 기입합니!

NO.	항 목	A	B	C	D	E	F	G	H	I	J
1	활력이 더 필요하다. (쉽게 피로를 느낀다)										
2	자주 아프다. (1년에 2회 이상)										
3	채취 또는 구취가 심하다.										
4	특정 음식에 대한 소화불량 현상이 있다.										
5	육류 섭취가 잦다. (주2회 이상)										
6	월경전 증후군, 월경불순, 생리통이 있다.										
7	항생제나 약물 사용이 빈번하다.										
8	음주 또는 과음이 잦다.										
9	감정의 기복이 심하다.										
10	음식 알레르기가 있다.										
11	눈가가 붓거나 눈 밑에 그늘이 생긴다.										
12	흡연 (간접 흡연포함)										
13	집중력 기억력 저하										
14	질병 저항력 감소										
15	식사 후 트림이나 가스의 발생 또는 소화불량										
16	스트레스										
17	피부, 안색이 좋지 않다.										
18	단것 또는 가공식품을 선호한다.										
19	유제품(우유, 치즈, 버터 등)섭취										
20	기분이 저조하거나 우울증이 있다.										
21	불면증 또는 선잠										
22	폐경기 문제										
23	잦은 소변 습관										
24	마리카락이 잘 빠진다.										
25	관절에 통증을 느끼거나 관절이 약하다.										

#	항목	A	B	C	D	E	F	G	H	I	J
26	정상 체중 유지가 힘들다.										
27	지구력이 약화되었다.										
28	식습관이 좋지 않다.										
29	질병 후 회복력이 떨어진다.										
30	불규칙한 배변습관 또는 변비										
31	식욕부진										
32	성욕감퇴										
33	손톱이 약하거나 쉽게 부러진다.										
34	모발이 건조하거나 손상되어 있다.										
35	지방과 콜레스테롤의 섭취가 보통이상이다.										
36	불안, 공포, 중압감을 느낀다.										
37	섬유질 섭취가 부족하다. (1일 30g 이하)										
38	근육통 또는 경련										
39	오염된 환경에 노출되어 있다.										
40	카페인 과다 섭취 (1일 커피, 콜라, 홍차2잔 이상)										
41	자제력 상실										
42	음식 화학약품에 과민하게 반응한다.										
43	무좀 또는 부인과 염증										
44	뼈가 약하다										
45	심한 걱정 근심										
46	짜증이나 분노를 쉽게 나타낸다.										
47	운동 부족										
48	코막힘 또는 과다한 가래 분비										
49	피부가 민감 건조하거나 주름이 많이 생긴다.										
50	모공이 넓거나 번들거린다, 잡티가 많다.										
합계		A	B	C	D	E	F	G	H	I	J

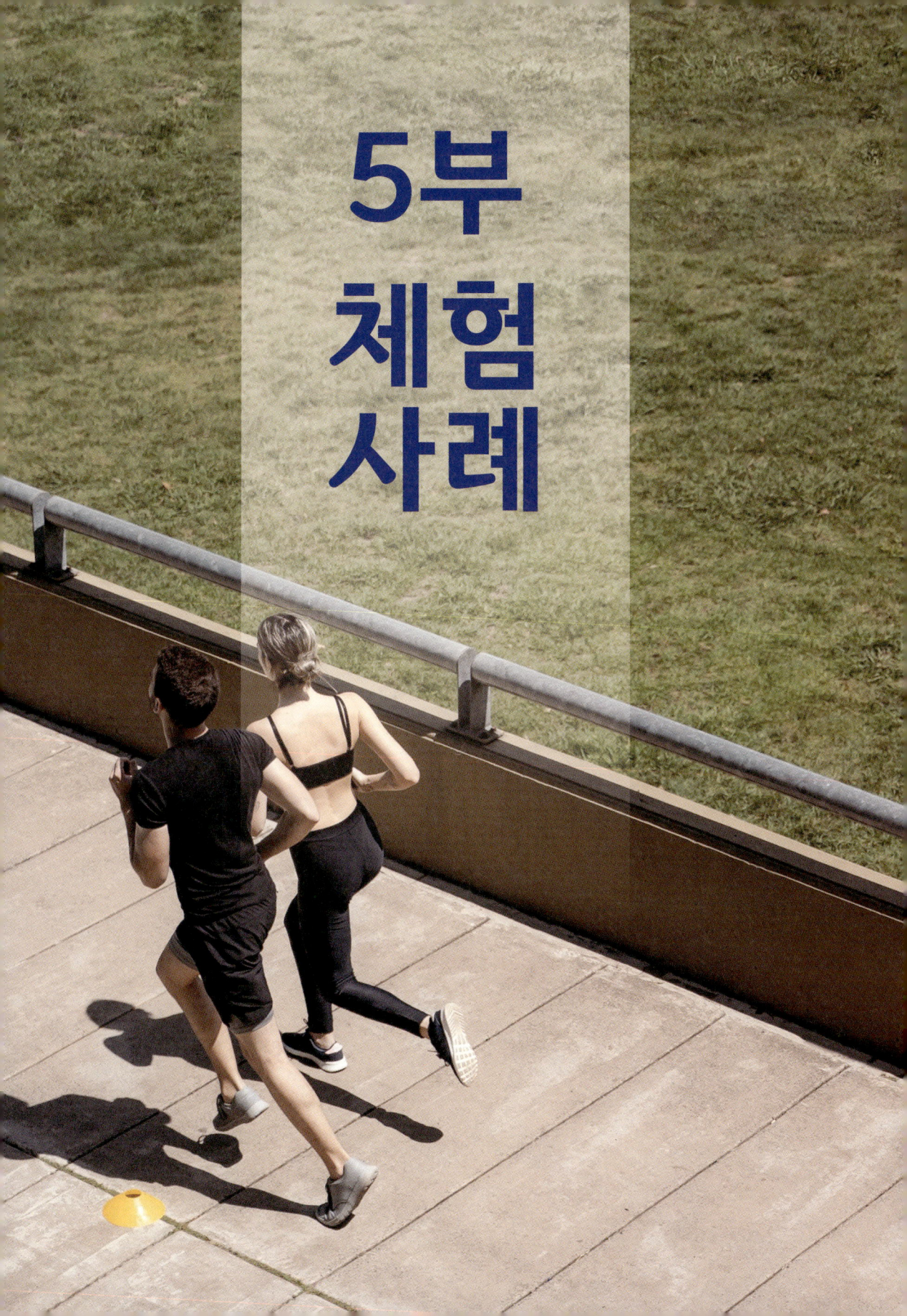

5부
체험 사례

체험사례 : 3차 안면신경통

황의태
/ 64세 / 시애틀

　네, 안녕하십니까. 저는 시애틀에 사는 황의태라는 사람입니다. 저는 직업은 골프 가르치는 선생님이고 지금도 계속 가르치고 있죠. 제가 너무 몸이 아파서 3차신경통이라고 진단을 내려서 제가 양약, 한방, 카이로프랙틱, UW 신경과 레이저도 쏴보고 다 했었어요. 그래서 많이 다녀 봤어도 잘 낫지도 않고 3차신경통이라는 건 굉장히 큰, 이건 정말 시한부하고 똑같은 그런 상황이에요. 제가 아플 적에는 저는 보통 눈썹에서부터, 눈도 햇빛이 좀 세면 눈을 뜰 수가 없었어요. 눈물이 자꾸 나서 그리고 눈가의 옆이 쑤셔서 절대 눈을, TV를 볼 수가 없어요. TV를 보면 눈이 더 아픈 거예요. 쓰리고 아프고 쑤시고, 또 이렇게 앉아 있어도 그 얼굴에서 이 얼굴 속으로 비가 내리는 것 마냥 얼굴 물이 흘러내리듯이 그 속에서 흘러내리고 그랬었어요. 저리고 흘러내리고 쏘고 그리고 입을 이렇게 벌리면 이 옆에 아구가 굉장히 통증을 많이 느끼고 그리고 잇몸이 다 붓고, 조금 피곤하다 싶으면 이 입 속이 꽈리 같이 부르터요. 그것을 한 2~3일 놔뒀다가 터지면 거기서 피가 나오죠. 그래서 일단 이빨이 나빠서 그런가 하고 치과에 가서 물어보면 절대 나쁘지 않아요. 그래서 우리 치과 의사 선생님도 자기는 좀 이상하다고해요. 이도 이상이 없는데 왜 그렇게 자꾸 이도 아프다고 그러고 자꾸 그럴까 그래서 내가 그 전에 하도 한국에 나가서 솔직히 하도 아파서 한국 가서 이빨을 어금니서부터 두 개를 뺐는데 다른 것도 똑같이 해서 내가 그만 빼고 다른

EXPERIENCE CASE

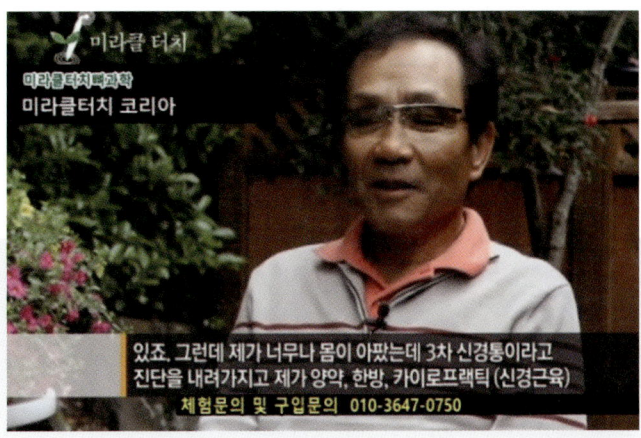

건 내버려두라고 그랬어요. 그때, 두 개를 뺀 걸 지금 후회하고 있어요. 지금 보니까 이가 아픈게 아니고 3차 신경통 때문에 그 이빨이 쑤셔서 아팠던 건 그걸로 이빨이 아파서 뺐습니다. 그래서 내가 나중에 알고 보니 3차 신경통이라고 해서 내가 한약방에 갔었어요. 가니까 그 의사, 닥터가 하시는 말씀이 3차 신경통인데 이건 **고치기가 힘듭니다.** 그분도 솔직히 저한테 얘기를 했어요. 침을 맞아도 한참 맞아야 되고 침 맞아도 절대 고칠 수가 없는 병이죠. 저한테 얘기를 했어요. 그래서 병원에 갔는데 병원에도 닥터가 하시는 말씀이 절대 이 3차 신경통은 고치기가 힘들다고 저한테 틀림 없이 얘기했어요. 그래서 나는 이제 걱정을 많이 했죠. 고생도 많이 했지만 그래서 우리 병원 닥터께서 그러면 UW 3차 신경통 고치는 교수님한테 가보라고 저한테 주었 어요. 사인을. 그래서 제가 갔죠. 제가 UW 신경과 교수님한테 갔었을 때 그 신경과 교수님이 얼마나 유명하면 전 지역에 두 분 뿐이 안 계시다. 그래요. 이분은 순환하 시면서 이렇게 돌아다니면서 3차 신경통을 고치시는 분인데 제가 처음에 가 솔직히

체험사례 : **3차 안면신경통**

그 분이 저한테 레이저를 한번 쏴서 그게 경과를 어떻게 되나 10년 정도 가면 또 재발할 거라고 다시 저한테 말씀을 한 적이 있어요. 그런데도 치료를 했는데 레이저로 한 시간씩 쏘고 2번을 갔었는데 그것도 별로 그렇게 효과를 보지 않고 제가 효과를 못 봤어요. 그 다음에 제가 딸이 가지고 온 **미라클터치**를 가지고 제가 시작을 했더니 첫째 이빨 아프고 눈 아프고 눈 뚫을 수 없고 옆에 아구가 쑤시고 그래서 너무나 아파서 귀가 또 얼마나 누워있으면 북을 치는 지 너무 혼났습니다.

미라클터치를 하고 나서부터 그런게 없어졌어요. 지금은 아주 깨끗해요.

무슨 이 쇳덩어리가 나한테 효과가 있을까 하고 그냥 장난삼아 머리에 얹어 놓았는데 정말 너무 그 통증이 심해서 내가 집어던진 적이 있어요. 처음에 시작할 때. 그래서 그걸 쳐다보고 저게 뭔가 나한테는 아무래도 뭔가 좀 낫겠다 좋아질 것 같다는 그런 생각이 들어서 다시 그걸 집어서 **머리에서부터 계속 했는데 굉장히 제 얼굴을 변화를 많이** 시켰습니다. 그래서 많이 경과가 좋아지고 해서 제가 그 3년 전에 제가 그 인터뷰를 한 번 이 카메라 앞에서 한 적이 있어요. 그래서 너무나 좋아져서 인터뷰를 한 적이 있는데 지금은 그 인터뷰를 다시 하고 나서 너무나 더 좋아지고 그래서 인터뷰 한 다음에 한국이나 각주에서 저한테 전화 연락이 무척 많이 왔었습니다. 정말 그게 효과가 있었느냐 그래서 제가 많이 가르쳐드리고 또 사용을 어떻게 해야 되는건지도

EXPERIENCE CASE

많이 이야기 해주고 그래서 **사람들이 감사하다는 전화도 한국에서도 오고 이 미 전역에서 많이** 오고 있어요. 그래서 제가 그 지금도 만약에 그 병 때문에 앓고 계신 분들을 위해서 제가 자진해서 3년 전에 했던거 다시 한 번 이 카메라 다시 서게 해달라고 제가 부탁을 드렸어요. 그분들을 위해서 그러니까 너무 그렇게 고생하지 마시고 한 번 이걸 사용해 보시고 만약에 모르시고 잘 안되시면 먼저 사용법을 저한테 문의해 주세요. 그러니까 제가 상세하게 가르쳐드리고 또 이것만 이거 끝나시고 또 마사지도 해야 되시고 그러면 몸이 굉장히 좋아집니다. 또 **얼굴 뿐이 아니고 다른 몸 부위도 방광이라든가 어깨라든가 목이라든가 등도 굉장히 좋아 허리도 굉장히 좋아집니다.**

지금도 이걸 사용해서 제가 보통 30대 몸을 갖고 있는것 같아요. 옛날에는 아주 전혀 판이하게 틀려졌고 지금 제가 경주를 한다면 제가 누구든지 아마 이길 자신 있을 것 같은 그런 자신감을 갖고 있어요. 그래서 저는 **미라클터치를 굉장히 좋은 기계**라고 생각합니다.

미라클터치 사용하는 걸 제가 잠깐 말씀드리자면 미라클터치는 갖다 되면 아픈데는 갖다 되면 아파요. 그러니까 사람들이 그 대부분이 갖다 되면 아프니까 금방 떼고 그래요. 아프니까.

그런데 저는 그렇게 안했습니다. 아프면 더 갖다 누르고 미라클터치를 해보시면

체험사례 : 3차 안면신경통

알겠지만 미라클터치를 갖다 대서 아프면 더 아프게 가하시고 조금 한 20분이나 25분 정도 있으면 그 아픈 부위가 사라집니다. 그러니까 그때 다시 떼요 그럼 다음 날에 또 그 부위가 그 자리가 또 아파요. 그럼 또 갖다 대고 다시 해야 되고 그 아픈 자리를 눌렀으면 그 뒷부분의 동그란 그 쇠로 그걸 마사지를 해주고 다음에는 손으로 마사지를 다시 조금 문질러 주시고 다음에 또 아픈데다 제일 먼저 갖다 대실 거는 저는 머리부터 갖다 댔습니다. 머리부터 대서 머리 옆으로 귀 위로 내려와서 다음에 뒷통수를 목으로 내려와서 다음에 얼굴로 내려왔었어요. 다음에 제일 옆에 한 게 눈 옆에서부터 귀 옆으로 내려갔다가 다시 턱 밑으로 내려갔었습니다. 다음에 목으로 내려와서 다음 어깨로 내려갔는데 어깨 내려온 다음에 다음에는 이제 팔 손도 해도 손바닥도 해도 되고 손등도 해도 얼마나 좋은지 모릅니다. 그리고 다음에 어디냐면 엉덩이 양쪽에 많이 했었죠. 저는 방광도 했죠. 엉덩이를 많이 했었고 엉덩이 가운데 척추 바로 엉덩이 꼬리뼈 위에도 바로 저는 무척했죠. 그리고 허벅지 엎드려서 허벅지 엉덩이 바로 밑에 쪽 다리 쪽을 많이 눌러보세요 그렇게 하면 굉장히 효과가 좋을 겁니다. 그러면 다리 이 뒤에 땡기는 사람도 아마 땡기지 않을 거예요. 아주 굉장히 좋습니다. 그리고 계속 그걸 반복을 한 6개월 정도 계속했죠. 하루도 빠짐없이 계속 하고 다녔었습니다. 그러니까 많이 좋아졌어요. 그래서 지금은 아주 굉장히 좋아졌어요. 제가 제일 뭐가 싫었었냐면 이 얼굴에서 물이 흘러내리는 것 같아서 그게 제일 짜증나고 굉장히 나빴었는데 지금은 그런 게 없고 절대 의심하지 마시고 한번 해보세요 만약에 잘 안 되시면 저한테 먼저 여쭤보시고 사용을 한번 해보십시오. 감사합니다.

체험사례 : **갑상선, 백혈구저하, 콜레스테롤**

이덕남
/ OO세 / KPGA프로

이 덕남 프로입니다. 오늘 제가 '미라클터치'가 얼마나 신기한 물건인지를 소개하고 싶어서 이 자리에 섰습니다. 전 그동안 갑상선 저하로 1년 넘게 약을 먹었고 콜레스테롤 저하 때문에 약 처방을 받았는데 약은 먹지 않고 있었습니다. 그 다음에 백혈구 저하도 있었는데 닥터들이 그렇게 심각성을 이야기 안 했기 때문에 저는 사실 병인지도 모르고 지금까지 살아왔었습니다. 우연한 기회에 서교수님을 만났는데 서교수님 말씀이 갑상선 질환은 병도 아니다. 이런 말씀을 하세요. 저는 깜짝 놀랐지만 저는 약을 먹지 않고 치료할 수 있는 방법이면 다 해봐야 되겠다는 생각을 사전에도 했었습니다. 그래서 다른 사람 이야기 듣고 빨간 고추도 먹어보고 여러 방법을 해봤는데 저는 지금 말씀드리는 '미라클터치'의 전반적인 내용들이 저를 치료할 수 있겠다는 그런 확신이 있었습니다.

그래서 말씀 듣고 바로 제가 사실 과감하게 약을 끊었던 거죠. 제가 원래 약을 끊고 3일 정도 지나면 완전히 배추 절여놓은 사람처럼 기운이 없고 또 힘을 쓰지 못하고 피곤하고 만사가 귀찮아지는 그런 현상이 오는데 '미라클터치'를 하면서 약을 끊었는데 그런 현상을 전혀 느끼지 못했어요.

참 이상한 현상이다 생각을 하면서 한 3개월이 지났습니다. 빨리 병원 가서 제 현재 좋아진 모습을 체크업으로 하고 싶어서 병원을 갔는데 닥터께서 뭐라고 말하시냐면

EXPERIENCE CASE

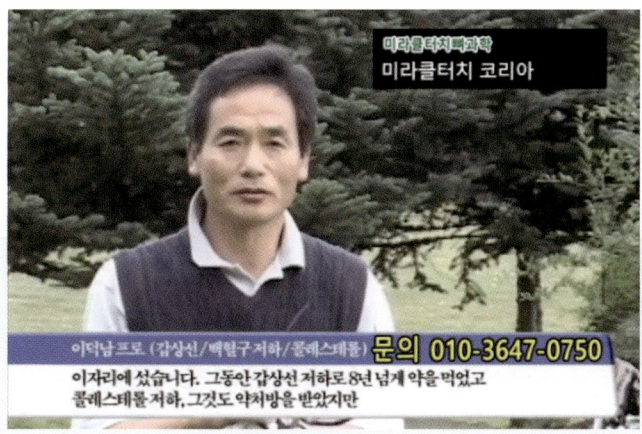

지금 무슨 처방을 하고 무슨 약을 먹냐고 그래서 지금은 아무것도 먹지 않고 '**미라클터치**'만 한다는 이야기만 했었습니다. 그리고 병원의 종합검진을 한 결과 갑상선이 정상이 됐습니다. 그리고 콜레스트롤은 언제 없어졌는지도 모르는 상태로 없어졌고 백혈구 저하 상태는 아직도 조금 남아있었던 상태였어서, 두 가지는 해결이 됐고 마지막으로 백혈구 저하를 위해서 조금 더 강도 높은 '미라클터치' 방법을 썼습니다. 그래서 전에는 한 시간 했다 그러면 한 시간을 더해 2시간으로 늘리고 또 운전하면서도 틈나는 대로 했고 또 일을 하면서도 역시 제가 '미라클터치'를 계속 한 한 달 후에 재검사를 했습니다. 그런데 결과는 정상이었습니다. 너무 좋아서 말이 안 나와요. 지금 감사해야 될 부분이 너무 많은데 '**미라클터치**'를 해보지 않고 좋다 나쁘다 그렇게 말을 하시기 전에 처음부터 '미라클터치'가 얼마나 좋은지는 사용한지 3개월이면 알수 있으실 겁니다. 하루라도 여러분들이 '**미라클터치**'를 만나서 몸속에 느껴지는 그 신비한 생기, 우리가 필요한 기가 들어가는 걸 한번 느껴보도록 노력해보세요. 여러분들 아픈 통증도 서서히 없어지리라고 저는 확신합니다.

체험사례 : **불면증**

김OO
/ 70세 / 분당

저는 올해 70세입니다

저는 태어나기를 7개월도 안되서 완전 미숙아로 태어나 부모님이 죽을거라고 그 시절에 윗목에 방치했답니다. 그래서 그런지 저는 다른 사람보다 10배이상 저항력이 없어서 늘 골골 약하다는 소리를 듣고는 체질상 신경이 예민하고 소화가 안되고 감기 한번 들어도 1~2달 이상 소요되야 낫는 특이한 가지고 있구요. 최근 우연히 미라클 터치를 접하게 되면서 오랫동안 고생했던 불면증이 해소되어서 반가운 마음에 저처럼 불면증 때문에 고생한 사람은 희망을 가지면 좋겠다해서 글을 적어봅니다.

처음에 체험장에서 깔판과 항공모함형을 내몸에 얹었을 때는 무거운 느낌만 들었고 이거 큰일났다 생각했는데 곧 10분 정도 경과하니 무거운게 사라지면서 차디찬 내 몸이 전기장판 위에 있는 듯한 따뜻함을 느끼기 시작하여 혹시 전기장판 불 넣었냐고 묻기도 하였습니다. 커다란 전기 에너지가 몸속에 들어가면서 찬 냉기가 빠져나오면서 따뜻함을 느끼는것 같았습니다.

너무 신기하여 그날로 얼굴형과 머리형을 사가지고 온몸을 문지르고 터치하고 나니 몸이 날아갈듯 가벼워지는걸 느꼈습니다.

몸이 가벼워지니 욕심이 나서 이번에는 깔판과 펜타곤을 구입하여 깔고 머리에 베고 하며 25년간 고생하던 불면증의 수면제 복용을 끊었습니다.

저 자신도 시도해 보고는 깜짝 놀랬습니다.

우연이겠지 하면서 계속 시도해 보았는데 아~~~~

수면제 복용 할때보다 더욱더 깊은 수면에 들고 아침에 몸이 가벼워지는걸 느꼈습니다. 깔판을 깔고부터는 몸이 예쁘게 빠지는걸 느꼈고 위장이 편해지는걸 느꼈고 아침마다 위산이 있어서 물 마시면서 달래거나 우유 한 잔으로 대체하면서 보낸 시간들이 필요없게 되었지요.

또한 몸에 힘이 들어가서 에너지가 생겨서 매일 기운 없었던 것이 언제
"내가 기운이 언제 없었어?" 반문을 스스로 하게 되었지요.

지금은 오랫동안 고생했던 불면증이 해소되어 평생 소원 중 한가지가 해결되면서 열심히 해서 건강하게 이 상태로 유지하기를 바랄 뿐입니다.

감사합니다
2023년 12월에 분당에서 김OO

체험사례 : QR

김　영　알러지 / 70세

김형주　허리통증 / 54세

윤선자　우울증 / 64세 / 시애틀

이정일　고혈압, 당뇨, 무좀 / 71세

김성세　우울증 / 68세

최경옥　퇴행성관절염 / 93세

서규영　당뇨병, 담석증 / 46세

정윤주　3차신경통 합병증 / 48세

한용희　만성무기력증, 소화장애, 홧병, 오한증, 다한증 / 58세 / 무역업

김은영　류마티스 관절염 / 48세

EXPERIENCE CASE

이성자	통풍, 만성피로 / 69세	
문수지	만성허리통증 / 44세 / 간호사	
한윤석	비문증, 백내장, 녹내장 / 화백	
민숙자	뱃살제거 / 78세	
송영애	수족냉증 / 63세 / 독일	
김성연	수족냉증, 탈모, 변비 / 45세 / 수원	
김민중	시력저하, 집중력저하, 이명, 골반, 무릎, 발목교정 / 64세	
박원찬	시력교정, 단백뇨, 혈압, 얼굴윤곽 / 22세 / 학생	
김종기	심장병 / 84세 / 목사	
이병훈	어지럼증 / 63세	

MiracleTouch History

산화철을 분해하고 인체 전기생성효과와 면역능력 강화의 효과를 주는 기적의 도구 **미라클터치**.
제품에 담긴 생명을 살리겠다는 의지와 개발과정의 많은 어려운 연구가 없이 외형만 따라한 모작은 가치가 있을 수가 없습니다.
미라클터치의 가치는 써 본 사람 만이 압니다.

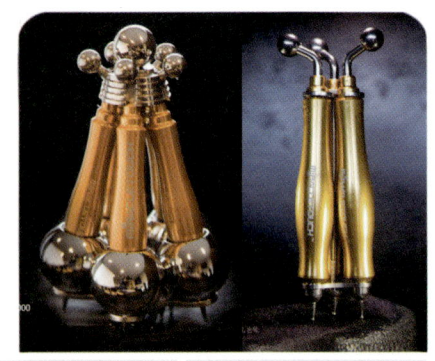

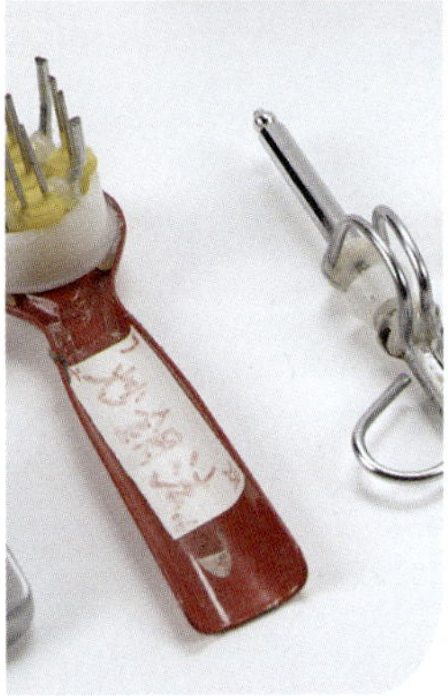

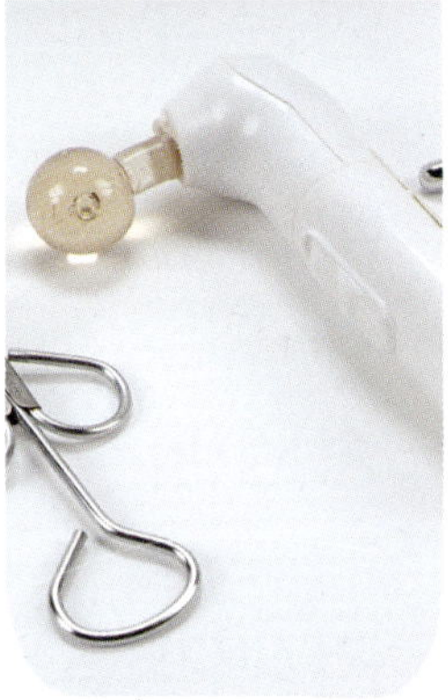

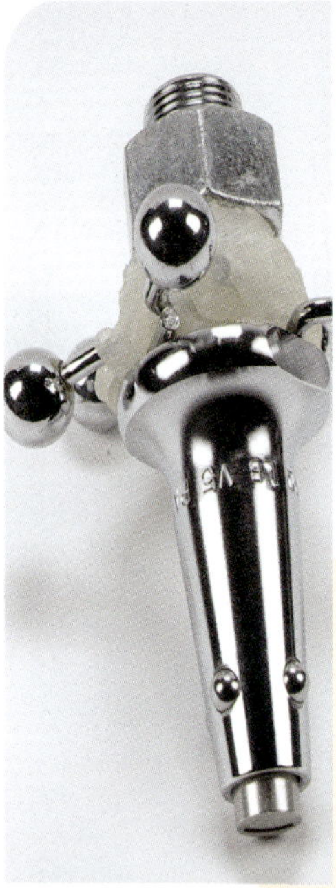

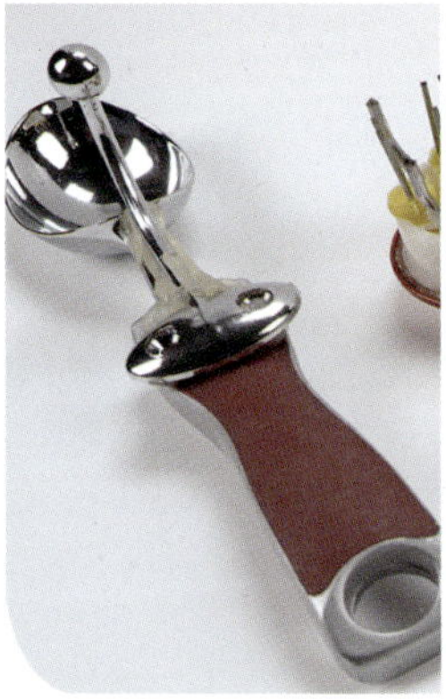

2005년 봄 기계화 시작, 제품 개발에 몰두 ▲

2006~2010 ▲

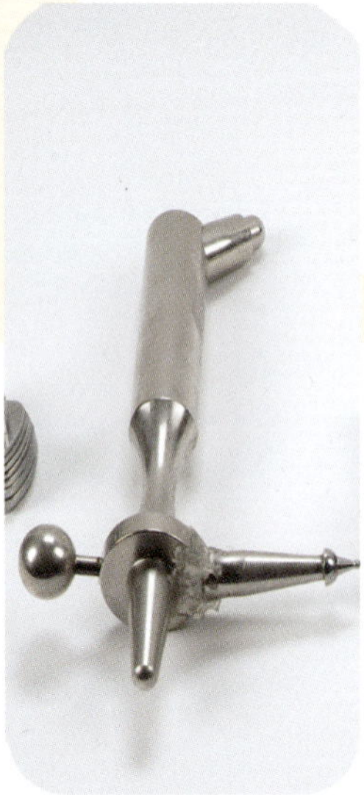

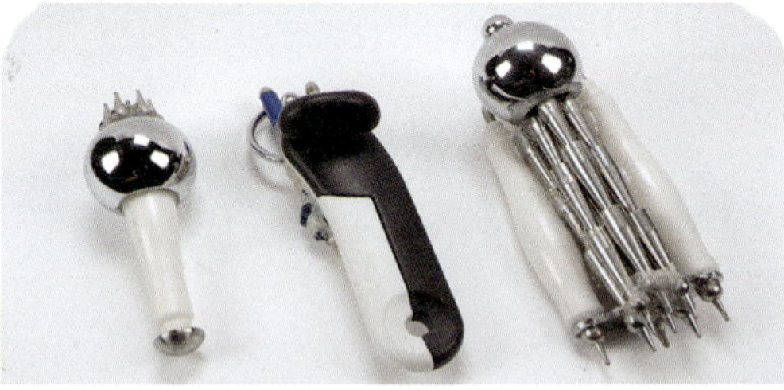

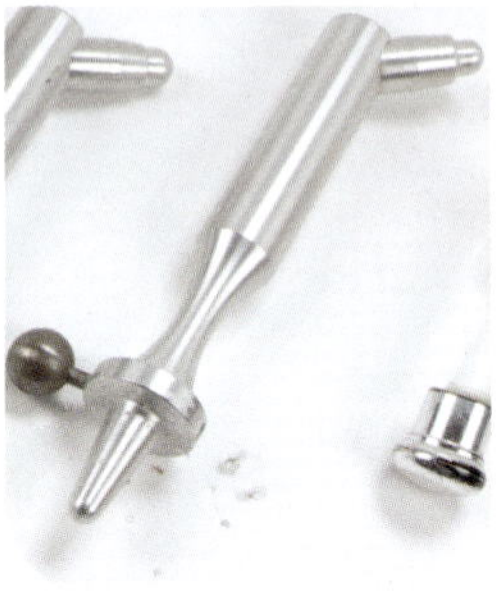

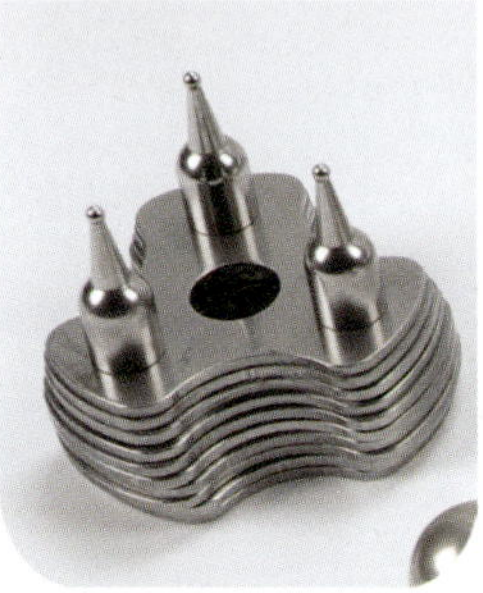

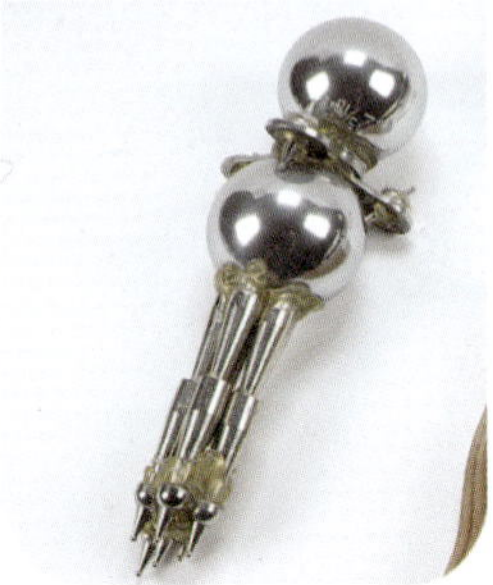

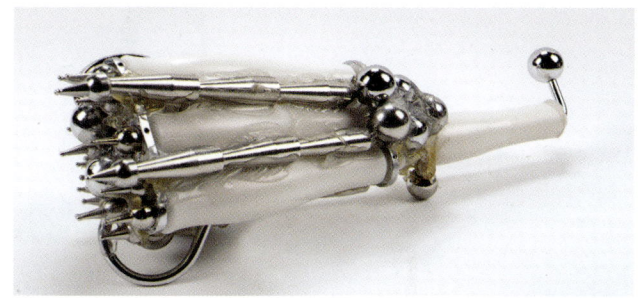
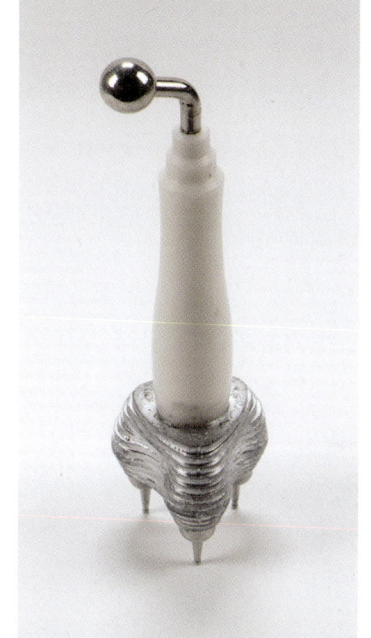
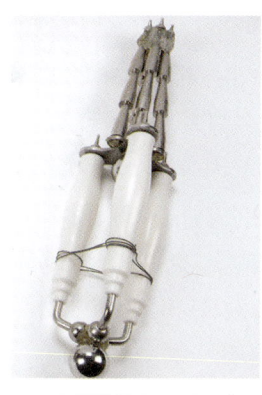
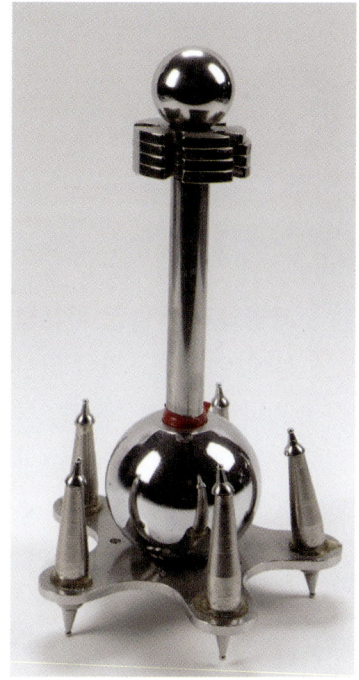

2011년~   미라클터치 싱글(white)

MIRACLETOUCH™
의술혁명 미라클터치는 기적의 도구입니다

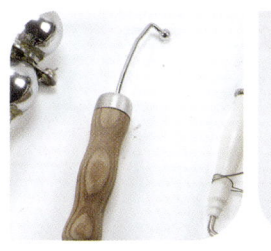
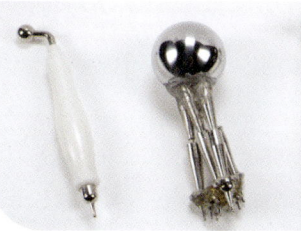
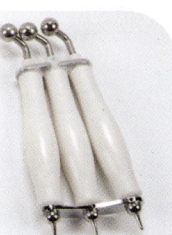
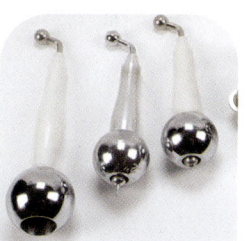
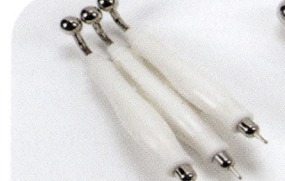
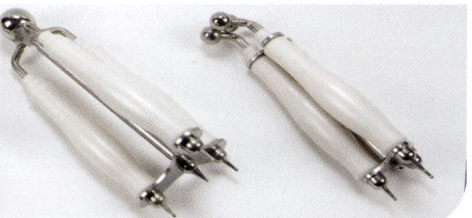
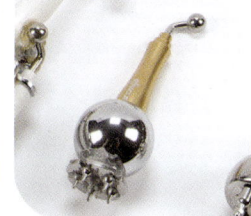

뼈를 알아야 산다-의술혁명

Q&A

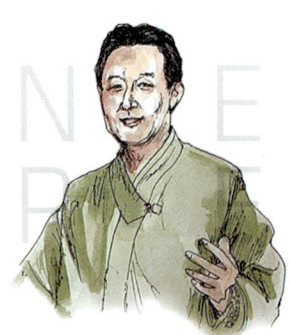

Q 고혈압과 저혈압 치유법은?

A 몸에는 조절 능력이 있어야 하는데, 이 조절 능력이 없을 때, 예를 들어 지금 혈압이 300이 100으로 내려갈수록 고혈압이 되는 것이고, 저혈압은 평균치가 60~70이 되야 하는데 올라가서 평균치를 유지하는 조절 능력이 없어서 생기는 병이다. 이 조절 능력은 뼈만이 갖고 있다. 뼈에서 혈액을 생산해서 전부 다 분배하기 때문이다.

방광염은 골반뼈를 치유하면 된다. 그 조절 능력이 골반뼈에 있기 때문이다.

시력도 마찬가지다. 눈을 감싸고 있는 뼈가 있다. 이 뼈가 상하면 안구를 조절하지 못한다. 그래서 산화제를 제거하면 안구를 조절해서 눈이 기능이 회복된다. 시력이 좋아져서 안경을 벗게 되는 것이다.

청각에도 귀를 싸고 있는 뼈가 있다. 일반적으로 달팽이관이라고 하는데 그거랑 관계없다. 아침에 일어나면 어질어질한 하고 평형감각이 없어지는 것은 뼈에 문제가 있는 것이다. 몸에서 흐르고 있는 뼈를 가지고 있는 귀가 있다. 그것이 귀압을 조절한다. 어지러울 때는 머리를 누르고 치유하면 그게 조절이 된다.

육체는 3차원, 정신은 4차원, 영혼은 5차원이다. 흰쥐에게 약을 먹이니까 효능을 봤다고 사람에게도 먹으라 하는 건 문제가 있다. 흰쥐에게는 4차원의 정신과 5차원의 영혼이 없다. 흰쥐에게 효능이 있다고 해서 인간에게도 효능이 있다고 보는 것은 잘못된 것이다.

저혈압에 나타나는 증상인 손발이 찬 것에 초점을 맞춰야 한다. 우리 몸은 36.5도라는 체온을 유지하는데 그 조절 능력에 문제가 생긴 것이다. 이때 뼈를 잘 고쳐야 한다. 뼈를 통해 혈액이 잘 움직이게 하면 된다. 저혈압은 몸이 냉한 것이다. 저혈압 환자는 손끝이 차다. 혈액 순환이 안 되는 것이다.

혈액은 골맥이 막혔을 때 순환이 안된다. 여자는 월경불순이 기본이고 수태가 안된다. 남자가 여자를 끌어안으면 여자 몸의 냉기가 확 나와서 남자 정액이 떨어지는 것이다.

이것을 고쳐야 한다.

저혈압은 발뼈를 확 눌러주고, 양손 끝, 머리끝을 눌러줘야 한다. 그러면 이 몸에서 열이 돌아가서 채혈이 제대로 연결되면 저혈압이 없어진다.

Q 골수와 혈액의 차이는 무엇입니까?

A 뼈의 내부로 들어가면 골수가 나온다. 골수는 혈액을 만드는 일을 한다. 백혈병 환자는 이 백혈구에 병마가 있어서 상승한 것이다. 지금까지 미국에서 MRI 기계를 만들고 CT 촬영을 하고있지만. 이 병마를 찍어내는 데는 실패를 했다.

사람들이 부처님을 찾고 예수님을 찾는 것은 병을 고치기 때문이다. 절에 가고 교회에 가서 병을 고쳐 건강해지니까 시주나 현금을 10억씩 하고 그러는 것이다. 이것은 병마를 고치기 때문에 가능한 일이다.

서양의학은 지금까지 이것을 몰랐다가 이제야 대형 종합병원에 '메디테이션룸'을 만들었다. 4차원으로 들어가려는 것이다. 눈에 안 보이는 4차원과 5차원의 병마의 존재를 인식하기 시작한 것이다.

병마를 다룰 때 '길흉화복'을 함께 본다. 이것은 눈에 안 보인다. 우리 민족은 알 수 있다. 나쁜 거는 피하고 좋은 거는 안 놓치고, 그래서 병 하면 아예 안 보이는 것으로 보고 잡아내기 시작한 것이다. 이것을 '적'이라고 한다. 몸 안의 병마, 즉 적을 잡음으로써 고치는 것이다.

적이 없으면 당뇨가 올라가지 않는다. 이 적이 살아있기에 영양분을 섭취하고 먹으니까 싸는 분비물이 당을 분해하지 못하게 만드는 것이다. 당뇨의 수치가 상승하는 것은 안에 적이 있어서 일어나는 일이다. 이 적을 죽이면 당뇨 수치가 정상으로 되어서 신기하게 당뇨가 낫는 것이다.

Q 기호식품의 섭취와 일반음식의 선택

A 몸에 지렁이가 좋다고 하니까 토종탕으로 지렁이 씨앗을 말려 버린다. 고사리가 좋다고 하면 고사리 씨를 말려버린다. 전복이 좋다고 하면 끝장을 보고야 한다. 그런데 사실은 그렇게 먹은 것들이 몸 안에 들어와서 병을 만드는 것이다.

인체가 있으면 병체도 있다. 세균, 박테리아 이런 것과는 다르다. 사람의 몸을 복제

하는 것이 바로 병체다. 우리가 몸에 좋다 하는 것은 전부 인체 안에 병체가 좋아하는 것이다. 결국 보양식이라고 먹는 것은 병체한테 좋으라고 먹는 것이다. 김치가 항암 능력이 있다고 삼시세끼 먹는다. 된장을 세트로 먹는다. 온갖 쌈 종류는 다 먹어치운다. 그런데 암 천국이다. 이 진실을 알아야 한다.

도는 하늘을 배우는 것이다. 이때까지 우리는 먹고 산다며 하늘을 쳐다볼 시간이 없었다. 하늘은 우리 인생의 생로병사에 관여하고 있다. 인명은 재천이다. 길흉화복도 하늘이다. 꿈꾸거나 죽으면 하늘로 간다. 이처럼 우리가 사는 것은 땅에만 국한되어 있는 것이 아니다. 하늘까지 포함해야 한다. 그래야 나쁜 것은 피할 수 있고 좋은 것은 잡을 수 있다. 이런 것을 배우는 것이 도를 배우는 것이다.

예를 들어 몸에 정말 나쁜 것인데 그것을 먹어도 좋다고 하는 것은 몸 안의 병이 좋아하기 때문이다. 그것을 몸에 좋은 것으로 착각하는 것이다. 그러면서 그것이 병을 고치는 것으로 알고 있다. 내 몸에 병이 더 자라고 있는데 먹어서 고친 것으로 착각해서 건강해진다고 믿는 것이다.

몸 안의 뼈속에 병이 들어 있다. 뼈속에 있을 때는 모르는데 이게 심해지면 증상이 나타난다. 3개월 전에 검사할 때 괜찮았는데 탁 튀어나와서 말기암 환자가 되는 것이다.

Q 당뇨병인 사람이 걷기운동이 좋은지요?

A 당뇨병으로 병원에 가면 의사분들이 꼭 걸으라고 말한다. 그런데 이것은 한마디로 난센스다. 걸을 때에는 전기가 발전되니까 좋지 않겠냐 하는데 이것은 뼈를 모르는 무지의 소치에서 하는 말이다.

이미 당뇨병이 발병되었으면 발뼈가 암처럼 나와 있다. 이것은 마치 녹슨 자전거와 같다. 녹이 슬었으면 먼저 녹을 닦아야 하는데, 그렇지 않고 페달을 계속 밟으면 페달이 떨어지고 체인이 떨어지듯이 사람도 녹이 슬었는데 계속 움직여 주면 발톱이 빠지고 명줄이 끊어지는 것이다.

당뇨병에 걸렸으면 움직이기 전에 먼저 수리부터 해야 한다. 당뇨는 초기든 중기든 말기든 발뼈를 반드시 고쳐야 한다. 튀어나와 있는 발뼈를 집어넣을 정도로 노력해야 한다. 발뼈를 제대로 잡아서 좋아졌을 때 운동해야 한다. 당뇨병은 발을 눌러보면 숨이 컥 막힐 정도로 아프다. 뼈는 통째가 신경 조직이다. 인체 내에 뼈가 중요한지 모르고 있다. 신경조직이라면 근육만 알고 있는데, 뼈를 눌러보면 깜짝깜짝 놀란다. '내 뼈가 이렇게 망가져 있구나!' 할 정도로.

촛불을 켜놓고 바람이 불면 촛물이 막 흘러내린다. 뼈도 이와 같이 닿으면 흘러내린다. 그때는 이를 재생해야 한다. 세포를 재생할 때는 잠을 푹 자야 한다. 잠을 잘 자는 사람은 발 세포가 제대로 재생이 된다. 그런데 입시 공부한다고, 돈을 벌어야 한다고, 화병이 올라와 잠을 안 자면 발뼈의 세포가 촛물처럼 녹아 있다는 사실을 알아야 한다. 이것을 모르니까 발뼈가 튀어나오는 것이다. 이것을 유일하게 알고 있는 것이 중국의 발마사지다. 그나마 알았으니까 발바닥을 마사지한다. 그러나 정작 발등은 놓치고 있다. 발등은 전부 뼈다. 수천 년이 된 중국도 이걸 모르고 있다. 내가 이걸 밝히니까 태산오과대학에서 나한테 석좌교수를 준 것이다.

나는 흑뇌를 찾아냈다. 사람 몸 안에 병들만 움직이는 뇌인데, 내가 이것을 논문으로 써서 인정을 받은 것이다. 흑뇌를 죽여버리면 어떤 병이든 죽어버려서 병을 고칠 수 있다. 당뇨가 걸렸을 때 운동은 자살행위다. 발을 고쳐놓고 그 연후에 운동을 해야 한다.

Q 불규칙한 혈압을 잡기 위해 '미라클터치'를 얼마 동안 사용해야 하나요?

A '이판사판'이라는 말을 쓰는데, 원래 뜻은 필요없다. 여기에서는 이는 2시간을 말하고, 사는 4시간을 말한다. 어떤 사람이 한 시간을 한다는데 간에 기별도 안 간다. 뼈에 자극을 줘서 DNA를 바꾸려면 2시간, 4시간. 즉 2판 4판으로 6시간을 해야 한다. 경증인 사람은 2시간, 중증인 사람은 4시간, 말기인 사람은 6시간을 해야 한다.

4시간부터는 중형을 권한다. 소총은 한 발씩 쏘지만 기관총은 자동으로 쏘는 것과 같은 이치다. 몸 안의 병에 얼마나 여러분이 찌들었는지 모른다. 이걸 전부 다 청소하려면 엄청난 이런 장비를 들여야 한다. 마치 항공모함에 사용하는 기구를 사용하듯이 자동으로 써야 한다. 그래야 다 잡아낼 수 있다.

골반뼈는 엄청나게 크다. 여기에 병이 들었다면 최소한 80% 이상은 이미 오염이 돼 있는 것이다. 이걸 10%로 줄이려면 완전히 방사포를 깔고 살아야 된다. 그래야 6개월 지나면 체질이 바꿔어버린다

약은 어떻게 하느냐? 지금 어느 정도의 큰 장비를 쓰고, 및 시간을 하느냐에 따라서,

바뀌는 것이다. 지극정성으로 하는 사람한테 바뀐다. 70대가 되고 80대 되면 삶은 끝장이 났다고 봐야 한다. 병이라는 걸 다 가지고 있다. 몸은 다 망가지는데. 이걸 도로 살려내려면 지극정성으로 자기 뼈에 정성을 쏟아 부어야 한다. 사람들이 이걸 사서 간혹 효과를 보면 "열심히 하겠느냐?"라고 해서 아니라고 하면 반품하라고 한다. 그러면 그때부터 "아이쿠!" 싶어서 열심히 한다. 다 자기 몸 좋아지는 것이다. 속도와 시기는 달라도 안 좋아지는 사람이 없다.

Q 뼈 터치로 얼굴에 잡티를 제거할 수 있나요?

A '미라클터치'에 뾰족한 것으로 잡티를 눌러주면 레이저 같은 게 나온다. 여기에 딱지가 앉아 눌러두면 딱 정한 만큼 떨어지면서 없어진다. 코와 관련된 비염, 축농증. 알레르기는 꼭 코가 마른 것처럼 평평하다. 이걸 고치려고 눌러주면 자동 정렬이 된다. 치통이 있어서 막 누르고 문지르면 턱선이 전부 다 살아난다. 이중 턱도 다 들러붙는다. 얼굴이 정상으로 되는 것이다.

뼈를 처음 해 주면 이목구비가 완전하게 드러난다. 서양 사람처럼 오뚝오뚝 커진다. 옆으로 퍼진 뼈가 전부 다 서 버린다.

Q 뼈에 특별한 음식이 있습니까?

A 창조주가 세상을 만들고 인간을 만들었을 때 가장 구하기 쉬운 것을 먹고 살게 했다. 아무리 좋은 걸 먹어도 섭취 능력이 없으면 아무 소용이 없다. 몸에 좋은 것은 가장 구하기 쉬운 것이다.

최영 장군은 "시장이 반찬이다"라고 했다. 최영 장군한테 사람들이 "한턱 내라"고 하니까 봉급만으로 그들에게 그럴듯한 상을 차릴 수가 없었다. 그러니까 일단 1시에 오라고 해놓고 3시가 되도록 밥상을 안 내왔다. 사람들이 배고파서 꼬르륵 소리가 절정을 이룰 4시 무렵에 아주 소박한 음식을 내왔다. 그러자 사람들이 꿀맛으로 먹었다. 그때 최영 장군이 "시장이 반찬이다"라고 했다는 일화가 있다.

건강은 바로 여기에 답이 있다. **사람은 시장기가 있을 때 먹어야한다. 시장하지 않으면 먹지 말아야 한다.** 시장기가 있어야 음식을 흡수하게 되어 있다. 그런데 지금 시장기로 밥을 먹는 이들은 거의 없다. 버릇처럼 때가 되면 그냥 먹고 있다.

건강하려면 배꼽시계를 믿고 그때 먹어야 한다. 시장기가 없는데 먹으면 몸이 음식을 소화할 수 있는 스탠바이가 안 되어 있어서 전부 독으로 들어간다. 당뇨병이 그렇게 생기는 것이다. 가난한 사람은 당뇨병 걸릴 자격도 없다. 죽어도 안 걸린다. 오로지 부자들의 병이다. 그냥 먹어대니까 걸리는 것이다. 식도락이라며 입맛 따라 찾아다니며 먹으니까 걸리는 게 당뇨다. 입맛이 안 당기면 자꾸 양념을 넣다 보니까 그것이 다 독이 되어 병으로 오는 것이다. 이 독이 뼈에 들어가서 뼈가 전기를 만들지 못하게 만든다. 특별한 음식을 찾지 말아야 한다. 특별한 것을 찾는 순간부터 비극이 시작된다. 돈을 지닌 사람은 음식으로 소비하지만 인생을 즐기는 사람은 먹는 것이 소박하다. 특별히 먹는 것을 밝히지 않는다.

우리나라는 암 발병의 천국으로 항암 음식을 찾는 이들이 많다. 된장에 김치 안에, 인삼 안에 항암 능력이 있다는 식으로 찾아서 먹는다. 그러면 암이 없어져야 하는데 그렇지 못하고 있다. 왜 그런가? 발효식품을 쥐한테 먹일 때는 항암 능력이 있을지 모르지만, 사람 몸에서는 독이 그걸 재발효 시켜버리기 때문에 효과가 없는 것이다.

원재료는 우주 에너지다. 뼈세포를 재생시키는 에너지는 우주다. 그걸 흡수해야 뼈에 5차원의 우주 에너지가 들어와야 이것이 밑에 깔려서 병을 고치는 것이다.

뼈에 특별한 음식은 없다. 시장기가 있을 때 먹는 우주 에너지가 바로 뼈에 특별한 음식일 뿐이다.

Q 산화철이 무엇입니까?

A 쇠가 산소하고 만나면 산화철이 된다. 산소뿐만 아니라 물속의 수소, 음식의 탄소 등도 산화철이 된다. 대변도 산화철이고, 소변의 염분도 산화철이 된다. 뼈는 바닷물에 썩는데 혈액을 만드는 뼈속에서 이런 철분이 염분을 만나 산화철로 된다.

이것을 의학에서 밝혀내지 못하고 있다. 뼈를 연구해야 아는데, 이것을 못하니까 산화철이 된다는 개념을 모르고, 콜레스톨이니 뭐니 이런 단어로밖에 표현하지 못하고 있다.

파상풍은 몸속의 철분이 산소를 만나서 생기는 병이다. 초등학교 때 친구가 담장에서 놀다가 썩은 쇠못에 찔려서 파상풍으로 죽는 것을 보았다. 이것을 통해 몸 안에 철분이 있다고 생각했다. 녹슨 쇠가 파상풍을 일으킨 것은 몸 안에 철분하고 산소, 염분이 만나 철분을 녹슬게 만든다. 모든 병이 유사 파상풍이라는 유추가 가능한 것이다. 내가 어떠한 치료법도 못 고치는 병을 고치는 게 바로 여기에 있다.

만병은 사실 다 유사 파상풍이다. 철분에 산화된 것을 제거하지 않고서는 절대로 못 고친다. 이걸 고치면 125세까지 사람의 뼈세포가 재생하도록 만들 수 있다. 사람이 이빨을 잘 관리하면 환갑 때도 생생한데, 그렇지 못하면 전부 충치와 풍치가 된다. 똑같은 이치다. 뼈를 깨끗이 하면 몸도 생생하기 마련이다.

입안에는 충치와 풍치가 있다. 벌레 먹은 이빨과 바람이 든 이빨이 있는데 여기서 음식물을 계속 넣으면 안 썩을 수가 없다. 이빨을 이루는 뼈가 썩은 것이다. 풍치가 아니라 풍골이 되는 것이다. 뼈에 바람이 드는 것이다. 발명품 중에 베스트 3에 드는 것이 칫솔이다. 칫솔 덕분에 사람들의 수명이 연장 된 것이다. 이전에는 전부 썩은 입 안이 자꾸 음식을 들이니까 일찍 죽었던 것이다. 그런데 칫솔로 구강을 청소하고 깨끗하게 하니까 수명이 연장된 것이다.

Q 속이 썩으면 뼈가 썩는데 정신적인 면과 뼈와 연관성이 있습니까?

A 뼈에 절대적인 영혼이 있다. 정신력은 근육이 아니라 뼈에서 나온다. 그래서 통통한 사람은 정신력이 약하다. 조금만 뭐해도 덜덜덜 떤다. 그런데 꼬챙이처럼 마른 사람은 정신력이 강하다. 죽었다 깨어나도 버틴다.

나는 무술을 해서 뼈가 강하니까 정신력도 강하다. 8살부터 격파를 배웠는데 6개월 무렵에 사부님이 벽돌을 깨라고 했다. 못 깬다고 하니까 사부님이 "너는 보통 놈이 아니야. 너는 깰 수 있어."라고 했다. 믿는 사범이 믿어주니까 자신감이 생겼다. "뼈가 부러지면 병원 가면 되지 뭐" 이러니까 자신감이 생기는 것이다. 그래서 격파를 했다.

뼈가 약하면 절대로 자신감이 생길 수 없다. 뼈가 약하면 걸을 때부터 자신감이 없어서 제대로 걷지를 못한다. 마음이 중요하다고 하는데, 이 마음이 바로 뼈에서 나온다. 정신병, 우울증은 뼈를 고치면 치유된다. 아무도 못 고친다 할 때 나는 고쳤다. 전부 다 뼈를 고쳤기 때문에 가능한 일이다.

Q 식사 중에 물을 많이 마시면 위액이 희석되지 않는가요?

A 미국의 스테이크 하우스에 가면 큰 물잔이 나온다. 물을 마시면 또 물을 채운다.

주는 대로 먹다 보면 위액과 위산이 상당히 많이 나온다. 그들은 고기를 익혀 먹기 때문에 그렇게 먹어야 한다. 그런데 우리는 밥 먹으니까 위액을 걱정할 필요가 없다. 우리는 밥을 먹으면서 국을 먹으니까 밥 먹을 때의 물은 컵으로 한 잔 정도는 먹어야 한다.

매운탕은 아주 맵다. 된장은 짜고 김치는 맵다. 그러니까 물을 꼭 먹어야 한다.
물을 안 먹으면 그것은 완전히 온갖 병의 원인이 된다. 고지혈증이나 부황이 뜨는 사람을 보면 혈액이 완전이 어묵처럼 된다. 물을 안 마셨기 때문이다. 그래서 물을 많이 마시라 하는 것이다. 이런 사람일수록 더 물을 많이 마셔야 한다.

우리 민족은 녹차를 바로 쓰레기통에 버려야 한다. 녹차는 일본과 중국 사람이 먹는 것이다. 덴뿌라 같은 기름에다 튀긴 결정체는 딱딱해서 소화가 안 되니까 녹차를 먹어야 한다. 하지만 우리는 전을 부쳐서 먹으니까 소화가 잘 되기에 녹차를 먹을 필요가 없다. 우리는 체질이 다르다. 중국 사람은 매운탕을 잘 먹지 않는다. 일본 사람도 우리처럼 매운탕을 먹지 않는다. 전혀 체질이 다르니까 우리는 녹차를 먹으면 병이 되는 것이다.

Q 입안이 쓰거나 단내가 난다면 몸에 있는 산화철과 관계가 있는 건가요?
A 절대적으로 산화철과 관계가 있다. 우리 몸의 노폐물은 음식을 먹고 전부 다 연소가 안 될 때 나온다. 제대로 배설이 되야 하는데 남아서 썩는 것이다. 이것이 트림으로라도 나와야 하는데, 트림에 향기가 나는 사람은 없다. 전부 썩는 냄새가 난다. 몸 안에 노폐물이 독으로 되어있기 때문이다. 지구상에서 가장 더러운 것이 인간의 몸이다. 그걸 제거해야 된다. 그것이 전부 다 산화철로 간다. 이걸 고치겠다며 약을 먹지 말아야 한다. 약 자체가 독이다. 약을 먹으면 그때만 좋을 뿐이지 더 큰 병을 만들어간다.

이런 악순환을 끊으려면 생수를 많이 마셔야 한다. 그런데 물을 마시는 것을 아끼는 사람들이 참 많다. 물을 잘 안 먹으려고 한다. 혈액을 만들려면 제일 먼저 필요한 것이 물이라는 것을 모르기 때문이다. 물, 생수, 깨끗한 물을 많이 마셔야 한 다. 소화도 되고 하니 얼마나 좋은가?

Q 정신적인 반응(걱정, 근심, 불안, 공포)이 어떻게 불면증이 되는 것 인가요?
A 정신적인 반응은 인체에 큰 영향을 끼친다. 사람이 걱정이 생기면 기고만장이 안 된다. 웃는 것이 건강에 좋은 것은 기고만장하기 때문이다. 웃으며 벌벌벌 떠는 사람은 없다.

에너지는 두 가지가 있다. 여는 에너지와 닫는 에너지다. 여는 에너지는 생명의 에너지고, 닫는 에너지는 죽음의 에너지다. 겁에 찔려서 막 떨다가 구호자를 만나면 확 펴지는 것은 에너지가 열려 있는 것이다. 모든 병은 닫는 데서 병이 시작된다. 걱정, 근심, 불안, 공포 등은 전부 닫는 에너지다. 사람이 기분 나쁘면 닭살이 돋는 것은 피부가 먼저 닫는 에너지를 쓰기 때문이다. 기분이 좋으면 피부가 여는 에너지를 써서 모공이 열린다.

사람들은 신경 조직이니, 신경 세포니 할 때 전부 다 근육으로만 알고 있다. 그런데 뼈를 연구해 보면 모든 신경 조직과 신경 세포가 뼈로 이뤄져 있다는 것을 알 수 있다. 다리에 쥐가 나는 것을 예로 들면 두개골의 가느란 뼈가 놀라서 딱 설 때 발이 안 움직여서 근육과 뼈가 굳어버리는 현상이다. 대개 놀라면 서 있는 힘이 없다. 근육이 아니라 뼈가 먼저 반응했기 때문이다. 뼈는 우주 에너지를 받는다. 직감과 예감은 전부 뼈가 받아내서 이뤄지는 것이다.

심장과 위장도 뼈에 걸려 있다. 모든 것이 뼈가 주체로 이뤄졌다. 말할 때 횡설수설하면 '언중유골'이라고 한다. 대화할 때 말이 통하지 않으면 골자가 없다고 한다.

그만큼 모든 것이 뼈와 연결되었다는 것을 나타내는 말이다. 그런데 기존의학에는 이게 없다. 뼈를 연구하지 않았으니 죽었다 깨어나도 모른다. 도를 닦을 때 뼈의 문이 열린다. 서양의학에서는 도를 모르니까 이것을 모르는 것이다.

히포크라테스는 BC 4세기경의 사람이다. '의학의 아버지'라 불리는 그는 "만병이 뼈에서 발병한다"고 했다. 그런데 원인은 밝혔는데 치료법을 내놓지 못했다. 그 당시에는 전기라는 개념이 없어서 그럴 수 있다. 나는 전기라는 개념을 알았기에 뼈에서 전기를 발전한다는 사실을 밝혔다.

5살부터 전기가 들어오면 라디오가 켜지고 전기가 나가면 라디오가 꺼지는 것을 보고 전기의 개념을 알았다. 그때 사람이 죽는 것은 라디오 꺼지는 것과 같다고 생각했다. 간질병 환자는 온몸이 꼬여 막 요동한다. 그런데 좀 시간이 지나면 멀쩡해 진다. 이것을 보고 몸이 꼬이는 것은 전기 때문이라는 것을 알았다. 사람 몸에 전기가 있어야 살고 전기가 꺼지면 죽는다는 걸 찾아낸 것이다.

나는 전기의 원재료는 우주선의 에너지라는 것을 찾아냈다. 발전하고, 송전하고, 변전하는 걸 알아냈다. 그래서 병을 고치는 것이다.

사람이 태어날 때 는 화이트홀로 나오고, 죽을 때는 블랙홀로 들어간다. 나를 이것을 알아내서 죽을 사람 수십 명의 목숨을 건졌다.

영혼적인 전기, 정신적인 전기, 육체적인 전기가 있다. 예를 들어 엄마에게는 아버지에게 없는 모성애가 있어서 꿈자리가 시끄러우면 자식에게 전화해서 아이가 아프다는 것을 알아내곤 한다. 텔레파시가 통한 것이다. 기도도 마찬가지다. 우리 몸에 발전소가 없다면 있을 수 없는 이야기다. 여기에서 우주 에너지를 가지고 들어와서 발전한 시스템을 보강하는 방법이 바로 내가 인류 최초로 만들어 낸 뼈과학인 것이다.

Q 철분 및 비타민 섭취와 뼈와의 관계

A 비타민의 필요한 양의 조절은 뼈가 한다. 뇌는 소프트웨어다. 이러면 뇌가 육과(肉果)라고 알고 있는데, 골과(骨果) 소속이다. 두개골 안에 뇌가 있으니까 말 그대로 뼈속에 있는 것이다. 골수로 모든 명령이 들어가는 것이다.

죽은 뇌세포가 재생이 되느냐 안 되는 것은 뼈세포가 재생되느냐 안되느냐와 같은 말이다. 즉 뼈세포만 재생하면 뇌세포는 100% 살 수 있다. 따라서 뼈를 위해 너무 많이 먹지 말고 가끔은 뼈 청소를 해줘야 한다.

옛날에는 여름에 사기그릇을 쓰고, 겨울에는 놋그릇을 썼다. 따라서 월동준비로 김장하기 이전에 놋그릇 청소를 했다. 마당에 잔뜩 펼쳐놓고 막 문질러댔다. 곰팡이가 놋그릇에 완전히 덮여 있는 것을 싹 닦아내는 것이다.

혈액 속에는 철분이 들었다. 놋그릇처럼 닦아주지 않으면 인체 내에도 곰팡이가 피는 것은 당연한 이치다. 마이신을 먹는 병이 있고 페니실린을 만든 병이 있는데,

페니실린은 식물성이고, 마이신은 동물성이다. 이곳에 곰팡이가 슬어서 몸의 쇠와 섞이면 망가지는 것이다. 뼈속에 곰팡이가 덕지덕지 붙게 되는 것이다. 이것을 분명히 알아야 한다. 이걸 모르면 아무리 좋은 약을 사서 삶아 먹어도 소용이 없다. 이것을 먼저 스프레이를 뿌려서 닦아내듯 청소해야 한다.

글자를 모르면 문맹, 색깔을 모르면 색맹이라 하듯이 뼈를 모르면 골맹이라고 해야 한다. 아무리 글자를 잘 알아서 하버드 1등이 나오더라도 뼈를 모르면 그저 골맹일 뿐이다.

이제 혈액을 만드는 것이 뼈라는 것을 알았으니 뼈를 배워서 빨리 골맹에서 벗어나야 한다. 그래야 건강하게 오래 살 수 있다.

Q 두통, 편두통, 불면증은 어떻게 해야 하나요?

A 관련 통계에 따르면 한국인 성인 남녀 5명 중 3명이 두통을 앓고 있으며 두통 환자 대부분은 손쉽게 진통제를 먹는 정도로 가볍게 개선시킨다고 한다.

살아가면서 두통을 느껴보지 못한 사람은 거의 없을 것이다. 예를 들어 할 일이 산더미처럼 쌓여있거나 어려운 일이 생겼을 때 생각만 해도 골치가 아플 수도 있다. 두통은 이처럼 흔한 병이지만 잘 낫지 않아 만성 두통과 습관성 편두통으로 발전하기도 한다.

그렇다면 두통은 왜 잘 낫지 않고 자주 재발하는 것일까?

원인은 바로 우리가 두통의 진정한 원인을 몰라 적절한 치료방법을 개발하지 못 했기 때문이다. 두통은 뇌기능의 장애에서 생긴 것이 아니라 뇌를 감싸고 있는 두개골의 기능장애에서 비롯된다는 사실을 알아야 한다.

TV를 보면 두통약이나 진통제 광고가 홍수를 일으키고 있다. 그러나 이런 약들은 두통의 근본 원인인 두개골을 고치는 치료약이 아니라 뇌신경의 감각 기능을 파괴하고 마비시키는 잘못된 방법이다. 게다가 위장과 심장, 신장, 간 등에 약물 부작용을 일으켜 그 후유증으로 또 다른 질병을 불러들이는 악순환이 될 뿐이다.

두통은 머리나 목 부분에 나타나는 통증이나 불쾌감을 말한다. 사람의 뇌세포 자체는 통증을 느끼지 못한다. 통증을 느낄 수 있는 부위는 두피의 혈관과 근육, 그리고 오감신경, 두개골 속의 혈관이나 뇌를 감싸는 막 등이다.

옛날 어른들은 머리가 아플 때 끈으로 머리를 질끈 동여맸다. 두통은 바로 뇌에서 생기는 것이 아니라 두개골의 이상에서 온다는 것을 알았던 셈이다.

우리가 음식을 씹을 때 끊임없이 턱 관절을 움직여야 하는데 턱 관절이 움직일 때마다 그 연동작용으로 두개골에 자극과 충격을 가하고 그러한 충격이 누적되면 두개골 전체가 빨래판처럼 뼈 주름이 생기게 된다. 이 뼈 주름이 바로 두뇌의 혈액순환을 방해하게 되는 것이다. 혈액순환 장애가 머리 전체에서 발생하면 두통이 되고 한쪽에만 장애가 나타나면 편두통이 되고 두통과 편두통이 장기화되면 두개골 표피층에 쌓인 노폐물이 쌓인 채 굳어버림으로써 불면증으로 발전하게 되는 것이다. 두통도 두통이지만 한쪽 부분만 아픈 편두통은 반신불수 등으로 발전하기 쉽기에 특히 가볍게 여겨서는 안 된다.

시애틀의 잠 못 이루는 밤이란 영화를 기억하는가? 사랑과 그리움으로 하룻밤 정도 밤을 지새우는 일이라면 낭만일 수 있겠지만 몇 주 심지어는 몇 년이 이어진다면 지옥이 따로 없을 것이다. 흔히 하는 얘기로 고문 중에서도 가장 고통스러운 고문이 잠 못 자게 하는 것이라는 말이 있다. 뒤집어 말하면 잠을 충분히, 편안하게 자지 않고서는 일상생활을 제대로 할 수 없을 뿐 아니라 우울증과 정신병으로까지 발전할 수 있다는 점에서 중병 중의 중병이라 할 수 있을 것이다.

인생의 1/3을 차지하는 잠, 지친 육신을 위한 위안이자 휴식인 잠을 잘자고 지옥과 같은 불면증을 떨쳐 버릴 간단한 방법 역시 두개골의 노폐물을 제거해 준다면 간단히 해결할 수 있다. 이제 '미라클터치'를 이용하여 두통과 편두통, 불면증을 자가 치유할 수 있는 방법을 소개해 드린다.

◆ 사용방법

두통의 경우 '**미라클터치**'의 침봉으로 머리 전체를 1센티 간격으로 1분에서 3분 정도 꾹꾹 눌러 준 후 둥근 쇠공으로 부드럽게 문질러 준다. 각각 30분 정도 투자하면 두통의 정도와 앓고 있는 기간에 따라 다소 차이는 있으나 3일에서 10일 정도면 두통이 사라진다.

편두통의 경우 두통과 마찬가지로 '**미라클터치**'를 사용하되 추가로 편두통을 앓고 있는 부분의 목 부위를 30분 정도 침봉으로 눌러주고 쇠공으로 문질러 준다. 그 이유는 앞서 말씀드린 것과 같이 편두통이 장기화되면 반신불수를 일으키는 중풍의 시작이기 때문에 목 부위를 터치해

주어야 한다. 이러한 자가치유 방법을 계속하면 편두통뿐만 아니라 불면증도 사라지게 된다.

　병을 근본적으로 치유하기 위해서는 겉으로 보이는 증세나 휴유증에 집착해서는 안 된다. '미라클터치'는 모든 병의 발병 원인인 뼈를 직접 공격하여 병을 뿌리째 뽑아내는 원인 제거 요법을 통해 건강을 지켜드리는 무기이다.

21세기는 바로 '뼈과학 시대'이다

의술혁명 _ 정신,영혼편

초판 1쇄 발행 2025년 6월

지 은 이 서성호
발 행 인 김민서
발 행 처 Bonedobang USA, Inc. 고함커뮤니케이션
DISTRIBUTOR booxen

미국 씨애틀 주문연락처
Bonedobang USA, Inc.
전   화 1-888-425-2325
홈페이지 www.bonecareusa.com
이 메 일 miracletouch2020@gmail.com

한국 주문처
경기도 양평군 옥천면 용천로 468 (1층)
주문전화 02-6010-8100 010-3647-0750 이메일 miracle8853@naver.com

판권ⓒ Bonedobang USA, Inc. 와 미라클터치(주)
값 55,000원 (USD 60.00 IN U.S.A)

기획편집 고함커뮤니케이션 02-569-6275
출판신고 2007년 11월 12일 제 324-2012-000035호
인   쇄 영은문화(주) 02-2274-9250

ISBN 978-89-957748-6-1

이 책의 한국어판 출판권은 Bonedobang USA, Inc. 와 미라클터치(주)에 있습니다.
저작권 법에 따라 국내에서 보호 받는 저작물이므로 무단 전재와 무단 복제를 금하며
본 도서의 내용 일부 또는 전체를 이용하려면 저작권자와 Bonedobang USA, Inc.의
서면 동의를 받아야 하며, 무단 복제 또는 이용시 해당 법규에 따라 처벌 받을 수 있습니다.

BONE CARE

Copyright ⓒ Bonedobang USA, Inc. & Miracle touch(미라클터치)

The Korean version of this book is published by Bonedobang USA, Inc. and MiracleTouch Co., Ltd. As a work protected in Korea under copyright law, unauthorized reproduction and unauthorized copying are prohibited, and any part or all of the contents of this book must be obtained from the written consent of the author and Bonedobang USA, Inc., and any unauthorized copying or use may be subject to punishment in accordance with applicable laws and regulations.

Printed in Seoul Korea